CARDIOGERIATRIA

DIAGNÓSTICO E TRATAMENTO

CARDIOGERIATRIA
DIAGNÓSTICO E TRATAMENTO

EDITORES
Loren Suyane Oliveira de Andrade
José Renato G. Amaral

2ª edição atualizada

manole
editora

Produção editorial: Patrícia Santana
Produção gráfica: Anna Yue
Diagramação e ilustrações: Formato Estúdio
Capa: Ricardo Yoshiaki Nitta Rodrigues
Imagem de capa: Freepik

CIP-BRASIL. CATALOGAÇÃO NA PUBLICAÇÃO
SINDICATO NACIONAL DOS EDITORES DE LIVROS, RJ

C258
2. ed.

Cardiogeriatria : diagnóstico e tratamento / editores Loren Suyane Oliveira de Andrade, José Renato G. Amaral. - 2. ed., atual. - Barueri [SP] : Manole, 2025.
308 p.

Inclui bibliografia e índice
ISBN 9788520466810

1. Geriatria. 2. Cardiologia. 3. Doenças cardiovasculares em idosos. I. Andrade, Loren Suyane Oliveira de. II. Amaral, José Renato G.

CDD: 618.9761
25-98058.0 CDU: 616.12-053.9

Meri Gleice Rodrigues de Souza - Bibliotecária - CRB-7/6439

09/05/2025 16/05/2025

1ª edição – 2025
2ª edição – 2025

Editora Manole Ltda.
Alameda Rio Negro, 967 – cj. 717
Alphaville – Barueri – SP – Brasil
CEP: 06454-000
Fone: (11) 4196-6000
www.manole.com.br | https://atendimento.manole.com.br/

Impresso no Brasil
Printed in Brazil

Editores

Loren Suyane Oliveira de Andrade
Especialista em Geriatria pela Faculdade de Medicina da Universidade de São Paulo (FMUSP). Titulada pela Sociedade Brasileira de Geriatria e Gerontologia (SBGG). Complementação especializada em Cardiogeriatria pelo Instituto do Coração (InCor-HCFMUSP). Professora de Geriatria da Pós-graduação em Geriatria da AFYA. Professora da Pós-graduação em Geriatria do Hospital Sírio-Libanês. Professora da Graduação de Medicina da Unit – Aracaju.

José Renato G. Amaral
Médico Assistente do Serviço de Geriatria do Hospital das Clínicas da FMUSP. Coordenador dos Cursos de Geriatria da Manole Educação. Membro da Diretoria da SBGG-SP no biênio 2022-2024. Especialista em Geriatria pela SBGG e em Clínica Médica pela SBCM.

Autores

Alexandre Elias Romanos
Médico Geriatra. Coordenador Médico do Ambulatório de Sexualidade da Pessoa Idosa do Serviço de Geriatria do Hospital das Clínicas da Faculdade de Medicina da Universidade de São Paulo.

Ana Beatriz Nepomuceno Cunha
Médica-residente de Cardiologia do Hospital Israelita Albert Einstein.

Ana Gabriela Caldas Giovanini
Cardiologista pelo Hospital do Coração (HCor). Especialista em Cardiologia pela Sociedade Brasileira de Cardiologia (SBC) e Associação Médica Brasileira (AMB). Cardiogeriatra pelo Instituto Dante Pazzanese de Cardiologia (IDPC).

Ana Paula Sousa dos Santos
Hospital do Coração de Sergipe, Aracaju.

André Luís Veiga de Oliveira
Médico Cardiologista pelo Instituto do Coração da Faculdade de Medicina da Universidade de São Paulo. Médico Intensivista pela Associação Medicina Intensiva Brasileira. Especialista em Qualidade do Cuidado e Segurança do Paciente pela Fiocruz.

Arthur Cicupira Rodrigues de Assis

Graduação em Medicina pela Universidade Federal de Campina Grande (UFCG). Residência em Clínica Médica pelo Hospital Santa Marcelina (SP). Residência em Cardiologia pelo Instituto do Coração do Hospital das Clínicas da Faculdade de Medicina da Universidade de São Paulo (InCor-HCFMUSP). Médico Cardiologista da Unidade de Emergência do InCor-HCFMUSP e da Unidade de Terapia Intensiva Cardiológica do Hospital Sírio-Libanês. Médico pesquisador do Grupo MASS (*Medicine, Angioplasty, or Surgery Study*).

Beatriz Augusta Pozzolo

Médica-residente do Serviço de Geriatria do HCFMUSP. Especialista em Clínica Médica pela Universidade Federal de São Paulo (Unifesp). Graduada em Medicina pela Universidade Federal do Paraná (UFPR).

Beatriz Noele Azevedo Lopes

Especialista em Geriatria pela Faculdade de Medicina da Universidade de São Paulo (FMUSP). Titulada pela Sociedade Brasileira de Geriatria e Gerontologia (SBGG). Complementação especializada em Cardiogeriatria pelo Instituto do Coração do Hospital das Clínicas da Faculdade de Medicina da Universidade de São Paulo (InCor-HCFMUSP). Doutoranda em Cardiologia pelo InCor-HCFMUSP. Professora de Geriatria da Universidade Federal do Rio Grande do Norte (UFRN).

Betina Barbiero Saad Formiga

Especialista em Geriatria pela Faculdade de Medicina da Universidade de São Paulo (FMUSP). Titulada pela Sociedade Brasileira de Geriatria e Gerontologia (SBGG). Mestre em Educação Médica pela Universidade Federal do Rio Grande do Norte (UFRN). Professora de Geriatria da UFRN.

Érica Maria Boteon

Graduada pela Faculdade de Medicina da Universidade de São Paulo (FMUSP). Residências em Clínica Médica e Geriatria pelo Hospital das Clínicas da FMUSP (HCFMUSP). Título de Geriatria pela Sociedade Brasileira de Geriatria e Gerontologia (SBGG). Geriatra do Corpo Clínico do Hospital Sírio-Libanês e do Hospital Santa Catarina. Geriatra Colaboradora do

Serviço de Cardiogeriatria do Instituto do Coração do HCFMUSP (InCor-HCFMUSP).

Fabrício Anjos de Andrade

Cardiologista pelo Instituto do Coração do Hospital das Clínicas da Faculdade de Medicina da Universidade de São Paulo (InCor-HCFMUSP). Preceptor da Residência de Cardiologia do Hospital Sírio-Libanês. Coordenador da Cardiologia do Rede Primavera/SE.

Flávia Barreto Garcez

Especialista em Geriatria pelo HCFMUSP e pela SBGG. Médica Colaboradora do Serviço de Geriatria do HC-FMUSP. Professora Efetiva da Universidade Federal de Sergipe. Professora da Pós-graduação em Geriatria do Hospital Sírio-Libanês.

Isabella de Camargo Preto Piscopo

Médica-residente de Cardiologia do Hospital Israelita Albert Einstein.

João Gabriel Batista Lage

Cardiologista pelo Instituto do Coração do Hospital das Clínicas da Faculdade de Medicina da USP (InCor-HCFMUSP). Proficiência em Arritmologia Clínica pela Sociedade Brasileira de Arritmias Cardíacas (SOBRAC). Médico do Serviço de Arritmias Cardíacas do Hospital Universitário Clementino Fraga Filho (HUCFF-UFRJ). Médico do Serviço de Arritmias Cardíacas da Rede D'Or São Luiz no Rio de Janeiro. Doutor em Cardiologia pela Universidade de São Paulo.

José Augusto Soares Barreto-Filho

Departamento de Medicina da Universidade Federal de Sergipe (UFS). Clínica e Hospital São Lucas, Rede D'Or São Luiz, Aracaju.

José Carlos da Costa Zanon

Especialista em Cardiologia e Ecocardiografia pela Sociedade Brasileira de Cardiologia/Associação Médica Brasileira (SBC/AMB). Presidente da Sociedade Mineira de Cardiologia na gestão 2016/2017. Presidente do Departamento de Cardiogeriatria da Sociedade Brasileira de Cardiologia na gestão

2022/2023. Professor da Escola de Medicina da Universidade Federal de Ouro Preto (UFOP). *Fellow* da *European Society of Cardiology* (ESC).

José Renato G. Amaral

Médico Assistente do Serviço de Geriatria do Hospital das Clínicas da FMUSP. Coordenador dos Cursos de Geriatria da Manole Educação. Membro da Diretoria da SBGG-SP no biênio 2022-2024. Especialista em Geriatria pela SBGG e em Clínica Médica pela SBCM.

José Roberto de Oliveira Silva Filho

Médico Assistente da Unidade de Emergência do InCor-HCFMUSP. *Fellowship* em Aterosclerose pelo InCor-HCFMUSP. Especialista em Cardiologia pelo InCor-HCFMUSP. Especialista em Cardiologia pela SBC. Especialista em Clínica Médica pelo HCFMUSP.

Julia Nobrega de Brito

Cardiologista com Residência Médica em Cardiologia no Instituto do Coração (InCor) do HCFMUSP e Clínica Médica pelo HCFMUSP.

Juliane Dantas Seabra Garcez

Residência em Clínica Médica pela Unicamp. Residência em Cardiologia pelo Instituto do Coração do HCFMUSP. Intensivista pela Associação de Medicina Intensiva Brasileira (AMIB). Titulada em Cardio-Oncologia *pela International Society of CardioOncology* (ICOS). Docente da Pós-graduação de CardioOncologia do *BCRI/Med.IQ Academy.*

Lais Abreu Bastos Benévolo

Especialista em Geriatria pela Universidade Federal de São Paulo (Unifesp). Titulada pela Sociedade Brasileira de Geriatria e Gerontologia (SBGG). Título de Medicina Paliativa pela Associação Médica Brasileira (AMB). Professora de Geriatria da Universidade Federal do Rio Grande do Norte (UFRN).

Lígia Lopes Balsalobre Trevizan

Graduação em Medicina pela Faculdade de Medicina do ABC. Residência em Cardiologia pelo Hospital Israelita Albert Einstein. Residência de Insuficiência Cardíaca e Transplante pelo InCor-HCFMUSP. Preceptora da Disciplina de Semi-intensiva da Faculdade Israelita de Ciências da Saúde Albert Einstein.

Lívia da Mata Lara

Cardiologista pelo Hospital do Coração (HCor). Título de Especialista em Cardiologia pela Sociedade Brasileira de Cardiologia (SBC) e Associação Médica Brasileira (AMB). Cardiogeriatra pelo Instituto Dante Pazzanese de Cardiologia (IDPC). Pós-graduada em Geriatria pelo Hospital Sírio-Libanês. Doutoranda USP/IDPC. Preceptora de cardiologia/cardiogeriatria da Universidade de São Caetano do Sul (USCS).

Loren Suyane Oliveira de Andrade

Especialista em Geriatria pela Faculdade de Medicina da Universidade de São Paulo (FMUSP). Titulada pela Sociedade Brasileira de Geriatria e Gerontologia (SBGG). Complementação especializada em Cardiogeriatria pelo Instituto do Coração (InCor-HCFMUSP). Professora de Geriatria da Pós-graduação em Geriatria da AFYA. Professora da Pós-graduação em Geriatria do Hospital Sírio-Libanês. Professora da Graduação de Medicina da Unit – Aracaju.

Luana Araújo Castro Macedo

Especialista em Geriatria pela Faculdade de Medicina da Universidade de São Paulo (FMUSP). Titulada pela Sociedade Brasileira de Geriatria e Gerontologia (SBGG). Mestre em Biotecnologia. Professora de Geriatria da Universidade Federal do Rio Grande do Norte (UFRN).

Lucas Lentini Herling de Oliveira

Médico Assistente da Unidade de Emergência do InCor-HCFMUSP. *Fellow* em Emergências Cardiovasculares pelo InCor-HCFMUSP. Cardiologista pelo InCor-HCFMUSP. Clínica Médica pelo HCFMUSP. Graduação na Universidade Federal de Ciências da Saúde de Porto Alegre (UFCSPA).

Luiz Flávio Andrade Prado

Cardiologista Especialista em Medicina Intensiva. Mestre em Ciências da Saúde. Chefe do Serviço de Cardiologia do Hospital de Cirurgia de Aracaju/SE. Coordenador da UTI de Pós-operatório em Cirurgia Cardíaca do Hospital Cirurgia.

Marcos Oliveira Martinelli
Médico Geriatra pela Faculdade de Medicina da FMUSP e pela Sociedade Brasileira de Geriatria e Gerontologia (SBGG). Colaborador da Unidade de Cardiogeriatria do InCor-HCFMUSP. Professor Assistente do Departamento de Clínica Médica da Faculdade de Medicina de Jundiaí (FMJ). Mestre em Ciências da Saúde pela FMJ.

Milton Roberto Furst Crenitte
Médico Geriatra. Doutor em Ciências pela Universidade de São Paulo (USP). Coordenador Médico do Ambulatório de Promoção à Saúde de Pessoas Trans 40+ da USP.

Raphaela Tereza Brigolin Garofo
Cardiologista, com residência médica pelo Hospital do Coração (HCor) de São Paulo. Especialista em Cardiologia pela Sociedade Brasileira de Cardiologia (SBC) e Associação Médica Brasileira (AMB). Subespecialização/*Fellowship* em Cardiogeriatria no Instituto do Coração (InCor) do Hospital das Clínicas da Faculdade de Medicina da Universidade de São Paulo (HC-FMUSP).

Rosilene Motta Elias
Livre-docente pela Universidade de São Paulo (USP).

Selene P. Zyngier
Médica pela Faculdade de Medicina da USP. Ex-diretora da Liga de Geriatria e Gerontologia da Faculdade de Medicina da USP.

Stella de Aguiar Trigueirinho Ferreira
Médica-residente em Cardiologia pelo InCor-HCFMUSP. Especialista em Clínica Médica pela Escola Paulista de Medicina da Unifesp. Médica pela Escola Paulista de Medicina da Unifesp.

Susan Soares Carvalho
Professora Assistente na Universidade Tiradentes-SE.

Thiago Augusto da Silva Nascimento
Clínica e Hospital São Lucas, Rede D'Or São Luiz, Aracaju-SE.

Vilson Cardoso de Oliveira Júnior
Médico Geriatra. Cocoordenador Médico do Ambulatório de Promoção à Saúde de Pessoas Trans 40+ da Universidade de São Paulo (USP).

Vívian Masutti Jonke
Médica pela FMUSP. Cardiologista pela SBC e proficiência em arritmologia clínica pela SOBRAC. Mestre em Gestão e Competitividade pela FGV. Docente dos MBA da FGV, FIA e FIAP (Gestão de Projetos, Transformação Digital, Dispositivos Digitais vestíveis e Telemedicina). *Head in Company FIA Labfin PROVAR* e Diretora vogal do IBEVAR.

Wesley Araújo Silva
Residência em Cardiologia Clínica e Intervencionista pelo Instituto Dante Pazzanese de Cardiologia. Sócio titular da Sociedade Brasileira de Cardiologia (SBC) e Sociedade Brasileira de Hemodinâmica e Cardiologia Intervencionista (SBHCI). Médico do Hospital São Lucas/Rede DO'r, Rede Primavera e Clínica Angiocor. Presidente da SBC Regional Sergipe biênio 2024-2025.

Sumário

SEÇÃO II – EMERGÊNCIA

Apresentação e agradecimentos

É de conhecimento de todos que a geriatria é uma das especialidades que mais crescem, uma vez que a população idosa vem aumentando de forma exponencial. Tendo em vista que as doenças cardiovasculares consistem na principal causa de morbimortalidade no idoso, ouso dizer que a cardiogeriatria é uma das áreas de maior interesse da medicina atual.

Sabendo-se das inúmeras peculiaridades da população geriátrica, como pacientes manifestando-se com sintomas atípicos que dificultam o diagnóstico, a fragilidade como importante fator prognóstico e definidor de condutas, a polifarmácia como limitador na prescrição de fármacos, torna-se imperativo estudar de maneira aprofundada essa subespecialidade tão fascinante.

Dessa forma, gostaria de agradecer, em primeiro lugar, a Editora Manole pelo convite para editar essa obra em parceria com meu mestre Dr. José Renato. Já aproveito para agradecer a esse querido e eterno mestre, que além de tanto ter me ensinado durante a residência, abriu-me diversas portas após a minha formação, trazendo diversas oportunidades na área acadêmica, que é a minha grande paixão.

Ademais, quero fazer um agradecimento especial a cada um dos autores que dedicou seu precioso tempo para contribuir com essa obra. São nítidos o empenho e o zelo que tiveram no preparo do material.

Agradeço a minha família, que está sempre me apoiando e torcendo pelo meu sucesso, em especial a Juninho, meu irmão e sócio do Geriação, empresa de ensino digital em Geriatria, que tem tornado possível essa jornada de compartilhar conhecimento!

Por fim, agradeço a você, leitor, que confiou em nosso trabalho e está dedicando seu tempo para o estudo da cardiogeriatria. Estamos felizes em tê-lo aqui! Espero que aproveitem!

Loren Suyane Oliveira de Andrade

Apresentação e agradecimentos

Ao cabo de minha graduação em medicina, uma das poucas coisas que eu sabia era que eu queria ser especialista em alguma área clínica. Basicamente eu queria fazer ou cardiologia, uma especialidade consagrada, ou geriatria, que àquela altura era ainda uma especialidade menos conhecida. Logo percebi que a abrangência do escopo da geriatria me encantava, mas nunca deixei de apreciar a objetividade e o zelo com a fundamentação da cardiologia.

A Editora Manole convidou-me a colaborar na produção desta obra, que contempla justamente a intersecção entre essas duas ciências. Agradeço a confiança da Manole em mim para um assunto tão importante! No atual cenário demográfico e epidemiológico, é óbvio o interesse no estudo das moléstias cardiovasculares em pessoas idosas; a cardiogeriatria emerge de espontâneo dentre as ciências da saúde da contemporaneidade. Este livro procura fazê-lo de maneira simples, porém atualizado; objetivo como a cardiologia e abrangente como a geriatria deve ser.

Só aceitei a proposta, porque sabia que poderia contar com a parceria da Loren. Conheci-a desde sua residência em geriatria no HCFMUSP, após a qual se especializou em cardiogeriatria, depois tive a felicidade de trabalhar com ela por um tempinho, já como colaboradora voluntária. Eu sabia que podia contar com a parceria, a energia e o conhecimento da Loren e devo agradecê-la tanto pela companhia nesta empreitada como pela satisfação em poder acompanhar sua trajetória de sucesso!

Agradeço imensamente a todos os autores e colaboradores, sem os quais seria impossível a consecução da obra. Muitos capítulos pareceram-me muito bons mesmo, fiquei feliz em ver como os colegas têm produzido um material de excelente nível!

A lista de agradecimentos tende a ser interminável, preciso agradecer ao Paulo Duarte, meu parceiro de sempre na educação em geriatria, a minha família, pela paciência em me ter às voltas de mais um projeto, aos meus amigos, que me aguentam e, logicamente, a você, leitor, que é a razão do nosso trabalho!

Boa leitura!

José Renato G. Amaral

Prefácio

Com grata alegria e responsabilidade, eu vos apresento a primeira edição do livro *Cardiogeriatria: diagnóstico e tratamento* da Editora Manole.

As doenças cardiovasculares representam a principal causa de mortes no Brasil. Um conjunto de 18 doenças cardiovasculares tira a vida, anualmente, de aproximadamente 400 mil brasileiros, o equivalente ao total de mortos por covid-19 no pior ano da pandemia. Muitas dessas mortes poderiam ser evitadas com medidas preventivas e terapêuticas adequadas.

A relevância desse tema se torna ainda maior em nosso país, que de forma célere vive o fenômeno da transição demográfica.

Parabenizo os Editores Dr. José Renato G. Amaral, que se dedica, já há algum tempo, com seus cursos e livros, a disseminar informação confiável e de qualidade nas áreas da Geriatria e Gerontologia, e a Dra. Loren Andrade, pela maestria na escolha dos excelentes autores e sublime condução dos temas.

Esta obra foi didaticamente dividida em 19 capítulos com os principais tópicos da cardiogeriatria. Eles permitirão a atualização daqueles profissionais que se dedicam aos cuidados, de excelência, de pessoas idosas, com suas diversas peculiaridades e portadoras de condições cardiovasculares.

Seja nos consultórios, domicílios, pronto atendimentos, unidades de terapia intensiva ou instituições de longa permanência, este livro deve estar presente não apenas nos bolsos e, agora, telas, mas nas mentes daqueles quem se propõem a cuidar das pessoas idosas com a necessária competência que elas precisam e merecem.

Desejo uma prazerosa leitura a todos!

Paulo de Oliveira Duarte
Doutor em Geriatria pela FMRP-USP
Diretor Técnico do IGG – Instituto de Geriatria e Gerontologia
Presidente da SBGG-SP – 2022-2024

SEÇÃO I

Ambulatório

1

Avaliação de fragilidade na cardiogeriatria

Beatriz Noele Azevedo Lopes
Betina Barbiero Saad Formiga
Lais Abreu Bastos Benévolo
Luana Araújo Castro Macedo

INTRODUÇÃO

A fragilidade é uma síndrome geriátrica que apresenta uma forte associação com as doenças cardiovasculares (DCV). Da mesma forma que as DCV podem piorar a fragilidade do indivíduo, em decorrência de hospitalizações e de piora do *status* funcional, a fragilidade está relacionada a piores desfechos cardiovasculares.[1]

A prevalência da fragilidade nos idosos com DCV varia de 10 a 60%, dependendo da condição, da ferramenta e do ponto de corte escolhido para sua definição,[2] podendo chegar a 45 a 80% em pacientes com insuficiência cardíaca, 30% naqueles com doença arterial coronariana, 50% nos com infarto agudo do miocárdio e 50% nos pacientes submetidos a cirurgias cardíacas.[3]

A literatura caracteriza a fragilidade e as DCV como processos interligados que exacerbam um ao outro, como em um ciclo vicioso, levando a piores desfechos e coexistindo em um grande número de pacientes.[2,4] Ambas as condições compartilham mecanismos fisiopatológicos e fatores de riscos, como estado pró-inflamatório crônico, envelhecimento, descondicionamento físico e multimorbidade.[5] Fatores de risco cardiovasculares são mais prevalentes em pacientes frágeis do que nos não frágeis,[4] e os frágeis, bem como aqueles com DCV concomitante, enfrentam risco aumentado de eventos adversos após procedimentos intervencionistas, hospitalizações e um pior prognóstico em geral.[5]

O objetivo deste capítulo é mostrar o conjunto de evidências existentes sobre fragilidade nas doenças cardiovasculares e orientar a avaliação de sua presença nesse espectro de pacientes.

AVALIAÇÃO DE FRAGILIDADE EM DOENÇAS CARDIOVASCULARES

A fragilidade é uma síndrome geriátrica caracterizada por menor reserva homeostática, culminando com aumento da vulnerabilidade fisiológica a diversos estressores.[1] Os mecanismos para o desenvolvimento da fragilidade derivam de uma desregulação dos sistemas imunológico, hormonal e endócrino, principalmente do aumento de inflamação sistêmica (detectada por biomarcadores, como a interleucina-6 e a proteína C-reativa), da deficiência androgênica e do aumento da resistência insulínica.[2] Na Figura 1, a capacidade adaptativa e a resiliência mostram-se como peças-chave no manejo aos estressores.

Mensurar a fragilidade é algo bastante relevante para o prognóstico e o planejamento do tratamento de pacientes com DCV. Inúmeras ferramentas foram desenvolvidas para sua medição, algumas focadas na fragilidade física e outras que incorporam a avaliação dos domínios cognitivos e psicossociais da fragilidade.[1]

A definição de fragilidade mais citada é o fenótipo de fragilidade física de Fried. Nesse critério, define-se fragilidade pela presença de, pelo menos, 3 domínios dentre os seguintes: perda de peso não intencional, autorrelato de fadiga ou exaustão, diminuição da força de preensão palmar, redução da atividade física e diminuição da velocidade da marcha[7] (Quadro 1). Ampliando os critérios acima, a escala Fried+ acrescenta ao fenótipo de Fried a avaliação cognitiva e do humor, com o miniexame do estado mental (MEEM) e a forma reduzida da escala de depressão Geriátrica (GDS), respectivamente.[8]

Considerando a complexidade dos parâmetros de Fried, sua aplicabilidade se torna muito limitada na prática clínica. Dessa forma, uma opção simplificada é a escala de SOF (proposta pelo *Study of Ostheoporotic Fractures*), cuja aplicação é mais rápida e objetiva, dispensando o uso de

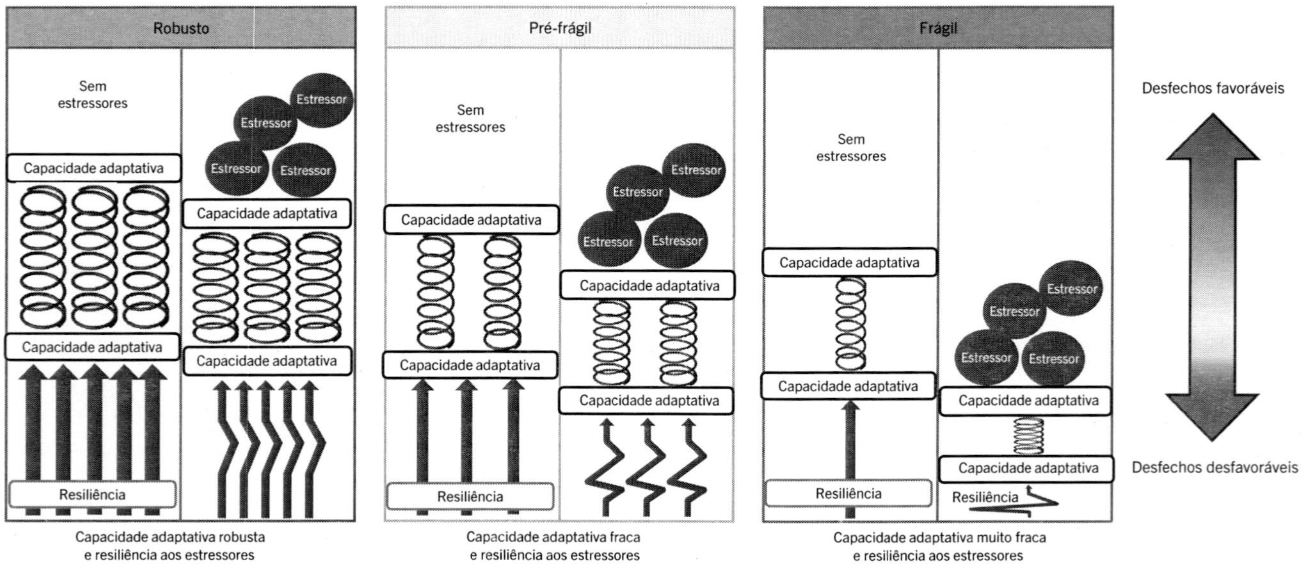

FIGURA 1 Modelo ilustrativo de fragilidade e conceitos de capacidade adaptativa e resiliência. Os pacientes robustos têm capacidade adaptativa e resiliência maiores a fatores estressores, o que leva a desfechos mais favoráveis. À medida que a vulnerabilidade fisiológica relacionada à idade vai aumentando, a capacidade adaptativa e a resiliência a estressores vão reduzindo, chegando a um estado de maior risco de desfechos adversos após eventos estressores como cirurgias, infecções ou internações.

Fonte: adaptada de Song et al.[6]

QUADRO 1 Escala fenotípica de Fried

Sinais e sintomas	Características	Instrumentos de avaliação
Perda de peso	≥ 5% do peso ou ≥ 4,5 kg no último ano	Medida direta do peso corpóreo
Fraqueza	Diminuição da força muscular ≤ 20% do mínimo esperado, corrigido pelo gênero e pelo IMC	Força de preensão palmar com dinamômetro
Menor resistência física	Sensação de exaustão ou de menos energia	Autorreferência com base no questionário CES-D – na última semana, teve de fazer mais esforço e/ou não conseguiu levar adiante suas atividades habituais?
Lentidão	Marcha mais lenta	Abaixo do percentil 20 da população, com teste de caminhada de 4,6 m
Redução do nível de atividade física	Medida indireta do gasto energético em kcal/semana	Homens < 383 kcal/semana Mulheres < 370 kcal/semana *Minnesota Activity Questionnaire*, versão curta

Cada item dito positivo vale 1 ponto. Pré-frágeis: até 2 itens positivos. Frágeis: 3 ou mais itens positivos. São ditos idosos robustos aqueles que não preenchem nenhum critério.
IMC: índice de massa corporal.

materiais. Nela são analisados três critérios: perda de 5% do peso corporal em 2 anos, não conseguir sentar-se ou levantar-se da cadeira 5 vezes seguidas, responder "não" à pergunta: "você se sente cheio de energia?". Preenche critérios de fragilidade o idoso com 2 ou mais critérios positivos e pré-fragilidade aquele com 1 critério positivo.[1]

Um instrumento também reconhecido mundialmente é a escala FRAIL, que corresponde a um mnemônico em língua inglesa que abrange 5 variáveis: *fatigue* (fadiga), *resistance* (resistência), *ambulation* (deambulação), *illness* (doença) e *loss of weight* (perda de peso)[9] (Quadro 2).

QUADRO 2 Escala FRAIL

F – Fadiga (analisar sintoma referido de fadiga)
R – Resistência (analisar capacidade de subir 1 lance de escada)
A – *Ambulation*/Deambulação (analisar capacidade aeróbica de andar 1 quarteirão)
I – *Illness*/Doença (5 ou mais comorbidades)
L – *Loss*/Perda de peso (≥ 5% do peso em 6 meses)

São considerados robustos os idosos que não apresentam nenhum critério, pré-frágeis aqueles com 1 ou 2 critérios e frágeis os idosos com 3 ou mais critérios.
Fonte: Morley et al.[9]

Destaca-se também a escala clínica de fragilidade (CFS), que considera a capacidade funcional para identificar e estratificar a fragilidade. É um instrumento de aplicabilidade simples, inclusive para não geriatras, ilustrado na Figura 2.

Entre outras escalas relevantes no diagnóstico da fragilidade, está a escala de fragilidade de Edmonton, um instrumento multidimensional que avalia 9 domínios: cognição, estado geral de saúde, independência funcional, suporte social, uso de medicamentos, nutrição, humor, continência e desempenho funcional, investigados por 11 itens.[11]

Com a intenção de resolver limitações relacionadas a ferramentas subjetivas ou instrumentos complexos que exigem mais recursos, tempo e treinamento adicional, o *essential frailty toolset* (EFT) foi desenvolvido para ser um método objetivo para medir a fragilidade em pacientes idosos com doença cardiovascular. O EFT consiste em 4 itens para uma pontuação de zero (menos frágil) a 5 (mais frágil): tempo para levantar 5 vezes da posição sentada sem usar os braços (1 ponto se ≥ 15 segundos, 2 pontos se não conseguir completar), cognição (1 ponto se MEEM < 24), hemoglobina (1 ponto se < 13 g/dL em homens ou < 12 g/dL em mulhe-

Escala clínica de fragilidade	
	1. Muito ativo: pessoas que estão robustas, ativas, com energia e motivadas. Essas pessoas normalmente se exercitam regularmente. Elas estão entre as mais ativas para sua idade.
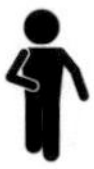	2. Ativo: pessoas que não apresentam nenhum sintoma ativo de doença, mas estão menos ativas que as da categoria 1. Frequentemente se exercitam ou são muito ativas ocasionalmente, p. ex., em determinadas épocas do ano.
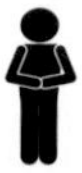	3. Regular: pessoas com problemas de saúde bem controlados, mas que não se exercitam regularmente além da caminhada de rotina.
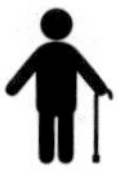	4. Vulnerável: apesar de não depender dos outros para ajuda diária, frequentemente os sintomas limitam as atividades. Uma queixa comum é sentir-se mais lento e/ou mais cansado ao longo do dia.
	5. Levemente frágil: essas pessoas frequentemente apresentam lentidão evidente e precisam de ajuda para atividades instrumentais de vida diária (AIVD) mais complexas (finanças, transporte, trabalho doméstico pesado, medicações). Tipicamente, a fragilidade leve progressivamente prejudica as compras e passeios desacompanhados, o preparo de refeições e as tarefas domésticas.
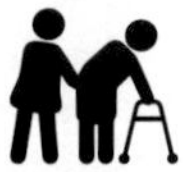	6. Moderadamente frágil: pessoas que precisam de ajuda em todas as atividades externas e na manutenção da casa. Em casa, frequentemente têm dificuldades com escadas e necessitam de ajuda no banho; podem necessitar de ajuda mínima (apoio próximo) para se vestirem.
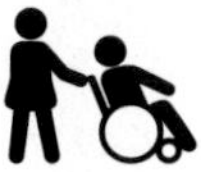	7. Muito frágil: completamente dependentes para cuidados pessoais, por qualquer causa (física ou cognitiva). No entanto, são aparentemente estáveis e sem alto risco de morte (dentro de 6 meses).
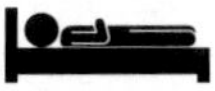	8. Completamente frágil: completamente dependentes, aproximando-se do fim da vida. Tipicamente incapazes de se recuperarem de uma doença leve.
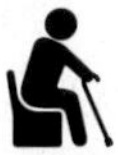	9. Doente terminal: aproximando-se do fim da vida. Esta categoria se aplica a pessoas com expectativa de vida < 6 meses, sem outra evidência de fragilidade.

Pontuando fragilidade em pessoas com demência
O grau de fragilidade corresponde ao grau de demência. Sintomas comuns na demência leve incluem esquecimento dos detalhes de um evento recente, apesar da recordação do evento em si, repetindo a mesma pergunta/história e afastamento de eventos sociais. Na demência moderada, a memória recente está muito comprometida, apesar de aparentemente lembrar bem de fatos do passado. Quando solicitadas, elas são capazes de fazer o cuidado pessoal. Na demência grave, elas não conseguem realizar cuidados pessoais sem ajuda.

FIGURA 2 Escala clínica de fragilidade. A escala varia de 1 (muito ativo) a 9 (doente terminal). Indivíduos com pontuação > 4 são considerados frágeis.

Fonte: Rockwood et al.[10]

res) e albumina sérica (1 ponto se < 3,5 g/dL ou se a albumina sérica não foi medida, então pontuação da miniavaliação nutricional < 8).[8]

A EFT em comparação com as escalas Fried, Fried+, CFS e outras demonstrou superior capacidade de prever o agravamento da incapacidade em 1 ano pós-operatório e óbito em 30 dias. Também tem sido aplicada em pacientes submetidos a cirurgia de revascularização miocárdica e provou ser altamente capaz de avaliar prognóstico para resultados a curto e médio prazo.[1]

Ainda são necessários mais estudos comparativos entre as diversas escalas, a fim de melhor definir qual delas, ou qual combinação delas, deve ser a melhor opção para avaliação de pacientes com doença cardiovascular.[12]

AVALIAÇÃO DE FRAGILIDADE EM CONDIÇÕES ESPECÍFICAS

Doença arterial coronariana

A associação de fragilidade com mortalidade e eventos adversos está bem estabelecida em idosos portadores de doença arterial coronariana (DAC). Ekerstad et al.[13] relataram que a fragilidade é um fator de risco independente para desfechos adversos maiores (morte por qualquer causa, reinfarto do miocárdio, revascularização pós-isquêmica, hospitalização por qualquer causa e hemorragia maciça), mortalidade hospitalar e mortalidade em 1 mês após síndrome coronariana aguda. Entretanto, existem poucos estudos que avaliam a associação de fragilidade com desfechos a longo prazo. No estudo *Longevo-SCA*, observou-se que a fragilidade estava associada a maior mortalidade e readmissão hospitalar ao longo de 2 anos de acompanhamento.[14] Portanto, a American Heart Association e a European Society of Cardiology recomendam o rastreio de fragilidade em pacientes idosos com doença arterial coronariana, devendo ser levada em consideração para o planejamento terapêutico.[15]

Não existe nenhum consenso sobre a melhor escala para o diagnóstico de fragilidade em pacientes idosos com DAC, podendo ser utilizadas escalas próprias para fragilidade como as já mencionadas, bem como associações de medidas: velocidade de marcha, índice de massa corporal

(IMC), GDS, teste de equilíbrio, avaliação cognitiva (MEEM) e avaliação da autopercepção de saúde.[16] Porém, em quadros de síndrome coronariana aguda (SCA), alguns testes físicos são de difícil aplicação, como a velocidade de marcha e a força de preensão palmar.[14]

Em contraste, a escala FRAIL é uma ferramenta breve, sendo muito atraente nesse contexto clínico agudo.[14] A avaliação inicial por essa escala (Quadro 2) previu a mortalidade ou a taxa de readmissão em um acompanhamento mais longo, independente de outros fatores prognósticos em pacientes idosos com SCA, também tendo um bom valor preditivo para eventos adversos em pacientes com DAC.[14,17]

Cirurgia cardíaca

Nos últimos anos, a atenção tem sido voltada para a identificação da síndrome de fragilidade, devido a sua associação com maior morbidade e mortalidade em pacientes idosos submetidos à cirurgia cardíaca.[18] Por isso, prever o risco de eventos adversos após cirurgia cardíaca é essencial para individualização da terapêutica do paciente, seja cirúrgica, minimamente invasiva ou conservadora.[19]

A escala EuroScore II é largamente utilizada para estimar risco perioperatório nos pacientes candidatos a cirurgia cardíaca. Entretanto, escalas adicionais de avaliação da fragilidade (FRAIL) têm valores preditivos melhores para prever outros eventos adversos nesses pacientes, como *delirium*, quando comparado ao EuroScore II.[19]

A fragilidade tem natureza dinâmica e parcialmente reversível em pacientes encaminhados para cirurgia cardíaca. Uma melhoria pós-operatória na fragilidade é esperada, na medida em que a doença cardíaca esteja contribuindo para a fragilidade. Estudos mostram que a cirurgia não tem um impacto negativo no *status* basal de fragilidade de pacientes encaminhados para cirurgia cardíaca. Pelo contrário, demonstrou-se melhoria significativa na carga global de fragilidade 6 meses após a cirurgia. Esse achado é válido para medida com base em Fried (Quadro 1) e em CFS (Figura 2).[20]

Uma coorte prospectiva avaliou pacientes idosos submetidos a cirurgia de revascularização do miocárdio (CRM) e demonstrou que o desfecho clínico da CRM é afetado pela fragilidade pré-operatória. Casos com idosos frágeis mostraram uma taxa de readmissão significativamente maior e complicações pós-operatórias, como sepse. Além disso, o EuroScore do grupo frágil foi significativamente mais alto, destacando a importância da aplicação de escalas de fragilidade (CSF e FRAIL) como ferramentas de avaliação de risco em pacientes submetidos à CRM.[21] A combinação da escala de fragilidade e do EuroScore para a avaliação de risco pode melhorar a previsão do desfecho de 1 ano em pacientes submetidos a intervenção coronária percutânea (ICP), podendo ser generalizada para outras intervenções cardíacas.[19,21]

Outro estudo comparou duas ferramentas de avaliação de fragilidade em uma população cirúrgica cardíaca de baixo a moderado risco e constatou que a escala SOF identificou melhor os pacientes como frágeis, quando comparada à Fried. O grupo de pacientes frágeis identificados pelo SOF apresentou taxas mais altas de desfechos adversos, incluindo intubação prolongada, permanência prolongada em terapia intensiva (UTI), pneumonia e aumento nas readmissões em 30 dias. Esses pacientes também relataram baixos níveis de energia, o que se correlacionou com a diminuição da qualidade de vida relacionada à saúde física.[18]

Os estudos que utilizaram ferramentas de avaliação de fragilidade baseada em acúmulo de déficits (CFS) tendem a mostrar uma prevalência maior de fragilidade do que os estudos que utilizaram ferramentas com indicadores físicos, como o fenótipo de Fried. Nenhuma escala se destacou como a mais válida na previsão de desfechos. Isso aponta para a necessidade de um consenso sobre qual ferramenta de medição de fragilidade é a mais precisa e eficiente na previsão de desfechos nessa população.[22] Apesar da heterogeneidade das ferramentas de medição, encontram-se fortes evidências de que a fragilidade está associada a risco maior de mortalidade e morbidade, aumento do tempo de permanência no hospital e na UTI, além de diminuições na qualidade de vida e no *status* funcional após cirurgia cardíaca. Isso apoia a adoção da triagem de fragilidade como parte da avaliação rotineira de risco antes desse procedimento.[18-22]

Insuficiência cardíaca

A fragilidade é um preditor independente de mortalidade em diversas condições, incluindo a insuficiência cardíaca (ICC).[23] A prevalência de síndrome de fragilidade em pacientes portadores de ICC é alta, variando entre 15 e 25% em pacientes ambulatoriais e podendo aumentar para 50% em pacientes internados.[24] A ausência de uma escala de fragilidade que padronize essa avaliação dificulta a identificação desses pacientes, podendo super ou subestimar a prevalência dessa condição.[23] Contudo, a identificação de pacientes vulneráveis é essencial para individualização da melhor abordagem terapêutica.

Uma revisão sistemática identificou a escala fenotípica de Fried (Quadro 1) como a mais utilizada na avaliação de fragilidade de pacientes com IC.[23] A utilização dessa escala enfrenta limitações inerentes à insuficiência cardíaca, pois essa população já tem uma limitação cardiorrespiratória que interfere diretamente em itens como sensação de exaustão, velocidade de marcha e atividade física.[25]

Em uma coorte de indivíduos portadores de IC submetidos a dispositivos de assistência ventricular, a força de preensão palmar foi utilizada como único parâmetro para identificar indivíduos frágeis, demonstrando que indivíduos com menor força de preensão palmar cursaram com maiores taxas de complicações pós-operatórias e menor sobrevida.[25] A avaliação da força de preensão palmar por meio de um dinamômetro é de fácil execução em pacientes ambulatoriais e internados, podendo agregar na estratificação prognóstica desses pacientes.

Outras escalas, como o índice de fragilidade por acúmulo de déficits, avaliação geriátrica, CFS e escala de fragilidade de Edmonton, são utilizadas para avaliar a fragilidade em pacientes portadores de insuficiência cardíaca.[23,24,26,27] A escala clínica de fragilidade (CFS – Figura 2) tem boa correlação com as demais escalas, sendo uma estratégia de triagem rápida, com boa especificidade e sensibilidade.[27]

Um estudo que analisou pacientes com IC com fração de ejeção preservada demonstrou que, quanto maior o grau de fragilidade (CFS > 4), pior a classe funcional, mais altos são os níveis de NT-pró-BNP, maior a chance de internação por descompensação da IC e mortalidade, demonstrando a importância prognóstica da avaliação de fragilidade nesses pacientes.[26]

Doença valvar

Assim como na insuficiência cardíaca, a doença valvar tem substancial associação com a fragilidade, levando a inflamação sistêmica, disfunções musculoesqueléticas e sarcopenia. Considerando a típica idade avançada dos indivíduos com doença valvar, é bastante comum a coexistência de fragilidade física nessa população.[28]

No contexto de estenose valvar aórtica, é importante ressaltar que a fragilidade é um importante preditor de morte e de estado de saúde persistentemente ruim após troca valvar, seja por implante transcateter de valva aórtica (TAVI), seja por cirurgia convencional. No entanto, após o tratamento da estenose aórtica, observou-se que a fragilidade poderia ter algum potencial de reversibilidade e que poderia haver melhorias no estado de saúde. Tomados em conjunto, os dados atuais ressaltam a importância do tratamento adequado da doença valvar também em pacientes frágeis, uma vez que os sintomas atribuídos à fragilidade podem, em parte, representar manifestações reversíveis de distúrbios cardíacos subjacentes. O impacto da fragilidade no estado de saúde após intervenção valvar mitral tem sido menos estudado.[5]

Considerando que os tratamentos disponíveis para as doenças valvares são frequentemente invasivos, podendo ter maior impacto negativo em pacientes frágeis, é necessário avaliar objetivamente a fragilidade desses indivíduos. Não há consenso sobre a melhor escala de avaliação, podendo ser usadas diversas das escalas disponíveis, como CFS e fenótipo de Fried. No entanto, os dados que comparam essas escalas ou sua combinação são escassos.[12] Das escalas citadas, há evidências de que a CFS seja útil como preditor de mortalidade em pacientes submetidos a TAVI.[29]

DISCUSSÃO

A fragilidade se tornou um tema prioritário na cardiologia, em virtude do envelhecimento e da natureza complexa dos pacientes com doenças cardiovasculares. Nesse espectro de pacientes, a fragilidade confere um aumento de pelo menos duas vezes no risco de mortalidade, um efeito que persiste mesmo após ajuste para idade e comorbidades.[2]

A avaliação objetiva de fragilidade na cardiogeriatria tem uma importância fundamental para direcionar um tratamento individualizado, seja para reabilitação cardiovascular, seja para decisão quanto à indicação de cirurgia ou terapias avançadas, como dispositivos de assistência ventricular esquerda ou transplante cardíaco. O uso único da avaliação subjetiva do médico, na maioria das vezes, subestima a fragilidade. Em estudo de coorte prévio, realizado com pacientes com IC avançada avaliados para terapias de assistência ventricular, a avaliação subjetiva dos cirurgiões cardíacos subestimou significativamente a fragilidade, quando comparada à avaliação objetiva, com base na escala de Fried modificada.[30]

Apesar das diversas opções expostas para medir a fragilidade no cenário das doenças cardiovasculares, a mensagem mais importante é que agregar uma avaliação objetiva para o reconhecimento da fragilidade em idosos com DCV é fundamental para refinar as estimativas de risco e orientar os pacientes e suas famílias em relação aos planos de tratamento personalizados que podem maximizar a probabilidade de desfechos positivos.[2]

A reabilitação cardíaca associada à mobilização precoce e ao treinamento resistido e de equilíbrio auxilia na reversão ou diminuição no *status* de fragilidade. O treino resistido e de equilíbrio levou a uma melhora na fragilidade física, em comparação à reabilitação cardíaca convencional, conforme medido pela velocidade de marcha e pelo teste *timed up and go*. Além de melhorar a capacidade física, a reabilitação cardíaca também promoveu benefícios na fragilidade cognitiva e psicossocial. Quanto mais precocemente aplicada, maior o potencial de reversibilidade da fragilidade dos idosos com DCV.[1]

CONSIDERAÇÕES FINAIS

A fragilidade e as doenças cardiovasculares estão interconectadas, por isso integrar a avaliação da fragilidade à prática clínica da cardiologia é necessário. A validação da fragilidade como bom preditor prognóstico nesses pacientes é bem demonstrada nos estudos. As escalas de fragilidade citadas neste capítulo tiveram boa correlação com predição de desfechos adversos clínicos e pós-operatórios em idosos com doenças cardiovasculares.

A avaliação de fragilidade requer treinamento pelos profissionais atuantes no âmbito da cardiogeriatria, e a escolha da ferramenta para sua medição deve levar em consideração o cenário clínico no qual o profissional se encontra, bem como o tempo disponível e as dificuldades presentes no momento da aplicação.

REFERÊNCIAS BIBLIOGRÁFICAS

1. Ijaz N, Buta B, Xue QL, Mohess DT, Bushan A, Tran H, et al. Interventions for frailty among older adults with cardiovascular disease: JACC state-of-the-art review. J Am Coll Cardiol. 2022;79(5):482-503.
2. Afilalo J, Alexander KP, Mack MJ, Maurer MS, Green P, Allen LA, et al. Frailty assessment in the cardiovascular care of older adults. J Am Coll Cardiol. 2014;63(8):747-62.
3. Amsalu E, Zhang Y, Harrison C, Nguyen TV, Nguyen TN. Exploring frailty in the intersection of cardiovascular disease and cancer in older people. Int J Environ Res Public Health. 2023;20(23):7105.
4. Flint K. Which came first, the frailty or the heart disease? Exploring the vicious cycle. J Am Coll Cardiol. 2015;65(10):984-6.
5. Volis I, Zafrir B. Frailty and Cardiovascular disease: a bidirectional association. Cardiology. 2023:1-3.
6. Song PH. Frailty and elderly in urology: implications for postoperative complications. Yeungnam Univ J Med. 2020;37(4):296-301.
7. Fried LP, Tangen CM, Walston J, Newman AB, Hirsch C, Gottdiener J, et al.; Cardiovascular Health Study Collaborative Research Group. Frailty in older adults: evidence for a phenotype. J Gerontol A Biol Sci Med Sci. 2001;56(3):M146-56.
8. Afilalo J, Lauck S, Kim DH, Lefèvre T, Piazza N, Lachapelle K, et al. Frailty in older adults undergoing aortic valve replacement: The Frailty-AVR study. J Am Coll Cardiol. 2017;70(6):689-700.
9. Morley JE, Malmstrom TK, Miller DK. A simple frailty questionnaire (Frail) predicts outcomes in middle aged African Americans. J Nutr Health Aging. 2012;16(7):601-8.
10. Rockwood K, Song X, MacKnight C, Bergman H, Hogan DB, McDowell, et al. A global clinical measure of fitness and frailty in elderly people. CMAJ. 2005;173(5):489-95.
11. Lourenço RA, Moreira VG, Mello RGB, Santos IS, Lin SM, Pinto ALF, et al. Brazilian consensus on frailty in older people: concepts, epidemiology and evaluation instruments. Geriatr Gerontol Aging. 2018;12:121-35.
12. García-Blas S, Bonanad C, Fernández-Cisnal A, Sastre-Arbona C, Ruescas-Nicolau MA, González D'Gregorio J, et al. Frailty scales for prognosis assessment of older adult patients after acute myocardial infarction. J Clin Med. 2021;10(18):4278.

13. Ekerstad N, Swahn E, Janzon M, Alfredsson J, Löfmark R, Lindenberger M, et al. Frailty is independently associated with short-term outcomes for elderly patients with non-ST-segment elevation myocardial infarction. Circulation. 2011;124(22):2397-404.
14. Rodríguez-Queraltó O, Formiga F, López-Palop R, Marín F, Vidán MT, Martínez-Sellés M, et al.; Longevo-SCA registry investigators. Frail scale also predicts long-term outcomes in older patients with acute coronary syndromes. J Am Med Dir Assoc. 2020;21(5):683-7.e1.
15. Walker DM, Gale CP, Lip G, Martin-Sanchez FJ, McIntyre HF, Mueller C, et al. Editor's choice: Frailty and the management of patients with acute cardiovascular disease: a position paper from the Acute Cardiovascular Care Association. Eur Heart J Acute Cardiovasc Care. 2018;7(2):176-93.
16. Freiheit EA, Hogan DB, Eliasziw M, Meekes MF, Ghali WA, Partlo LA, et al. Development of a frailty index for patients with coronary artery disease. J Am Geriatr Soc. 2010;58(8):1526-31.
17. Lyu H, Wang C, Jiang H, Wang P, Cui J. Prevalence and determinants of frailty in older adult patients with chronic coronary syndrome: a cross-sectional study. BMC Geriatr. 2021;21(1):519.
18. Henry L, Halpin L, Barnett SD, Pritchard G, Sarin E, Speir AM. Frailty in the cardiac surgical patient: comparison of frailty tools and associated outcomes. Ann Thorac Surg. 2019;108(1):16-22.
19. Laux ML, Braun C, Schröter F, Weber D, Moldasheva A, Grune T, et al. How can we best measure frailty in cardiosurgical patients? J Clin Med. 2023;12(8):3010.
20. Miguelena-Hycka J, Lopez-Menendez J, Prada PC, García MM, Vigil-Escalera C, Harmand MG, et al. Changes in frailty status after cardiac surgery: a prospective cohort study. Arch Gerontol Geriatr. 2022;98:104568.
21. Kochar A, Deo SV, Charest B, Peterman-Rocha F, Elgudin Y, Chu D, et al. Preoperative frailty and adverse outcomes following coronary artery bypass grafting surgery in US veterans. J Am Geriatr Soc. 2023;71(9):2736-47.
22. Peeler A, Moser C, Gleason KT, Davidson PM. Frailty as a predictor of postoperative outcomes in invasive cardiac surgery: a systematic review of literature. J Cardiovasc Nurs. 2022;37(3):231-47.
23. McDonagh J, Martin L, Ferguson C, Jha SR, Macdonald PS, Davidson PM, et al. Frailty assessment instruments in heart failure: a systematic review. Eur J Cardiovasc Nurs. 2018;17(1):23-35.
24. Pandey A, Kitzman D, Whellan DJ, Duncan PW, Mentz RJ, Pastva AM, et al. Frailty among older decompensated heart failure patients: prevalence, association with patient-centered outcomes, and efficient detection methods. JACC Heart Fail. 2019;7(12):1079-88.
25. Chung CJ, Wu C, Jones M, Kato TS, Dam TT, Givens RC, et al. Reduced handgrip strength as a marker of frailty predicts clinical outcomes in patients

with heart failure undergoing ventricular assist device placement. J Card Fail. 2014;20(5):310-5.
26. Sunaga A, Hikoso S, Yamada T, Yasumura Y, Uematsu M, Tamaki S, et al.; OCVC-Heart Failure Investigators. Prognostic impact of Clinical Frailty Scale in patients with heart failure with preserved ejection fraction. ESC Heart Fail. 2021;8(4):3316-26.
27. Sze S, Pellicori P, Zhang J, Weston J, Clark AL. Identification of frailty in chronic heart failure. JACC Heart Fail. 2019;7(4):291-302.
28. Nguyen DD, Arnold SV. Impact of frailty on disease-specific health status in cardiovascular disease. Heart. 2023 Jun 14;109(13):977-83.
29. Shimura T, Yamamoto M, Kano S, Kagase A, Kodama A, Koyama Y, et al.; Ocean-Tavi Investigators. Impact of the clinical frailty scale on outcomes after transcatheter aortic valve replacement. Circulation. 2017;135(21):2013-24.
30. Heaney C, Knisel A, Vuthoori R, Golombeck D, Fernandez H, Lima B, et al. Subjective assessment underestimates fraility in patients with heart failure referred for advanced therapies. Asaio J. 2023;69(6):588-94.

2

Condutas em cardiogeriatria: a importância do *time to benefit*

Loren Suyane Oliveira de Andrade
José Renato G. Amaral
Beatriz Augusta Pozzolo

INTRODUÇÃO

A cardiologia é um campo dinâmico e crucial da medicina, marcado por avanços contínuos nas terapias disponíveis. Com a transição demográfica exponencial e uma população idosa extremamente heterogênea, torna-se imperativo identificar o perfil do paciente que se beneficia dessas estratégias terapêuticas.

Além da busca por terapias eficazes, há crescente ênfase em otimizar o momento em que essas intervenções devem ser implementadas, de forma a potencializar os benefícios para os pacientes. Dessa forma, este capítulo se propõe a explorar o conceito do *time to benefit* (tempo até o benefício) na cardiogeriatria, que busca justamente explorar não apenas a eficácia das intervenções, mas também o melhor momento para implementá-las. Ademais, serão abordados os métodos e ferramentas disponíveis para avaliar o *time to benefit* em diferentes cenários clínicos, desde a prevenção primária até o manejo de doenças cardiovasculares estabelecidas.

Por fim, o capítulo destacará as implicações práticas do conceito de *time to benefit* na tomada de decisões clínicas, enfatizando a importância de uma abordagem individualizada e baseada em evidências para garantir o melhor resultado possível para cada paciente. Ao compreender e aplicar adequadamente o *time to benefit* na prática clínica, os médicos podem aprimorar a qualidade dos cuidados prestados, promovendo melhores resultados à saúde e maior satisfação do paciente.

COMO DESENVOLVER ESTRATÉGIAS TERAPÊUTICAS PERSONALIZADAS NA CARDIOGERIATRIA

Conforme mencionado, há grande heterogeneidade da população idosa, portanto é necessária a individualização das estratégias terapêuticas. Mas como é possível desenvolver uma estratégia personalizada para cada paciente?

A importância da avaliação geriátrica ampla no desenvolvimento de planos terapêuticos personalizados já está bem estabelecida. Destacam-se, nesse contexto, as avaliações da cognição, funcionalidade, multimorbidades e fragilidade, considerados os principais determinantes da análise risco/benefício das terapias. Após a avaliação geriátrica ampla, identifica-se o perfil de paciente em que o risco de determinada terapia pode suplantar o benefício, por exemplo, por maior risco de efeitos adversos inaceitáveis no cenário clínico.

Nesse sentido, o conceito de *time to benefit* vem ganhando espaço no cenário do desenvolvimento de planos terapêuticos personalizados na cardiogeriatria. Como cada intervenção diagnóstica ou terapêutica demanda determinado tempo para manifestar seu potencial benefício, essa análise de risco *versus* benefício precisa incluir o tempo como variável. Em suma, o *time to benefit* corresponde ao tempo necessário para que dada intervenção comece a demonstrar benefícios clínicos mensuráveis para o paciente. No cenário da cardiogeriatria, esses benefícios podem incluir redução de sintomas, melhoria da função cardíaca, prevenção de desfechos cardiovasculares e aumento da sobrevida.

Um exemplo prático: as estatinas, no cenário de prevenção primária, trazem benefícios ao paciente após 2,5 anos de uso. Dessa forma, se o paciente tem uma expectativa de vida inferior a 1 ano, ele não deve se beneficiar dessa terapêutica. Portanto, a ferramenta permite uma análise objetiva do perfil de paciente que vai se beneficiar de determinada terapia, baseando-se em dois parâmetros:

- A expectativa de vida do paciente.
- O tempo necessário para determinada terapia trazer benefícios.

De posse desses dois parâmetros, pode-se definir se o paciente vai se beneficiar de determinada terapêutica (ou seja, se ele tem uma expectativa de vida maior que o tempo necessário para a terapia proporcionar benefícios) ou, de maneira contrária, se ele não vai se beneficiar (uma vez que tem expectativa de vida menor que o tempo necessário para a terapia proporcionar benefícios).

É importante entender que uma mesma terapia pode levar períodos diferentes para proporcionar benefícios clínicos distintos, o que se reflete na conduta médica. Exemplificando: ensaios clínicos como o *Sprint*, que avaliaram os benefícios do tratamento da hipertensão, comparando meta padrão *versus* meta intensiva de pressão arterial, sugerem que o tratamento intensivo traz benefícios na redução de eventos cardiovasculares a curto e médio prazo.[1] Em contrapartida, o braço do estudo que tentou avaliar o benefício do controle rigoroso da pressão na prevenção de demência (o *Sprint mind*) evidenciou redução de comprometimento cognitivo leve, mas sem redução de demência. Esse resultado sugere que seria necessário um tempo maior de tratamento para que fosse visto benefício na redução de demência.[2] Diante desses achados, conclui-se que o tratamento rigoroso da pressão arterial proporciona diferentes benefícios em diferentes períodos de tempo.

Além disso, a análise do tempo para o benefício pode fornecer informações valiosas para a educação dos pacientes sobre as expectativas realistas de tratamento e motivá-los a aderir às terapias prescritas. Compreender que alguns tratamentos podem levar tempo para demonstrar benefícios tangíveis pode ajudar os pacientes a permanecerem engajados no plano de tratamento e a persistirem mesmo durante períodos de aparente ausência de melhoria clínica imediata.

Portanto, a compreensão do tempo do benefício é crucial para orientar as decisões clínicas, ajudando os médicos a determinar a eficácia e apropriar a terapia para cada paciente individualmente.

COMO UTILIZAR A FERRAMENTA *TIME TO BENEFIT*

Como dito anteriormente, a análise do *time to benefit* é baseada em dois parâmetros: a expectativa de vida do paciente e o tempo necessário para determinada terapia trazer benefícios.

Para realizar essa análise objetiva, utiliza-se o *site ePrognosis.*[3] Na página inicial, tem-se a opção *time to benefit*. Ao clicar nessa aba, o usuário é direcionado à ferramenta.

O primeiro passo é realizar a análise da expectativa de vida. O *site* disponibiliza diversas calculadoras prognósticas, como o índice de Suemoto 4, que foi desenvolvido para a população brasileira.

De posse desse dado, parte-se para o segundo passo, a análise do *time to benefit* propriamente dita. O *site* disponibiliza um gráfico em que se ajusta a expectativa de vida usando o controle *Life Expectancy* (na tela do *site* aparece como um cursor cor de laranja). Se este fica sob a faixa vermelha, é indicado que a terapia não trará benefício para o paciente em questão, uma vez que sua expectativa de vida é menor que o tempo necessário para o benefício. Por outro lado, se o controle deslizante laranja fica sob a faixa verde, é indicado que a terapia trará benefício, uma vez que sua expectativa de vida é maior que o tempo necessário para o benefício (Figura 1).

Os dois cenários mais bem estudados na cardiogeriatria, nos quais se aplica a análise do *time to benefit*, são: controle intensivo da pressão arterial e estatina para prevenção primária, que são os dois cenários que podem ser analisados pelo site.

Em alguns outros cenários, apesar de não contemplados na calculadora, pode-se realizar a análise, com base na estimativa da sobrevida. De maneira semelhante, deve-se estimar a expectativa de vida por meio das calculadoras prognósticas e, em seguida, basear o tempo para benefício com base em ensaios clínicos prévios que tenham estudado esse cenário.

ANÁLISE DO *TIME TO BENEFIT* NOS CENÁRIOS DA CARDIOGERIATRIA

Controle intensivo da pressão arterial

Em 2015, o *Sprint trial* comparou o tratamento intensivo da hipertensão arterial sistêmica – HAS – (meta de PAS < 120 mmHg) com o tratamento-

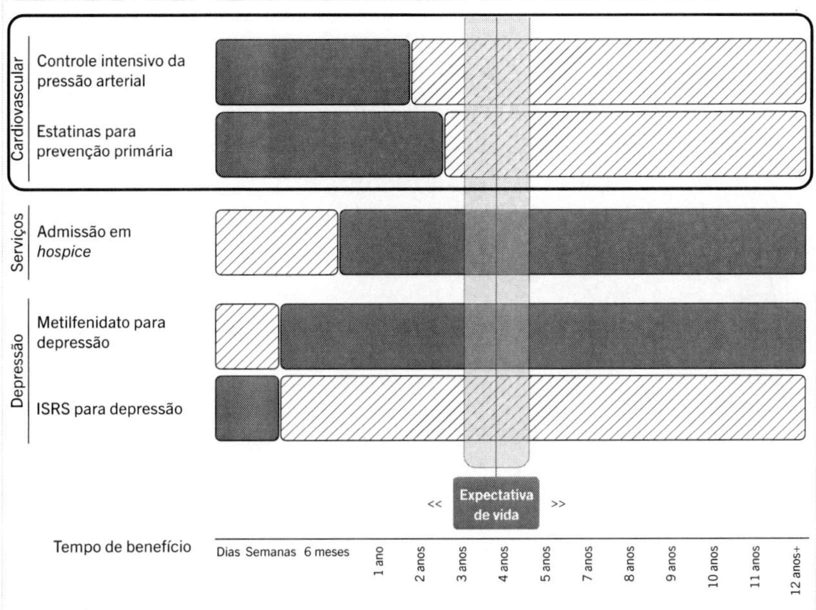

FIGURA 1 Exemplo de um paciente com expectativa de vida de cerca de 4 anos. O controle deslizante "expectativa de vida" fica sob a faixa hachurada nas terapias cardiovasculares, indicando que as terapias em questão trarão benefícios. Em contrapartida, um paciente com esse perfil não teria indicação de admissão em *hospice* ou eventual uso de metilfenidato para depressão.
Fonte: ePrognosis.[3,4]

-padrão (meta de PAS < 140 mmHg). Esse ensaio clínico propiciou uma importante mudança de paradigma do tratamento da HAS no idoso ao mostrar que metas mais intensivas trazem benefícios em todas as faixas etárias. Os resultados mostraram benefício ao se atingir meta intensiva de controle da pressão arterial até no braço do estudo que avaliou apenas os idosos com 75 anos ou mais (*Sprint senior*).[5] O *Sprint* também realizou uma análise de subgrupo de acordo com o grau de fragilidade e a velocidade de marcha, que demonstrou que mesmo os mais frágeis e os *slow walkers* se beneficiavam do controle mais intensivo da pressão arterial (PA).

Estudos posteriores, como o *Step*, corroboraram que o tratamento intensivo da HAS (PAS < 130 mmHg) é capaz de trazer benefícios para a população geriátrica, na medida em que leva à redução de eventos cardiovasculares.[6]

Diante de tais achados, uma questão importante emerge: uma vez que o controle intensivo da PA (PAS < 130 mmHg) leva alguns anos para trazer o benefício de redução de eventos cardiovasculares e, por outro lado, pode causar efeitos colaterais importantes imediatamente, como hipotensão postural e síncope, qual é o idoso que vai se beneficiar de tal estratégia?

Em 2022, para responder a essa questão, foi publicada uma análise secundária que incluiu ensaios clínicos randomizados que avaliaram os benefícios do tratamento intensivo da HAS no idoso, com 27.414 pacientes com 60 anos ou mais.[7]

O estudo teve como objetivo estimar o tempo necessário para se obter benefício clínico (redução de MACE – eventos cardiovasculares maiores: síndrome coronária aguda, acidente vascular cerebral e morte cardiovascular) com o tratamento intensivo da HAS em pacientes com 60 anos ou mais.[7] Isto posto, qual é o *time to benefit* para essa estratégia terapêutica?

Como resultado, foi encontrado que o tratamento intensivo da HAS, com meta de PAS < 140 mmHg, levou à redução de 21% em MACE. Foram necessários 9,1 meses para prevenir 1 MACE para cada 500 pacientes com o tratamento intensivo. Da mesma forma, 19,1 e 34,4 meses foram estimados para evitar 1 MACE para cada 200 e 100 pacientes, respectivamente.[7]

Em suma, os resultados dessa análise sugerem que, para pacientes com mais de 60 anos, o tratamento intensivo da HAS pode ser apropriado para aqueles com expectativa de vida superior a 3 anos; de maneira contrária, torna-se inadequado e desproporcional para aqueles com expectativa menor que 1 ano.[7]

Aqui, vale uma ressalva: as diretrizes e os dados dos estudos expostos servem para guiar as condutas e não para engessá-las. Portanto, ainda que determinado idoso tenha expectativa de vida suficiente para se beneficiar da terapia intensiva, se o paciente não tolera a meta mais rigorosa e apresenta efeitos colaterais importantes, deve-se flexibilizar a meta de acordo com a resposta individual dele.

Estatina na prevenção primária e secundária

A estatina é o hipolipemiante com maior impacto na redução de evento cerebrovascular de etiologia aterosclerótica, como infarto agudo do miocárdio (IAM) e acidente vascular cerebral isquêmico (AVCi). O risco absoluto de doença cardiovascular de origem aterosclerótica se torna maior com o avançar da idade, em especial naqueles que já apresentaram evento cardiovascular; portanto, a redução absoluta do risco com a terapia hipolipemiante é maior no idoso, em especial na prevenção secundária. Ainda assim, o grande idoso (> 75 anos), apesar do maior risco, é menos representado nos grandes ensaios clínicos, em especial no cenário da prevenção primária.

É sabido que na prevenção secundária, quando os pacientes já apresentaram evento cardiovascular ou têm doença cardiovascular estabelecida, o risco cardiovascular global é muito alto, portanto a redução do risco absoluto com a terapia hipolipemiante é maior. Nesse cenário de prevenção secundária, os benefícios da estatina são maiores e se dão a curto prazo, ademais já temos evidência científica robusta comprovando os benefícios da estatina, mesmo no grande idoso (> 75 anos).[8]

Exceção é feita para aqueles idosos com doenças graves que limitam a expectativa de vida para menos de 1 ano, cenário no qual os riscos decorrentes de efeitos colaterais e piora da qualidade de vida superam os benefícios da medicação.[9] Nessa situação, não se deve prescrever estatina e, até mesmo, pode-se desprescrevê-la.

Em contrapartida, quando se trata de prevenção primária, não se tem o mesmo grau de evidência científica para embasar a prescrição de estatina em todas as faixas etárias geriátricas.

Em idosos com menos de 75 anos, tem-se evidência proveniente de ensaios clínicos randomizados sobre os benefícios da estatina.[10] Porém, no grande idoso (> 75 anos), a evidência de benefício é mais fraca, advinda de estudos observacionais e metanálises desses estudos.[11]

Entretanto, embora tenha incluído pacientes tanto em prevenção primária como em secundária, uma metanálise de pacientes com idade ≥ 75 anos mostrou que as estatinas reduziram o risco de eventos cardiovasculares maiores em 26% por redução de 38 mg/dL no LDL-c.[12]

Quando se trata de prevenção primária, diz-se respeito a idosos sem evento cardiovascular prévio. Nesse caso, o manejo é de idosos em diversas categorias de risco cardiovascular, e, portanto, a magnitude do benefício vai depender do risco cardiovascular basal e do tempo de exposição à terapia com estatina. Claramente, pacientes de alto risco terão maior chance de se beneficiar; por outro lado, aqueles de baixo risco tenderão a ter benefícios muito modestos e pouco significativos.

Quando se fala em benefícios de tratamento na geriatria, é preciso ter clareza da "expectativa de vida" e do *time to benefit*, ou seja, quanto tempo de tratamento é necessário para proporcionar benefícios. Uma vez que a estatina leva tempo para proporcionar a redução do risco cardiovascular e, por outro lado, pode causar efeitos colaterais imediatamente, é necessário saber se o paciente vai viver tempo suficiente para se beneficiar da terapia.

Nesse sentido, em 2020 foi realizada uma metanálise de ensaios clínicos randomizados com estatinas na prevenção primária para determinar o *time to benefit* para prevenção de um primeiro evento cardiovascular em adultos de 50 a 75 anos. O estudo concluiu que as estatinas podem prevenir um primeiro MACE em adultos com idades entre os 50 e os 75 anos, caso tenham expectativa de vida de pelo menos 2,5 anos. Não houve evidência de benefício de mortalidade.[13]

Com base nos dados disponíveis na literatura e na experiência prática, pode-se concluir que para idosos em prevenção primária é preciso analisar dois parâmetros antes de decidir pela prescrição de estatina: risco cardiovascular global e análise do *time to benefit.*

De posse desses dados, a conduta adotada pelos autores deste capítulo e sugerida para idosos com expectativa de vida maior que 2,5 anos é a seguinte:

- Alto risco cardiovascular: usar estatina.
- Risco cardiovascular intermediário: refinar o risco cardiovascular (mais detalhes no Capítulo 4, "Dislipidemia").
- Baixo risco cardiovascular: não usar estatina.

É importante lembrar que os benefícios nos idosos com mais de 75 anos representam uma lacuna do conhecimento (há dois ensaios clínicos randomizados em andamento, o *Staree* e o *Preventable*, com foco nesse cenário), e os resultados são extrapolados a partir dos dados disponíveis de ensaios clínicos em indivíduos com menos de 75 anos. Portanto, no grande idoso, a individualização da conduta deve levar em consideração outros parâmetros, como a polifarmácia.

Ademais, é preciso lembrar da decisão compartilhada. É importante que o paciente tenha ciência dos riscos e benefícios de cada conduta, para que ele possa participar da decisão de forma consciente.

Controle glicêmico intensivo

A Diretriz Brasileira de Diabetes traz metas glicêmicas distintas para diferentes perfis de pacientes idosos.[14] Esses diferentes alvos glicêmicos também se baseiam nos conceitos do *time to benefit*. Quando se estima o benefício de um controle glicêmico mais intensivo na ferramenta *ePrognosis*, é necessária a sobrevida de 10 anos para que haja esse benefício. Por outro lado, a hipoglicemia e o manejo incorreto de medicações podem levar a hospitalizações, quedas e até mesmo parada cardiorrespiratória em casos mais graves.

Enquanto em um indivíduo robusto uma meta mais estrita pode trazer benefícios a longo prazo, para um indivíduo frágil buscar esse mesmo alvo pode apenas causar riscos, sem o mesmo ganho em diminuição de morbidade.

Outras condições que devem ser levadas em consideração para o controle intensivo são o *status* funcional e o suporte social do paciente,[14,15] visto que serão fundamentais para o controle glicêmico sem grande variabilidade (ou seja, hemoglobina glicada – HbA1C – no alvo, evitando hipoglicemias e hiperglicemias) e, conforme mencionado anteriormente, para obter o ganho de metas mais estritas.

As metas são esquematizadas conforme o Quadro 1.

QUADRO 1 Metas para controle glicêmico no idoso

Idoso saudável	Idoso comprometido	Idoso muito comprometido
• Poucas comorbidades. • Funcional. • Cognitivamente preservado.	• Multimórbido. • Comprometimento funcional leve a moderado. • Comprometimento cognitivo moderado.	• Doença terminal. • Dependência funcional. • Comprometimento cognitivo grave.
Meta de HbA1C < 7,5%.	Meta de HbA1C < 8%.	Meta: evitar sintomas de hiperglicemia ou hipoglicemia.

(continua)

QUADRO 1 Metas para controle glicêmico no idoso (*continuação*)

Idoso saudável	Idoso comprometido	Idoso muito comprometido
• Glicemia de jejum: 80-130. • Glicemia pré--prandial: 80-130. • Glicemia 2 horas pós--prandial: < 180. • Glicemia ao deitar: 90-150.	• Glicemia de jejum: 90-150. • Glicemia pré--prandial: 90-150. • Glicemia 2 horas pós--prandial: < 180. • Glicemia ao deitar: 100-180.	• Glicemia de jejum: 100-180. • Glicemia pré--prandial: 100-180. • Glicemia 2 horas pós--prandial: sem meta específica. • Glicemia ao deitar: 110-200.

HbA1C: hemoglobina glicada.
Fonte: adaptado da Diretriz Brasileira de Diabetes (2023).

Outras diretrizes, como a da Federação Internacional de Diabetes,[16] subdividem o indivíduo funcionalmente dependente em frágil e com demência para instituir uma meta ainda mais permissiva (< 8,5%), mas a ideia central permanece: considerar as morbidades, o *status* funcional e cognitivo para a escolha da meta glicêmica ideal e que leva ao melhor benefício ao paciente.

REFERÊNCIAS BIBLIOGRÁFICAS

1. Sprint Research Group; Wright JT Jr, Williamson JD, Whelton PK, Snyder JK, Sink KM, Rocco MV, et al. A randomized trial of intensive versus standard blood-pressure control. N Engl J Med. 2015;373:2103-16.
2. The Sprint Mind Investigators for the Sprint Research Group. Effect of intensive vs standard blood pressure control on probable dementia: a randomized clinical trial. JAMA. 2019;321(6):553-61.
3. ePrognosis. Time to benefit: how long will it take for a test or treatment to help your patient. Disponível em: https://eprognosis.ucsf.edu/time_to_benefit.php. Acesso em: 13 jul. 2024.
4. ePrognosis. Suemoto Index. Disponível em: https://eprognosis.ucsf.edu/suemoto.php. Acesso em: 13 jul. 2024.
5. Williamson JD, Supiano MA, Applegate WB. Intensive vs standard blood pressure control and cardiovascular disease outcomes in adults aged ≥ 75 years: a randomized clinical trial. JAMA. 2016;315(24):2673-82.

6. Zhang W, Zhan S, Deng Y, Wu S, Ren J, Sun G, et al. Trial of intensive blood-pressure control in older patients with hypertension. N Engl J Med. 2021;385:1268-79.
7. Chen T, Shao F, Chen K, Wang Y, Wu Z, Wang Y, et al. Time to clinical benefit of intensive blood pressure lowering in patients 60 years and older with hypertension: a secondary analysis of randomized clinical trials. JAMA Intern Med. 2022;182(6):660-7.
8. Cholesterol Treatment Trialists' (CTT) Collaboration. Efficacy and safety of more intensive lowering of LDL cholesterol: a meta-analysis of data from 170,000 participants in 26 randomised trials. The Lancet. 2010 Nov 13;376(9753):1670-81.
9. Kutner JS, Blatchford PJ, Taylor Jr DH, Ritchie CS, Bull JH. Safety and benefit of discontinuing statin therapy in the setting of advanced, life-limiting illness: a randomized clinical trial. JAMA Intern Med. 2015;175(5):691-700.
10. Cholesterol Treatment Trialists' (CTT) Collaborators; Mihaylova B, Emberson J, Blackwell L, Keech A, Simes J, Barnes EH, et al. The effects of lowering LDL cholesterol with statin therapy in people at low risk of vascular disease: meta-analysis of individual data from 27 randomised trials. Lancet. 2012;380(9841):581-90.
11. Awad K, Mohammed M, Zaki MM, Abushouk AI, Lip GYH, Blaha MJ, et al. Association of statin use in older people primary prevention group with risk of cardiovascular events and mortality: a systematic review and meta-analysis of observational studies. BMC Med. 2021;19(1):139.
12. Gencer B, Marston NA, Ah Im K, Cannon CP, Sever P, Keech A, et al. Efficacy and safety of lowering LDL cholesterol in older patients: a systematic review and meta-analysis of randomised controlled trials. Lancet. 2020;396(10263):1637.
13. Yourman LC, Cenzer IS, Boscardin WJ, et al. Evaluation of Time to Benefit of statins for the primary prevention of cardiovascular events in adults aged 50 to 75 years: a meta-analysis. JAMA Intern Med. 2021;181(2): 179-85.
14. Pititto BA, Dias ML, Moura FF, Lamounier R, Vencio S, Calliari LE. Metas do tratamento do diabetes. Diretriz da Sociedade Brasileira de Diabetes. 2023.
15. Leung E, Wongrakpanich S, Munshi MN. Diabetes management in the elderly. Diabetes Spectr. 2018;31(3):245-53.
16. Sinclair A, Dunning T, Colagiuri S, Cho N, Distiller L, Dong B, et al. IDF global guideline for managing older people with type 2 diabetes. 2013. Disponível em: https://idf.org/media/uploads/2023/05/attachments-48.pdf. Acesso em: 22 ago. 2024.

3

Manejo do idoso cardiopata com múltiplas comorbidades e polifarmácia

Érica Maria Boteon

INTRODUÇÃO

À medida que a expectativa de vida aumenta globalmente, cresce também a prevalência de doenças crônicas, especialmente entre os idosos. Entre essas condições, destacam-se as doenças cardiovasculares, frequentemente acompanhadas pela coexistência de outras enfermidades crônicas. Essa combinação complexa de condições de saúde impõe desafios significativos tanto para os pacientes quanto para os profissionais de saúde, exigindo abordagens integradas e cuidados especializados. Nesse contexto, entender as necessidades e os cuidados específicos para os idosos com doenças cardiovasculares e múltiplas doenças torna-se essencial para garantir melhor qualidade de vida e o manejo eficaz e seguro dessas condições.

As doenças cardiovasculares representam as causas mais frequentes de internação em idosos e com altas taxas de reinternações em menos de 30 dias após a alta.[1] A presença de outras comorbidades impacta na mortalidade, na frequência de internações e na subprescrição de medicamentos recomendados para o tratamento das cardiopatias e, consequentemente, na qualidade de vida do paciente. Conhecer as comorbidades mais frequentemente presentes, considerá-las, tratá-las, adaptar os tratamentos de acordo com essas doenças, são elementos importantes para o melhor manejo do idoso cardiopata.

Após os 80 anos de idade, quase 1 em cada 4 pacientes morre dentro de 3 meses após um episódio de descompensação de doenças cardiovasculares[2] e 40% morrem dentro de um ano.[3] As causas de morte são tanto de origem cardiovascular como não cardiovascular, pelas inúmeras comorbidades presentes nessa faixa etária.

Um estudo realizado numa amostra de 122.630 idosos com insuficiência cardíaca (IC) em ambulatórios, por exemplo, apenas 4% deles não apresentam qualquer outra comorbidade associada, enquanto 40% apresentam mais de 5 doenças associadas.[4] Dados de um registo de 86.094 idosos cardiopatas residentes em instituições de longa permanência, com idade média de 85 anos,[5] indicam que 1 em cada 3 doentes apresenta pelo menos 5 doenças não cardíacas associadas, com uma prevalência significativa de alterações cognitivas (57%), quedas (30%), diabetes (23%), anemia (20%), doenças pulmonares (19%), depressão (19%) ou câncer (9% dos casos).

O prognóstico de pacientes idosos cardiopatas também depende do número de comorbidades associadas. Idosos cardiopatas com índice de comorbidades de Charlson de 3 a 4 pontos apresentaram 43% de mortalidade em 3 anos, enquanto idosos com pontuação superior a 4 a mortalidade foi de 81%.[6] O escore de Charlson é o fator preditivo de mortalidade mais forte encontrado (Figura 1).

No estudo europeu *Euro Heart Failure Survey*,[7] realizado numa população de 10.692 pacientes com IC, as características dos pacientes com mais de 80 anos foram comparadas às dos pacientes com menos de 80 anos. A prevalência de comorbidades associadas à IC é significativamente diferente nos dois grupos (Tabela 1), indicando a grande vulnerabilidade dos pacientes com idade superior a 80 anos.

Neste capítulo, serão abordadas as comorbidades mais comumente associadas com as doenças cardiovasculares nos idosos e as particularidades terapêuticas.

COMORBIDADES MAIS FREQUENTES NO IDOSO CARDIOPATA

Hipotensão ortostática

O idoso cardiopata muitas vezes necessita do uso de medicamentos como diuréticos e vasodilatadores para manejo de suas doenças cardiovasculares. No entanto, embora sejam eficazes na redução da sobrecarga

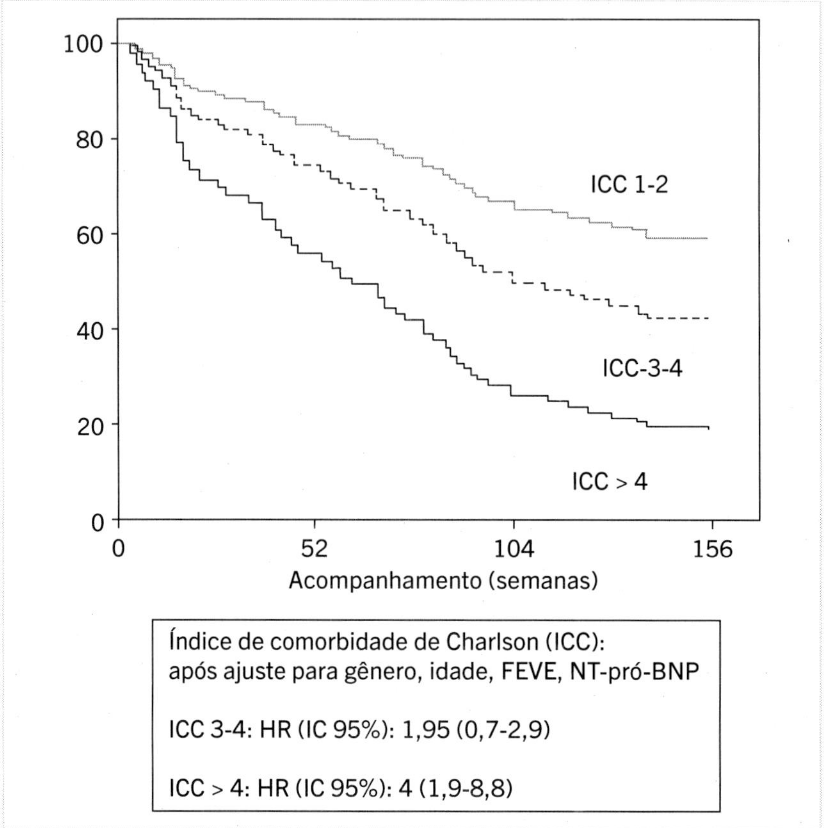

FIGURA 1 Comorbidades e prognóstico em pacientes idosos cardiopatas.
FEVE: fração de ejeção ventricular esquerda; NT-pró-BNP: N-terminal do pró-hormônio do peptídeo natriurético do tipo B.

de fluidos e na melhoria do fluxo sanguíneo, eles também apresentam desafios significativos, especialmente no que diz respeito à hipotensão postural. Vários estudos demonstraram que a hipotensão ortostática (HO) aumenta o risco de morte, acidente vascular cerebral, infarto agudo do miocárdio (IAM), quedas e internações.[8] Sua prevalência pode chegar a 50% em pacientes idosos com IC.[9] É definida por queda da pressão arterial sistólica (PAS) em mais de 20 mmHg e/ou pressão arterial diastólica (PAD) de mais de 10 mmHg, 1 a 3 minutos após a mudança da posição supina para ortostática.

TABELA 1 Comparação da prevalência de comorbidades entre pacientes com insuficiência cardíaca segundo a idade

Comorbidades (%)	Idade ≥ 80 anos (n = 2.780)	Idade < 80 anos (n = 7.912)	Valor p
Fibrilação atrial	49	40	< 0,001
Anemia	48,4	39,4	< 0,001
Demência	22,5	8,2	< 0,001
AVC	21,8	15,2	< 0,001
Insuficiência renal (depuração < 30 mL/min)	15,3	9,3	< 0,001

AVC: acidente vascular cerebral.

A HO é uma preocupação importante, e sua presença requer medidas terapêuticas como uso de meias compressivas, otimização da hidratação, redução ou troca de medicamentos. A titulação cuidadosa das doses das medicações potencialmente implicadas e a educação dos pacientes sobre técnicas para minimizar os riscos de hipotensão, como levantar-se lentamente e usar apoios ao levantar, são práticas essenciais. Além disso, é recomendável considerar outras estratégias, como ajustes na dieta, atividade física resistida supervisionada e até mesmo suporte nutricional, para garantir um manejo seguro e eficaz da HO, garantindo a qualidade de vida do paciente.

É crucial que os profissionais de saúde monitorem de forma proativa e rotineira a pressão arterial nas três posições (sentado, deitado e em pé) dos pacientes idosos que estão sendo tratados com esses medicamentos para garantir a segurança e o bem-estar dos pacientes.

Alterações cognitivas

As alterações cognitivas podem variar desde dificuldades leves de memória até formas mais severas de comprometimento cognitivo, como demência. Nesses casos, o idoso enfrenta não apenas os desafios de gerenciar sua saúde cardiovascular, mas também de lidar com dificuldades na memória, atenção e raciocínio. Tarefas cotidianas podem se tornar um desafio, desde lembrar-se de tomar seus medicamentos até seguir recomendações médicas complexas.

A interação entre problemas cardíacos e cognitivos é complexa. Enquanto condições como doença arterial coronariana ou IC podem afetar diretamente o fluxo sanguíneo para o cérebro, contribuindo para um declínio cognitivo mais rápido, as alterações cognitivas podem dificultar adesão a um regime de tratamento cardíaco rigoroso, aumentando o risco de complicações cardiovasculares.

A demência também pode mascarar um diagnóstico cardiológico por meio de dificuldades de comunicação e anosognosia.[10] O paciente é então incapaz de descrever adequadamente seus sintomas, o que torna o interrogatório de pouca contribuição. Distúrbios cognitivos podem impactar não apenas o prognóstico ou autonomia, mas também a escolha e a adesão terapêutica.[11] Da mesma forma, sua presença modifica o atendimento dos médicos e promove particularmente a subprescrição de tratamentos recomendados na literatura.

No estudo GIFA, realizado com 1.113 pacientes com IC, a mortalidade foi cerca de 5 vezes maior quando associada a distúrbios cognitivos[12] (Figura 2). Por outro lado, a IC também pode ser um fator agravante de

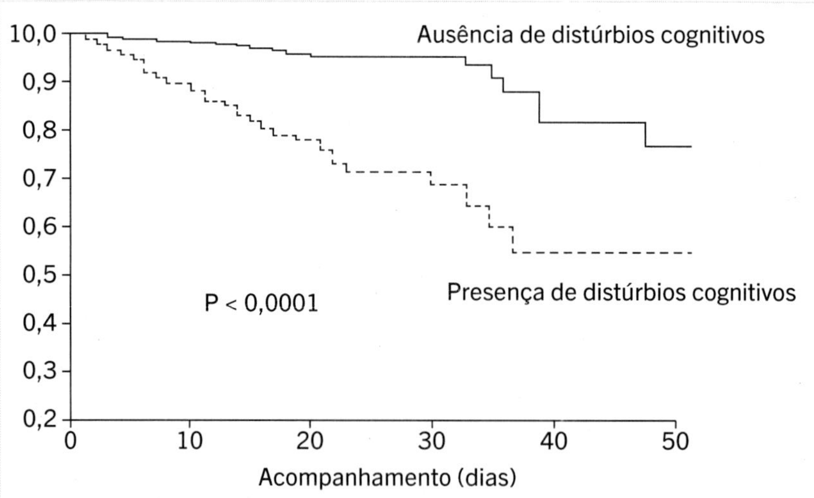

FIGURA 2 Comprometimento cognitivo e mortalidade em pacientes com insuficiência cardíaca.

demência preexistente e às vezes representa um sinal para investigação de demência até então não identificada. Assim, um agravamento de sintomas cognitivos pode ser observado no momento da descompensação cardíaca. É por isso que durante o rápido declínio cognitivo e/ou a ocorrência de problemas comportamentais agudos nesses pacientes, é necessário procurar sistematicamente a descompensação de uma doença crônica, em particular de doenças cardiovasculares.[13]

Os medicamentos psicotrópicos, frequentemente prescritos em síndromes demenciais, também podem apresentar interações significativas com doenças cardiovasculares. Antidepressivos, por exemplo, como os inibidores seletivos da recaptação de serotonina (ISRS), podem afetar a função cardíaca por meio de efeitos sobre a pressão arterial, frequência cardíaca e distúrbios eletrolíticos (hiponatremia). Alguns antipsicóticos, utilizados para controle comportamental nas demências, podem prolongar o intervalo QT, aumentando o risco de arritmias ventriculares severas.

Os medicamentos mais usados para doença de Alzheimer são os inibidores da acetilcolinesterase (donepezila, galantamina e rivastigmina), que bloqueiam a enzima acetilcolinesterase, aumentando assim os níveis de acetilcolina disponíveis nas sinapses nervosas. Quando se trata de pacientes com cardiopatia, essa classe de medicamento pode ter implicações significativas:

- Bradicardia: o aumento da atividade parassimpática pode resultar em redução da frequência cardíaca, o que pode ser preocupante em pacientes com tendência a bradicardia, como aqueles com bloqueio cardíaco.
- Hipotensão: a vasodilatação periférica induzida pela acetilcolina pode levar a uma diminuição na pressão arterial. Isso pode ser especialmente problemático em pacientes com cardiopatia que já têm uma reserva cardíaca comprometida.
- Agravamento de IC: em pacientes com IC congestiva, a vasodilatação periférica pode reduzir a pré-carga e piorar a função cardíaca.
- Arritmias: alterações na condução elétrica do coração podem predispor a arritmias cardíacas, como bradicardia sinusal, bloqueio atrioventricular e fibrilação atrial.

Em alguns casos, pode ser necessário ajustar a dose do medicamento ou considerar alternativas terapêuticas para minimizar os efeitos adversos no sistema cardiovascular. Além disso, monitorar de perto a função cardíaca e os sinais vitais durante o tratamento é fundamental para detectar e gerenciar precocemente quaisquer complicações cardiovasculares que possam surgir.

Doenças respiratórias

Pacientes que enfrentam simultaneamente cardiopatias e doença pulmonar obstrutiva crônica (DPOC) lidam com desafios significativos na gestão dos tratamentos. Essas condições frequentemente coexistem em razão de fatores de risco compartilhados, como o tabagismo, e podem ter impacto substancial na qualidade de vida e na progressão das doenças. As doenças cardiovasculares e a DPOC, caracterizada pela obstrução persistente das vias aéreas e dificuldade respiratória crônica, requerem abordagens terapêuticas integradas e cuidados coordenados. A inter-relação entre essas condições pode, além de dificultar o diagnóstico, complicar o manejo terapêutico, pois ambas afetam diretamente o sistema cardiovascular e respiratório do paciente.

A presença de hipoxemia crônica modifica os sinais de IC, principalmente o caráter de dispneia. A coexistência de doença pulmonar e IC é comum e dificulta a atribuição de sintomas a uma ou outra das doenças. Além disso, as lesões pulmonares podem permanecer assintomáticas na pessoa sedentária e surgir durante uma descompensação da IC, agravando o quadro. A prevalência de DPOC é significativamente maior entre pacientes com IC (20% *versus* 13%).

Além disso, a presença de doença respiratória pode ser um fator limitante para a prescrição de betabloqueadores (beta-B) no contexto de IC. Em um estudo multicêntrico com 357 pacientes,[14] 58% no grupo com DPOC se beneficiaram do tratamento com beta-B em comparação com 97% no grupo sem DPOC. No entanto, foi encontrada uma redução nas exacerbações da DPOC em pacientes tratados com beta-B [HR (95%): 0,41 (0,23-0,75)]. Outros estudos destacam o benefício do tratamento com beta-B em pacientes com IC e DPOC. Num estudo realizado com 2.670 pacientes com IC[15] com mais de 70 anos (FEVE < 40%), a mortalidade aumentou em pacientes que não receberam o tratamento com beta-B, seja no grupo com DPOC ou sem DPOC. Assim, não prescrever beta-B apenas em razão da doença respiratória aumenta o risco de mortalidade em pacientes idosos com IC. Nos casos de DPOC, dá-se preferência ao uso de beta-B cardiosseletivos (metoprolol, atenolol e nebivolol).

Distúrbios psiquiátricos

Pacientes com doenças psiquiátricas, como transtornos de ansiedade, depressão ou transtorno bipolar, têm risco aumentado de desenvolver doenças cardiovasculares. Isso pode ser atribuído a fatores de estilo de vida, como dieta inadequada, sedentarismo e tabagismo, bem como a impactos fisiológicos do estresse crônico sobre o coração e o sistema vascular.

Em contrapartida, as doenças cardíacas, como IC, doença coronariana e arritmias, podem ter impacto significativo na saúde mental dos pacientes. O estresse crônico, a ansiedade e a depressão são comuns entre aqueles que lidam com doenças crônicas, pelas preocupações com a mortalidade, limitações físicas e mudanças no estilo de vida. A inibição psicomotora, o sedentarismo e o confinamento estão na vanguarda do quadro clínico psiquiátrico, mascarando queixas como a dispneia, ou levando a interpretar a dispneia como uma expressão de ansiedade/depressão.

Além disso, alguns tratamentos para condições cardíacas, como medicamentos beta-B, podem ter efeitos colaterais psiquiátricos, como depressão e fadiga. Rutledge et al. descobriram que a depressão dobra o risco de mortalidade em indivíduos com cardiopatias [OR = 2,10 (1,71-2,58)].[16] Consequentemente, a depressão deve ser detectada, por exemplo, através de uma escala validada em idosos (escala de depressão geriátrica - GDS)[17] e tratada de forma eficaz. É crucial também educar os pacientes sobre a inter-relação entre saúde física e mental, promovendo estratégias de autocuidado que abordem tanto as necessidades cardíacas quanto as emocionais. Intervenções como psicoterapia, exercício físico supervisionado e programas de redução de estresse podem desempenhar papel crucial na melhoria global do bem-estar desses pacientes.

Sarcopenia e desnutrição

A sarcopenia, a perda progressiva de massa muscular associada ao envelhecimento, não apenas compromete a força física, mas também está intimamente ligada a piores desfechos em pacientes com doenças cardíacas.

Para indivíduos com condições cardíacas, a sarcopenia pode agravar os sintomas e limitações físicas. A perda muscular reduz a capacidade funcional e a resistência, impactando diretamente na qualidade de vida e na capacidade de realizar atividades diárias essenciais. Além disso, a sarcopenia pode comprometer a eficácia da reabilitação cardíaca, fundamental para a recuperação após eventos como infartos ou cirurgias cardíacas.

A desnutrição, avaliada também pela baixa dosagem de albumina sérica, pode isoladamente estar relacionada com piores desfechos cardiovasculares. O metabolismo proteico tende a ser maior nos pacientes cardiopatas em razão do alto consumo energético pela própria fisiopatologia da doença. Assim, esses pacientes necessitam de aportes calóricos/proteicos otimizados e supervisionados.

Em um estudo recente com 363 pacientes,[18] a prevalência de hipoalbuminemia encontrada em indivíduos com IC foi de 30%. Ao final do acompanhamento de 27 meses, a presença de hipoalbuminemia mostrou ser um fator de risco para mortalidade por todas as causas [HR (95%): 1,65 (1,09-2,5)]. Esse estudo também destaca que uma pontuação abaixo de 12 na Miniavaliação Nutricional (MAN) é um fator de risco para mortalidade em pacientes com IC [HR (95%): 2,34 (1,12-4,6)]. Além disso, pacientes com albumina baixa apresentam aumento na mortalidade total (HR (95%): 2,49 (1,67-3,70), reinternações [HR (95%): 1,87 (1,39-2,50)] e reinternações por novo episódio de IC [HR (95%): 1,92 (1,35-2,74)]. A hipoalbuminemia parece, portanto, ser um fator independente de morbidade e mortalidade em pacientes com IC, justificando cuidados adequados (inquérito dietético médico-social, prescrição de suplementos alimentares hipercalóricos e proteicos).

Insuficiência renal

A avaliação da função renal (*clearance* de creatinina) é essencial para analisar o prognóstico de pacientes idosos com cardiopatias e para adequação das medicações (inibidores da enzima conversora de angiotensina –

iECA –, antagonistas do receptor da angiotensina 2 – ARA-2 –, digoxina, diuréticos e alguns betabloqueadores). A doença renal crônica (DRC) deve ser identificada para permitir o ajuste das dosagens dos medicamentos, não contraindicar seu uso. Os iECA, por exemplo, podem ser mantidos e iniciados em pacientes com DRC e pode ser observada redução da função renal quando o medicamento é introduzido, mas é tolerada se não exceder queda de 30% da taxa basal. Globalmente, a DRC, exceto a terminal, não deve constituir uma barreira à prescrição de tratamento para a IC.

Do ponto de vista prognóstico, a coexistência de doença renal e cardiovascular em idosos impõe um risco substancial de mortalidade prematura. Estudos demonstram que a presença de DRC está associada a taxas mais altas de eventos cardiovasculares graves e mortalidade por todas as causas em comparação com idosos que têm apenas doença cardiovascular.

Em uma análise com 2.680 pacientes norte-americanos cardiopatas,[19] foi encontrado um aumento significativo de mortes e hospitalizações, proporcional à gravidade da insuficiência renal: em pacientes com taxa de filtração glomerular (TFG) inferior a 45 mL/min, a taxa de incidentes (morte ou hospitalização) foi de 60%, e de 25% em pacientes com TFG superior a 90 mL/min.

Portanto, o reconhecimento precoce e o manejo integrado dessas condições são cruciais para melhorar os desfechos clínicos em idosos cardiopatas com doença renal concomitantes. Isso envolve não apenas a otimização do controle da pressão arterial e dos níveis lipídicos, mas também a implementação de estratégias para retardar a progressão da DRC e minimizar o impacto adverso na função cardíaca.

Anemia e deficiência de ferro

Em idosos, especialmente aqueles com doenças cardíacas preexistentes, a anemia pode ser causada por múltiplos fatores. A deficiência de ferro é uma das causas mais comuns, decorrente de dietas inadequadas, má-absorção intestinal ou perdas sanguíneas crônicas. Além disso, condições crônicas como insuficiência renal ou doenças inflamatórias persistentes podem contribuir para o desenvolvimento da anemia.

Os sintomas da anemia em idosos cardiopatas podem incluir fadiga intensa, falta de ar, palidez, tonturas e até mesmo sintomas cardíacos exacerbados, como palpitações e angina. Esses sintomas, por sua vez, podem agravar a cardiopatia e aumentar o risco de eventos cardiovasculares agudos. Uma revisão da literatura[20] encontrou prevalência de anemia em pacientes com IC variando de 4 a 55%, dependendo da definição de anemia e da população observada. A anemia também parece ser um fator de risco para mortalidade, com risco de morte aumentado em 3 a 34%.

Um estudo randomizado, duplo-cego,[21] comparou o efeito da eritropoetina (EPO) ao placebo, em pacientes com IC e anemia, durante 55 semanas. Os resultados não encontraram diferença significativa em relação ao estágio NYHA, qualidade de vida e atividade física. Outro estudo randomizado[22] realizado com 2.278 pacientes com IC com idade média de 72 anos não encontrou nenhum benefício da EPO na mortalidade total [HR (95%): 1,04 (0,92-1,19)], mortalidade cardiovascular [HR (95%): 1,04 (0,91-1,20)] e internações [HR (95%): 0,99 (0,85-1,16)]. Em contrapartida, observou-se aumento do risco embólico arterial ou venoso [HR (95%): 2,1 (0,6-3,6)], bem como aumento do risco de acidente vascular cerebral isquêmico [HR (95%)]: 1,7 (0,2-3,2)]. Nesse contexto, o uso sistemático de EPO em pacientes anêmicos e com IC não é recomendado.

A deficiência de ferro (com ou sem anemia) é comum em pacientes cardiopatas, principalmente com IC, em especial se fração de ejeção reduzida. É definida por ferritina < 100 g/L (deficiência absoluta de ferro) ou ferritina entre 100 e 299 g/L associado a coeficiente de saturação de transferrina < 20% (deficiência funcional de ferro). Suas causas estão principalmente ligadas à queda das reservas de ferro (deficiência absoluta) secundária à perda de sangue (tratamentos anticoagulantes, tratamentos antiagregantes, lesões digestivas, lesões urogenitais etc.) e/ou à falta de fornecimento (dieta inadequada, desnutrição, má-absorção).

Um estudo duplo-cego randomizado realizado em pacientes com IC e deficiência de ferro[23] demonstrou melhora clínica graças à injeção de ferro intravenoso (carboximaltose férrica, Ferinject®): 47% dos indivíduos do grupo beneficiado com ferro IV foram classificados como NYHA 1 ou 2 comparados a 30% no grupo placebo [HR (IC 95%) = 2,40 (1,55-3,71)]. Observa-se melhora na qualidade de vida a partir da quarta semana do início do tratamento (p < 0,001). A distância percorrida durante 6 minutos também melhora a partir da quarta semana de tratamento (p < 0,001). Os benefícios são demonstrados em pacientes com anemia, mas também em pacientes sem anemia, por melhora significativa no teste de caminhada de 6 minutos, na qualidade de vida e nos sintomas de IC (classe NYHA).

Por fim, também foi observada redução significativa de reinternações por IC de 61% ($p < 0,01$) no grupo tratado com ferro IV.

Atualmente está bem estabelecido que a deficiência de ferro tem elevada prevalência em pacientes idosos com IC. Portanto, a Sociedade Europeia de Cardiologia recomenda o rastreio de anemia e deficiência de ferro nesses pacientes. Se o nível de ferro for normal, recomenda-se avaliá-lo novamente a cada 6 meses em pacientes classificados como NYHA III-IV e anualmente em pacientes classificados como NYHA I-II. De acordo com essas recomendações, o tratamento com ferro intravenoso deve ser considerado.[24]

POLIFARMÁCIA

O conceito de polifarmácia é bem diverso na literatura; as definições variam entre puramente numéricas e qualitativas. A mais prevalente nos estudos hoje em dia é a que a define como o uso de 5 ou mais medicações, incluindo as prescritas por um profissional e as de compra livre, chamadas de autoprescrição, contanto que sejam de uso contínuo.

Quando se avaliam pacientes cardiopatas, essa definição faz com que a prevalência de polifarmácia seja maior que na população idosa em geral; sabe-se, também, que a polifarmácia aumenta o risco de má adesão terapêutica. Na literatura, a baixa adesão medicamentosa em idosos varia de 10 a 99%, dependendo do método de avaliação utilizado, e, em relação às doenças cardiovasculares, está associada a desfechos graves, como quedas, descompensações clínicas, admissões hospitalares e óbito, além de gerar aumento dos gastos em saúde.

Ao se analisar apenas uma das possíveis doenças cardíacas, como a IC, já se consegue visualizar a dimensão do problema. A IC, na maioria dos casos, é a consequência a longo prazo de comorbidades complexas e interligadas e, portanto, de maneira semelhante à polifarmácia, é exacerbada na população idosa. Muitas dessas comorbidades, como doença coronariana e diabetes, são tratadas e gerenciadas com regimes farmacológicos complexos. As principais intervenções para o sucesso do tratamento da IC em si também são farmacológicas.

Os diuréticos proporcionam alívio dos sintomas em todos os tipos de IC, e, na insuficiência cardíaca com fração de ejeção reduzida (ICFEr), os medicamentos com benefício prognóstico incluem iECA, bloqueadores dos receptores da angiotensina (BRA), inibidor da neprilisina associado a BRA (Arni), beta-B, antagonistas dos receptores mineralocorticoides e inibidores do cotransportador 2 de sódio glicose (iSGLT2). O surgimento dessa base de evidências a partir da década de 1990 e a implementação por meio de diretrizes nacionais[25] e internacionais[26] levaram à melhoria das taxas de sobrevivência entre pacientes com IC,[27] predispondo-os à polifarmácia apropriada, mesmo antes de considerar o tratamento para condições simultâneas. Por esses fatores, sabe-se que a carga total de comprimidos e a complexidade da polifarmácia estão aumentando em pacientes com IC ao longo do tempo.[28]

Vários estudos destacam também o impacto das comorbidades na subprescrição de medicamentos para cardiopatias em idosos. O receio de causar efeitos colaterais parece limitar sua prescrição em idosos, mas essa subprescrição aumenta, na verdade, o risco de mortalidade e a frequência de hospitalizações. A presença de comorbidades implica a necessidade de monitoramento reforçado do aparecimento de sinais clínicos sugestivos das cardiopatias, bem como monitoramento aumentado do aparecimento de efeitos colaterais dos medicamentos, mas não deve limitar o início do tratamento ideal.

No entanto, a polifarmácia também pode trazer desafios indesejados em relação à segurança do paciente e está associada ao aumento da incidência de resultados adversos, incluindo mortalidade, quedas, reações adversas a medicamentos, aumento do tempo de internação hospitalar e readmissão hospitalar logo após a alta.[29] Uma revisão sobre polifarmácia em idosos confirmou um aumento de problemas relacionados a medicamentos, como interações medicamentosas, hospitalização e mortalidade, e que as reações adversas a medicamentos foram a principal causa de hospitalização em 90% dos pacientes idosos com polifarmácia.[30] A mesma revisão constatou um declínio na atividade física, na capacidade cognitiva e na baixa adesão à medicação, também resultantes da polifarmácia. A seguir, os medicamentos prescritos com maior frequência em idosos cardiopatas serão especificados.

Inibidores da enzima conversora de angiotensina (iECA)

A prescrição deve ser feita com aumento gradativo da posologia, levando em consideração a função renal (*clearance* de creatinina) e os níveis de potássio. O monitoramento da creatinina deve ser realizado sistematicamente dentro de 7 dias após cada aumento de dose. A coprescrição com anti-inflamatórios não esteroides representa contraindicação absoluta pelo risco de insuficiência renal. É necessária a monitorização regular da pressão arterial (deitado e em pé). A avaliação da função renal é recomendada pelo menos 2 vezes por ano, bem como durante intercorrências (febre, diarreia, desidratação, vômitos etc.). Por fim, a combinação iECA + BRA não é recomendada.

Betabloqueadores

A titulação da dose deve ser feita gradativamente até se obter a dose máxima tolerada. Quando são utilizados com as precauções habituais (após um episódio agudo, num paciente estabilizado, utilizando doses iniciais baixas e períodos prolongados de titulação), sua tolerância é boa. Durante o período de titulação, deve-se procurar ativamente por hipotensão ou bradicardia e sintomas psiquiátricos.

Diuréticos de alça

Os principais efeitos adversos dos diuréticos em idosos são: hipovolemia (em casos de diarreia, vômito, febre, calor elevado), hiponatremia (particularmente no caso de tratamento com antidepressivos serotoninérgicos) e hipocalemia (especialmente em caso de diarreia e uso de laxantes). É necessária monitorização regular dos eletrólitos e da creatinina sérica, particularmente no caso de um evento agudo. Durante o período de titulação, deve-se procurar ativamente por hipotensão postural e quedas. É importante lembrar que o diurético não reduz mortalidade na IC, sendo puramente medicação sintomática. Portanto, sempre é preciso avaliar a possibilidade de retirada, uma vez que o paciente esteja assintomático e sem sinais de congestão.

Espironolactona

Atualmente, não existem dados suficientes em indivíduos com mais de 80 anos de idade para apoiar o uso frequente dessa terapia. Em razão da alteração frequente da função renal em indivíduos muito idosos, os riscos de hipercalemia e insuficiência renal aumentam, especialmente quando essa classe está associada a iECA. Se houver a indicação clínica para ser usada (ICFer permanecendo sintomático apesar do tratamento máximo com diurético/iECA/beta-B), é recomendado iniciar com doses baixas (12,5 mg/dia) sob monitoramento rigoroso do potássio sérico e da função renal.

CONCLUSÃO

As doenças cardiovasculares em idosos estão, via de regra, associadas a uma série de outras comorbidades. Essa associação acarreta maiores taxas de morbimortalidade e polifarmácia.

No processo de desenvolvimento do plano terapêutico do idoso, torna-se imperativo considerar essas comorbidades na tomada de decisão, visando evitar interações medicamentosas perigosas, iatrogenias e o uso de terapias que possam piorar a doença cardiovascular.

Nesse contexto, a avaliação geriátrica ampla mostra-se essencial no desenvolvimento do plano de tratamento personalizado e multidisciplinar, que requerem estreita colaboração entre cardiologistas, geriatras, enfermeiros, auxiliares de enfermagem, fisioterapeutas, nutricionistas, dentre outros.

REFERÊNCIAS BIBLIOGRÁFICAS

1. Golden AG, Tewary S, Dang S, Roos A. Care management's challenges and opportunities to reduce the rapid rehospitalization of frail community-dwelling older adults. The Gerontologist. 2010;50:451-8.
2. Wang R, Mouliswar M, Denman S, Kleban M. Mortality of the institutionalized old-old hospitalized with congestive heart failure. Arch Intern Med. 1998;158:2464-8.
3. Mahjoub H. Long-term survival in patients older than 80 years hospitalized for heart failure: a 5 year prospective study. European J Heart Fail. 2008;10:78-84.
4. Braunstein JB, Anderson GF, Gerstenblith G, Weller W, Niefeld M, Herbert R, et al. Noncardiac comorbidity increases preventable hospitalizations and mortality among Medicare beneficiaries with chronic heart failure. J Am Coll Cardiol. 2003;42:1226-33.
5. Gambassi G, Forman DE, Lapane KL, Mor V, Sgadari A, Lipsitz LA, et al. Management of heart failure among very old persons living in long-term care: has the voice of trials spread? The Sage Study Group. Am Heart J. 2000;139:85-93.

6. Oudejans I, Mosterd A, Zuithoff NP, Hoes AW. Comorbidity drives mortality in newly diagnosed heart failure: a study among geriatric outpatients. J Card Fail. 2012;18:47-52.
7. Komajda M. Management of octogenarians hospitalized for heart failure in Euro heart failure survey 1. Eur Heart J. 2007;28:1310-8.
8. Masaki KH, Schatz IJ, Burchfiel CM, Sharp DS, Chiu D, Foley D, et al. Orthostatic hypotension predicts mortality in elderly men: the Honolulu Heart Program. Circulation. 1998;98:2290-5.
9. Gorelik O, Almoznino-Sarafian D, Litvinov V, Alon I, Shteinshnaider M, Dotan E, et al. Seating-induced postural hypotension is common in older patients with decompensated heart failure and may be prevented by lower limb compression bandaging. Gerontology. 2009;5 :138-44.
10. Dimsdale JE, Hackett TP. Effect of denial on cardiac health and psychological assessment. Am J Psychiatry. 1982;139:1477-80.
11. Cline CM, Bjorck-Linne AK, Israelsson BY,Willenheimer RB, Erhardt LR. Non-compliance and knowledge of prescribed medication in elderly patients with heart failure. Eur J Heart Fail. 1999;1:145-9.
12. Zuccalà G, Pedone C, Cesari M, Onder G, Pahor M, Marzetti E, et al. The effects of cognitive impairment on mortality among hospitalized patients with heart failure. Am J Med. 2003;115:97-103.
13. Recommandations professionnelles. Diagnostic et prise en charge de la maladie d'Alzheimer. HAS 2008. Disponível em: https://www.has-sante.fr/. Acesso em: 22 ago. 2024.
14. Puente-Maestu L. Multicentric study on the bata-blocker use and relation with exacerbation in COPD. Respir Med. 2014;108:737-44.
15. Mentz RJ. Association of beta-blocker use and selectivity with outcomes in patients with heart failure and chronic obstructive pulmonatry disease (from Optimize-HF). Am J Cardiol. 2013;111:582-7.
16. Rutledge T, Reis VA, Linke SE, Greenberg BH, Mills PJ. Depression in heart failure a meta-analytic review of prevalence, intervention effects, and associations with clinical outcomes. J Am Coll Cardiol. 2006;48:1527-37.
17. Clément JP, Nassif RF, Leger JM, Marchan F. Mise au point et contribution à la validation d'une version française brève de la Geriatric depression scale de Yesavage. L'Encéphale. 1997;XXIII:91-9.
18. Bonilla-Palomas JL, Gamez-Lopez AL, Moreno-Conde M, Lopez- Ibanez MC, Anguita-Sanchez M, Gallego de la Sacristana A, et al. Hypoalbuminemia in acute heart failure patients: causes and its impact on hospital and long terme mortality. J Cardiac Fail. 2014;20:350-8.
19. Hillège HL. Renal function as a predictor of outcome in a broad spectrum of patients with heart failure. Circulation. 2000;102:203-10.
20. Felker GM. Anemia as a risk factor and therapeutic target in heart failure. J Am Coll Cardiol. 2004;44:959-66.

21. Ghali JK. Randomized double-blind trial of darbepoetin alfa in patients with symptomatic heart failure and anemia. Circulation. 2008;117:526-35.
22. Swedberg K. Treatment of anemia with darbepoetin alpha in systolic heart failure. N Engl J Med. 2013;368:1210-9.
23. Ponikowski P, van Veldhuisen DJ, Comin-Colet J, Ertl G, Komajda M, Mareev V, et al. Beneficial effects of long-term intravenous iron therapy with ferric carboxymaltose in patients with symptomatic heart failure and iron deficiency. Eur Heart J. 2015;36:657-68.
24. Cohen-Solal A. Diagnosis and treatment of iron deficiency in patients with heart failure: expert position paper from French Cardiologists. Arch Cardiovasc Dis. 2014;107:563-71.
25. National Institute for Health and Care Excellence. Chronic heart failure in adults: diagnosis and management. 2018 (Nice guideline [NG106]).
26. Ponikowski P, Voors AA, Anker SD, Bueno H, Cleland JGF, Coats AJS et al. 2016 ESC guidelines for the diagnosis and treatment of acute and chronic heart failure: the Task Force for the diagnosis and treatment of acute and chronic heart failure of the European Society of Cardiology (ESC) Developed with the special contribution of the Heart Failure Association (HFA) of the ESC. Eur Heart J. 2016;37(27):2129-200.
27. Roger VL, Weston SA, Redfield MM, Hellermann-Homan JP, Killian J, Yawn BP, et al. Trends in heart failure incidence and survival in a community-based population. JAMA. 2004;292(3):344-50.
28. Cowie MR. The heart failure epidemic: a UK perspective. Echo Research and Practice. 2017;4(1):R15-20.
29. Masnoon N, Shakib S, Kalisch-Ellett L, Caughey GE. What is polypharmacy? A systematic review of definitions. BMC Geriatr. 2019;17(1):230.
30. Wastesson JW, Morin L, Tan EC, Johnell K. An update on the clinical consequences of polypharmacy in older adults: a narrative review. Expert Opin Drug Saf. 2018;17(12):1185-96.

4

Dislipidemia no idoso: diagnóstico e tratamento

Loren Suyane Oliveira de Andrade
José Renato G. Amaral
Marcos Oliveira Martinelli
Selene Perrotti Zyngier

INTRODUÇÃO

As doenças cardiovasculares constituem a principal causas de morte no mundo. A doença arterial coronariana ocupa a primeira posição, e os acidentes vasculares cerebrais, a segunda.[1]

A população idosa é a mais afetada.[2] Os indivíduos acima de 65 anos e, principalmente, aqueles acima dos 75 anos apresentam maior incidência, além de maiores taxas de mortalidade, perda de qualidade de vida e aumento dos custos financeiros.[3-5] Assim, a prevenção e o tratamento das doenças cardiovasculares em idosos se impõem como grandes desafios, com repercussões tanto econômicas como sociais.

A fisiopatologia das doenças cardiovasculares relaciona-se fortemente com o desenvolvimento da aterosclerose, que culmina em espessamento e arterioesclerose.[6] Entre os fatores de risco para o desenvolvimento dessa condição, um dos principais é a dislipidemia, mais especificamente a hipercolesterolemia.[6,7]

Os idosos, apesar de mais acometidos pela dislipidemia, são menos tratados do que o restante da população,[8-10] mesmo diante das crescentes evidências dos benefícios terapêuticos.[11-13] Alguns dos motivos para isso são a menor representatividade dos grandes idosos (> 75 anos) nos grandes ensaios clínicos, as preocupações acerca do maior risco de efeitos colaterais dos fármacos, o medo de iatrogenias e interações medicamentosas importantes em decorrência da polifarmácia.[12]

Nesse cenário, é imperativa a análise do *time to benefit*, ou seja, o tempo necessário que o indivíduo precisa viver para se beneficiar de tal terapêutica. Assim se consegue identificar com maior presteza e objetividade o idoso com maior potencial de se beneficiar com a terapêutica hipolipemiante. Para mais detalhes sobre o tema, consultar o Capítulo 2, "Condutas em cardiogeriatria: a importância do *time to benefit*".

DEFINIÇÃO

As dislipidemias são definidas como níveis anormais de um ou mais lipídios ou lipoproteínas no sangue.[4,6,14] Podem se caracterizar por alterações isoladas ou combinadas das concentrações de colesterol e de triglicérides.[4,14]

DIAGNÓSTICO E CLASSIFICAÇÃO

Segundo a Diretriz Brasileira de Dislipidemias e Prevenção da Aterosclerose 2017, as dislipidemias podem ser classificadas quanto à etiologia ou quanto às frações dos lípides alterados.[4]

Em relação à etiologia, classificam-se como primárias, quando o distúrbio é de etiologia genética; ou secundárias, quando decorrentes de estilo de vida inadequado, de certas doenças ou de medicamentos.[4] Na população idosa, a maioria dos casos é de etiologia secundária.[4]

Quanto à dosagem sérica dos lípides, as dislipidemias classificam-se da seguinte maneira:

- Hipercolesterolemia isolada: aumento isolado do LDL-c (LDL-c $\geq$ 160 mg/dL).[4]
- Hipertrigliceridemia isolada: aumento isolado dos triglicérides (TG $\geq$ 150 mg/dL se a amostra for obtida em jejum ou $\geq$ 175 mg/dL, sem jejum).[4]
- Hiperlipidemia mista: aumento do LDL-c e dos triglicérides.[4]
- HDL-c baixo: redução do HDL-c (homens < 40 mg/dL e mulheres < 50 mg/dL) isolada ou em associação ao aumento de LDL-c ou de TG.[4]

Rastreio de dislipidemia

O rastreio é realizado com base na dosagem sérica do perfil lipídico, que inclui colesterol total, LDL-c, HDL-c e triglicérides.[15] Para a coleta desses exames, o jejum não é necessário.*

A recomendação é rastrear adultos entre 35 e 75 anos, com o objetivo de estratificar o risco cardiovascular.[15-19] No caso de não haver alterações, os exames podem ser repetidos a cada 4 a 6 anos.[14-16]

O rastreio em maiores de 79 anos deve ser individualizado, de acordo com a expectativa de vida do idoso. Isso porque, na maioria das calculadoras de risco cardiovascular, só é permitida a avaliação de pacientes até os 79 anos.[20-22]

TRATAMENTO

Avaliação do risco cardiovascular

A decisão sobre quais pacientes devem ser tratados, assim como a meta de LDL-c a ser alcançada, vai se basear na análise de dois parâmetros: o *time to benefit* e a estratificação do risco cardiovascular.[4,7,10,14,23]

Para análise do *time to benefit*, sugere-se o *site ePrognosis* (<https://eprognosis.ucsf.edu/time_to_benefit.php>), no qual ela é feita de maneira objetiva com base em escores prognósticos.

Para a estratificação do risco cardiovascular, são usados diferentes algoritmos que tentam estimar, com base nos fatores de risco, as chances de um indivíduo ter um evento cardiovascular aterosclerótico nos próximos 10 anos.[4,7,10,14,23]

Foi lançada recentemente uma nova calculadora de risco cardiovascular, a Prevent. Apresentada no AHA 2023, ela expande o *ASCVD Risk* do Colégio Americano de Cardiologia e da Associação Americana do Coração, permitindo estimativas de risco em 10 e 30 anos para eventos decorrentes de doença cardiovascular aterosclerótica. A calculadora fornece estimativas

---

* Se a concentração dos triglicérides estiver muito elevada (> 440 mg/dL), deverá ser realizada uma nova coleta do perfil lipídico com jejum de 12 horas.[4]

de risco em 10 anos para indivíduos de 30 a 79 anos de idade, e estimativas de risco em até 30 anos para aqueles com 30 a 59 anos de idade.[24,25]

A seguir, estão listadas as calculadoras de risco das principais entidades:

- Sociedade Brasileira: disponível em: http://departamentos.cardiol.br/sbc-da/2015/CALCULADORAER2017/etapa1.html.[20]
- Sociedade Europeia: disponível em: http://www.heartscore.org/en_GB/.[21]
- Sociedade Americana: disponível em: https://professional.heart.org/en/guidelines-and statements/prevent-calculator.

Alguns pacientes, por possuírem condições que os colocam na categoria de alto ou muito alto risco cardiovascular, dispensam a estratificação realizada por meio das calculadoras, como os pacientes com eventos cardiovasculares prévios (infarto, acidente vascular cerebral isquêmico – AVCi).

Outras condições os colocam na categoria de alto risco:

- Aterosclerose subclínica (ultrassonografia de carótidas com presença de placa; índice tornozelo-braquial < 0,9; escore de cálcio arterial coronariano > 100 ou a presença de placas ateroscleróticas na angiotomografia de coronárias).
- Aneurisma de aorta abdominal.
- Doença renal crônica com taxa de filtração glomerular < 60 mL/min e concentrações de LDL-c ≥ 190 mg/dL.

São também considerados de alto risco pacientes com diabetes *mellitus* tipos 1 ou 2, com LDL-c entre 70 e 189 mg/dL e doença aterosclerótica subclínica ou presença de estratificadores de risco (idade ≥ 48 anos no homem e ≥ 54 anos na mulher; diagnóstico há mais de 10 anos; história familiar de parente de primeiro grau com doença cardiovascular prematura; tabagismo; hipertensão arterial sistêmica; síndrome metabólica, albuminúria > 30 mg/g de creatinina e/ou retinopatia; taxa de filtração glomerular < 60 mL/min).

Para aqueles que são submetidos ao cálculo de risco (pela calculadora brasileira), as seguintes categorias são possíveis de acordo com o escore de risco global (ERG):

- Alto risco: homens > 20% e mulheres > 10%.
- Risco intermediário: homens entre 5 e 20% e mulheres entre 5 e 10%.
- Baixo risco: ambos < 5%.

Refinando a avaliação do risco cardiovascular

Atualmente, sabe-se que as calculadoras de risco falham em predizer eventos cardiovasculares, em especial para a população de risco intermediário. Uma parcela relevante dos eventos coronarianos ocorre na população de risco baixo/intermediário.

Com o objetivo de mitigar essa falha, foram estudadas algumas estratégias para refinar o risco daqueles pacientes da categoria de risco intermediário.

Algumas ferramentas podem ser utilizadas, como escore de cálcio coronariano (CAC), Doppler de carótidas, PCR-us e lipoproteína A.

O CAC é a ferramenta com melhor índice de reclassificação, sendo este de 30%; ou seja, ele tem o poder de reclassificar 30% dos pacientes da categoria intermediária.

Como aplicar essas ferramentas na prática? Serão apresentadas a seguir duas estratégias mais utilizadas atualmente, com melhor poder de reclassificação.

O escore de cálcio, quando tem como resultado zero, significa que o risco de eventos cardiovasculares do paciente é muito baixo nos próximos 5 anos, portanto ele não necessita de estatina durante esse período. Já se o CAC > 100 ou percentil 75, o paciente tem alto risco e deve utilizar estatina.

A lipoproteína A vem despontando nos últimos anos como uma ferramenta simples e acurada para o refinamento de risco. Ela consiste em uma molécula similar ao LDL-c, formada pela junção da apoB com a apoA. Seus níveis são geneticamente determinados, portanto não há indicação de ser dosada periodicamente.[26]

Tem efeito aterogênico e pode induzir agregação plaquetária; está associada a maior risco cardiovascular (até 4 vezes maior) e maior risco de estenose aórtica. Consideram-se os níveis elevados quando ≥ 50 mg/dL, e tais valores realocam o paciente na categoria de alto risco cardiovascular. Quando seus níveis são maiores que 180 mg/dL, o paciente é considerado de muito alto risco. A estatina pode aumentar em 10 a 20% seus níveis, embora tal achado não esteja relacionado a piores desfechos cardiovasculares.[27]

Metas terapêuticas

De acordo com o risco cardiovascular, são estabelecidas as seguintes metas de LDL-c (Quadro 1):[4]

QUADRO 1 Metas terapêuticas absolutas e redução percentual da lipoproteína de baixa densidade para pacientes com ou sem uso de estatinas segundo a Diretriz Brasileira de Dislipidemias

Tipo de prevenção	Risco cardiovascular em 10 anos ERG (%)	Meta do LDL-c	
		Redução (%)	Meta de LDL (mg/dL)
Secundária	Muito alto	> 50%	< 50 mg/dL
Primária	Alto (> 20%)	> 50%	< 70 mg/dL
	Intermediário (5-20%)	30-50%	< 100 mg/dL
	Baixo (< 5%)	> 30%	< 130 mg/dL

ERG: escore de risco global de Framingham.
Fonte: Faludi et al., 2017.[4]

- Não HDL-colesterol: considerada meta secundária, que deve ser 30 mg/dL acima da meta para o LDL-c.[4,10]
- HDL-colesterol: não são propostas metas para o HDL-c por não ser indicado tratamento medicamentoso.[4] Apesar de haver relação inversa entre os níveis do HDL e o risco cardiovascular, ainda não há evidências de que o tratamento seja capaz de mudar desfechos cardiovasculares.[4,10,14]
- Triglicérides: hipertrigliceridemia grave é configurada por valores de triglicérides acima de 500 mg/dL, por haver aumento do risco de pancreatite gordurosa.[4,14]
- Lipoproteína A: ainda não há metas definidas, uma vez que não há medicações disponíveis direcionadas para reduzir seus níveis e que levem à redução de eventos cardiovasculares. Pacientes com níveis elevados de lipoproteína A devem ser tratados como alto risco, visando LDL-c < 70 mg/dL.

Indicações de tratamento

Prevenção primária

O manejo de fatores de risco em pacientes sem diagnóstico prévio de doença aterosclerótica estabelecida é chamado de prevenção primária.[7,14] Ou seja, nesse cenário o objetivo é prevenir o primeiro evento.

Nesse contexto, dois parâmetros devem ser avaliados para que seja definida a razão risco/benefício do tratamento, assim como as metas a serem atingidas.

O primeiro parâmetro é a estratificação do risco cardiovascular, e o segundo é a análise da expectativa de vida e do *time to benefit*. Sabendo-se que, na prevenção primária, a estatina traz benefícios após cerca de 3 anos de tratamento, ela não estará indicada para um paciente com expectativa de vida menor que esse tempo.

Além desses dois parâmetros principais, outras questões devem ser levadas em consideração:

- Polifarmácia e potencial de interações medicamentosas importantes.
- Adesão.
- Suporte familiar e auxílio na tomada de medicações.
- Desejos e preferências do paciente.

Uma vez feita essa análise personalizada, expondo os riscos e benefícios ao paciente, pode-se tomar uma decisão compartilhada com ele.

Apesar dessas recomendações, a prescrição de estatinas para prevenção primária em idosos permanece um tema complexo, em grande parte por causa heterogeneidade e da inacurácia dos algoritmos para estratificação de risco (calculadoras de risco cardiovascular) utilizados por diferentes diretrizes internacionais. Estudos recentes têm observado elevada incidência de eventos cardiovasculares em indivíduos que não atingem pontuação de risco nas calculadoras e, portanto, não teriam indicação de estatina, baseando-se nesses algoritmos puramente.

O conceito de "anos de colesterol" (cholesterol-years), proposto por Shapiro e Bhatt, destaca que o risco de doença aterosclerótica cardiovascular (ASCVD) é proporcional à exposição cumulativa ao LDL-C ao longo da vida, independentemente de outros fatores. Análogo ao conceito de maços-ano no tabagismo, esse modelo considera que o tempo de exposição ao LDL-C elevado é mais importante que o seu valor isolado! Dados do estudo CARDIA mostram que indivíduos com LDL-C elevado desde a juventude têm maior incidência de eventos cardiovasculares nas décadas seguintes, mesmo com controle posterior dos níveis lipídicos. Isso sugere que a intervenção precoce é mais eficaz do que o tratamento iniciado na meia-idade ou quando idoso, reforçando a importância da prevenção primordial.[54]

Embora o tratamento da dislipidemia em idosos traga benefícios claros, sabe-se que ele apresenta desafios práticos importantes, em especial no cenário da prevenção primária, pois as calculadoras de risco comumente falham na predição do risco e, portanto, podem levar a subtratamento da população idosa com elevado risco cardiovascular.

Na tentativa de resolver essa problemática, em 2025, foi publicada uma importante reanálise dos principais ensaios clínicos randomizados (RCTs) de prevenção primária, com o objetivo de desenvolver uma definição global mais simples de pacientes elegíveis para o tratamento com estatina.[55]

A análise evidenciou que muitos indivíduos que atendem aos critérios de inclusão desses estudos não atingiam o limiar de risco estimado pelos algoritmos atuais e, por isso, frequentemente não seriam considerados elegíveis para terapia com estatinas na prática clínica de mundo real. Essa discrepância aponta para possível subutilização das estatinas, especialmente em populações mais idosas que poderiam se beneficiar da intervenção.[55]

O estudo propõe uma abordagem mais prática e baseada nas evidências dos próprios RCTs: considerar elegível para estatina qualquer adulto de 40 a 70 anos com LDL-C ≥ 120 mg/dL, ou entre 55 e 80 anos com LDL-C ≥ 70 mg/dL e fatores de risco adicionais (sobrepeso ou obesidade, diabetes, hipertensão, tabagismo, DRC com TFG < 60 mL/min/1,73 m^2, histórico familiar de doença cardiovascular precoce, síndrome metabólica, proteinúria persistente, inflamação crônica de baixo grau).

Esse foi o perfil de pacientes que se beneficiou com o uso da estatina na prevenção primária nos RCTs mais relevantes.

Essa proposta reflete fielmente o perfil dos participantes dos RCTs e busca superar as limitações dos modelos de risco, que tendem a ser fortemente influenciados por idade, sexo e outros fatores não lipídicos.[55]

Além disso, os dados agregados dos RCTs mostram que os benefícios absolutos da redução de LDL-C com estatinas foram clinicamente relevantes mesmo em idosos. O estudo PROSPER, por exemplo, demonstrou um

NNT (número necessário para tratar) de 15 em 10 anos, o que é altamente favorável para pacientes idosos com expectativa de vida razoável.[56]

As calculadoras se mantêm úteis, uma vez que, definindo o risco, vão definir a intensidade do tratamento e a meta de LDL-C a ser alcançada.

No caso dos idosos, especialmente aqueles com LDL-C moderadamente elevado e múltiplas comorbidades, essa abordagem favorece uma decisão mais personalizada e embasada em evidência.[55] Continua sendo necessária a avaliação da fragilidade e expectativa de vida para individualizar a prescrição no grande idoso. Lembrando que, nesses RCTs, não foram bem representados pacientes com mais de 80 anos.

Por fim, os autores destacam que o atual uso de algoritmos de risco para indicar estatinas em prevenção primária pode perpetuar subtratamentos, especialmente entre mulheres e idosos, que frequentemente não atingem os pontos de corte preconizados apesar de apresentarem risco cardiovascular relevante. Ao propor critérios objetivos baseados nos RCTs, como idade e níveis de LDL-C, a abordagem favorece a inclusão de idosos que historicamente foram subtratados. Para a população geriátrica, essa mudança pode representar um passo importante na direção de uma prevenção cardiovascular mais equitativa, efetiva e centrada na realidade clínica.[55]

Na discussão, os autores reforçam uma pequena lista de cenários de prevenção primária que não exigem cálculo de risco antes da consideração da estatina: 1. hipercolesterolemia familiar; 2. LDL-C $\geq$ 190 mg/dL; 3. diabetes tipo 2 (maioria dos pacientes); 4. doença renal crônica (excluindo diálise ou transplante renal); 5. pessoas vivendo com HIV.

Prevenção secundária

A prevenção secundária consiste no conjunto de intervenções realizadas para evitar que pacientes já com doença aterosclerótica estabelecida venham a sofrer novos eventos cardiovasculares.[14,23]

Os benefícios do tratamento das dislipidemias são maiores e mais precoces (em geral após 1 ano) na prevenção secundária do que na primária, mesmo na população idosa.[7]

Dessa forma, o limiar para indicar estatina nesse contexto é menor, uma vez que o potencial de benefício é maior.

De maneira geral, a terapia com estatina será contraindicada ou deve ser "desprescrita" naqueles pacientes com comorbidades graves e ameaçadoras à vida, com expectativa de vida de menos de 1 ano.

Opções de tratamento

A modalidade terapêutica a ser seguida depende do tipo de dislipidemia,[4] conforme será visto a seguir.

Tratamento não farmacológico

Hábitos de vida saudáveis são importantes agentes protetores da doença cardiovascular aterosclerótica.[28]

As moléculas de colesterol que mais sofrem redução com as mudanças de estilo de vida (MEV) são o HDL-c e o triglicérides. Embora as MEV levem à pequena redução (de 10 a 20%) nos níveis de LDL-c, elas melhoram a qualidade do LDL-c, tornando-o menos aterogênico.

É importante ressaltar que, no idoso frágil, com desnutrição ou sarcopenia, deve-se ter muita cautela na orientação de MEV, uma vez que dietas restritivas, com redução do aporte proteico-calórico, são mais deletérias do que benéficas nesse perfil de paciente.

Portanto, não existe nenhum padrão na orientação de MEV. É importante individualizar para cada perfil de idoso.

As principais recomendações a respeito das MEV serão discutidas a seguir.

Alimentação

Os idosos com dislipidemia devem ser aconselhados a consumir um padrão dietético com alto consumo de vegetais (preferencialmente sem amido), frutas, grãos integrais, laticínios com baixo teor de gordura, aves, peixes, legumes, óleos vegetais não tropicais e nozes.[10,28]

Dietas com comprovação científica de benefício cardiovascular:

- Dieta do Mediterrâneo.
- DASH (*Dietary Approaches to Stop Hypertension*).

Dieta sem comprovação científica: cetogênica – vai depender do tipo de gordura consumida.

Atividade física

Nos pacientes idosos com sobrepeso que vão iniciar dieta com restrição calórica, a prática de atividade física é de extrema importância para impedir perda de massa muscular e, consequentemente, sarcopenia e síndrome de fragilidade.[10]

Segundo a Diretriz Brasileira de Dislipidemias, antes do início de atividade física em pacientes sedentários deve ser realizada uma avaliação clínica e um teste ergoespirométrico para avaliar a capacidade física e as respostas cardíacas e metabólicas ao esforço.[4] Quanto à prática da atividade física, devem ser realizadas sessões de 60 minutos de 3 a 5 vezes na semana.[4] A intensidade deve ser entre o limiar aeróbio e o ponto de compensação respiratória ou 60 a 80% da frequência cardíaca de pico.[4]

O exercício resistido deve ser associado ao programa de exercícios aeróbicos.

Álcool e tabaco

A diminuição do consumo de álcool está relacionada com a diminuição dos níveis de triglicérides.[3,4]

Já a cessação do tabagismo permite o aumento dos níveis do HDL-c e a diminuição do risco cardiovascular.[10]

Tratamento farmacológico

A indicação de iniciar tratamento farmacológico vai depender do risco cardiovascular definido pelas calculadoras de risco:

- Pacientes de risco alto ou muito alto: iniciar estatina de alta potência.
- Pacientes de risco moderado: iniciar estatina de moderada intensidade.
- Pacientes de risco baixo: iniciar estatina se LDL persistentemente acima de 160 mg/dL.

Há alguns casos em que a indicação de terapia farmacológica com estatina de alta potência pode ser feita sem a necessidade da estratificação do risco cardiovascular[14] (quando considerados de alto ou muito alto risco). São eles:

- Pacientes em prevenção secundária (presença de doença aterosclerótica estabelecida).[14,20]
- LDL-c ≥ 190 mg/dL.[4,14,20]
- Pacientes entre 49 e 75 anos com diagnóstico de diabetes *mellitus*: indicada estatina de moderada intensidade. Pode ser feita

avaliação do risco cardiovascular para considerar estatina de alta intensidade.[4,14,20]

Nas situações em que o paciente não atingir a meta do LDL-c proposta, pode-se otimizar a dose de estatinas e/ou associar outras drogas, como o ezetimiba ou inibidores do PCSK9.[4,14] Uma vez que a meta do LDL-c seja atingida, aferições subsequentes do perfil lipídico podem ser obtidas anualmente, com o principal objetivo de checar a adesão.[7]

É importante ressaltar que os estudos com inibidores de PCSK9 têm evidenciado que, quanto menor o valor do LDL-c, menor o risco cardiovascular, além de terem comprovado nítida segurança de atingir níveis baixos de LDL-c, como 30 mg/dL.[14] Dessa forma, não é preciso desprescrever a estatina ou reduzir sua dose em tais situações.

Nos pacientes idosos, embora as metas sejam as mesmas, é prudente iniciar estatina em doses menores e ir progredindo de acordo com a tolerância. Aqui vale a máxima: *Start slow, go slow, but go!* (Comece devagar, vá devagar, mas vá!) Mas atenção! A meta deve ser atingida. É preciso cuidado para não cair na inércia terapêutica.

Principais intervenções farmacológicas para tratamento das dislipidemias

Estatinas

As estatinas são fármacos inibidores da HMG-CoA redutase, enzima que age em uma etapa limitante da síntese de colesterol endógeno.[4,10,29]

Uma vez que ocorra redução do LDL-c intracelular nos hepatócitos, há um aumento da expressão de receptores de LDL (como o LDLR) na superfície da célula para captar o LDL-colesterol circulante, depletando-o da corrente sanguínea.[4,10,29]

Além de seu principal efeito em diminuir o LDL-colesterol, as estatinas também apresentam algumas ações denominadas pleiotrópicas (provavelmente relacionadas a outras vias metabólicas associadas à HMG-CoA redutase).[10,29] Entre elas: melhora da função endotelial, redução da inflamação vascular, redução da agregação plaquetária, aumento da neovascularização do tecido isquêmico, aumento das células progenitoras endoteliais circulantes e estabilização da placa aterosclerótica.[29]

Até o momento, por ser a terapia com maior evidência na redução de eventos cardiovasculares, constitui a primeira opção terapêutica.[4,7,14,23]

As estatinas variam de acordo com potência e farmacocinética.[4,10,29] A redução do LDL-colesterol depende do fármaco usado e da dose inicial, como descrito no Quadro 2. Aumentos subsequentes das doses administradas não geram reduções proporcionais do LDL-c.[4] Isto é, a cada vez que a dose de qualquer uma dessas estatinas é dobrada, a redução consequente média do LDL-c é de apenas 6 a 7%.[4]

QUADRO 2 Intensidade do tratamento hipolipemiante e doses diárias de estatinas

	Baixa	Moderada	Alta
Redução de LDL-c esperada com dose diária, %	< 30	30 a < 50	≥ 50
Exemplos, doses diárias em mg	Lovastatina 20 Sinvastatina 10 Pravastatina 10-20 Fluvastatina 20-40 Pitavastatina 1	Lovastatina 40 Sinvastatina 20-40 Pravastatina 40-80 Fluvastatina 80 Pitavastatina 2-4 Atorvastatina 10-20 Rosuvastatina 5-10	Atorvastatina 40-80 Rosuvastatina 20-40 Sinvastatina 40 Ezetimiba 10

LDL-c: colesterol de lipoproteína de baixa densidade.
Fonte: Faludi et al., 2017.[4]

A recomendação sobre a intensidade do tratamento hipolipemiante varia de acordo com a meta de LDL-c almejada (Quadro 2) e deve ser seguida sempre que possível.[4] Nos casos de impossibilidade de adesão terapêutica à dose indicada, deve-se buscar a máxima dose tolerada pelo paciente.[4,14] O tempo de reavaliação clínica deve ser entre 3 e 6 meses[4] e novas medidas do LDL-c podem ser colhidas entre 6 e 8 semanas após o início do tratamento.[7]

As estatinas são, no geral, bem toleradas,[4,10,29] mesmo pelos pacientes idosos. Seus efeitos colaterais mais comuns incluem: sintomas musculares, desconforto gastrointestinal, elevações das enzimas hepáticas (sem aparente relação com hepatotoxicidade), insônia e *rash* cutâneo.[4,29]

Os sintomas musculares associados ao uso de estatinas (SMRE) são os mais importantes, e variam desde mialgia leve até rabdomiólise.[4,10] Antes de atribuir o sintoma muscular ao uso da estatina, é importante analisar detalhadamente as características do sintoma e avaliar se de fato preenche critérios para SMRE.

Os SMRE caracterizam-se por sintomas musculares (dor, sensibilidade, rigidez ou câimbra) simétricos e difusos envolvendo grandes grupos musculares proximais.[4] Costumam ocorrer entre 4 e 12 semanas após o início do tratamento e melhoram em 4 semanas após a cessação da medicação.[4] Eles ocorrem com mais frequência na presença de idade avançada (> 80 anos) e comorbidades (como sarcopenia e fragilidade).[4,10] Por fim, o uso de estatinas também pode ser associado ao aumento do risco de desenvolvimento de *diabetes mellitus* tipo 2, principalmente em pacientes idosos e com outros fatores de risco para diabetes, como sobrepeso e resistência insulínica.[10] Porém, esse risco é contrabalanceado pela magnitude do benefício da redução de eventos cardiovasculares com o uso da estatina.

Antes do início da medicação, é importante realizar a dosagem da creatinoquinase (CK) e das enzimas hepáticas (ALT e AST).[4] Novas aferições só devem ser realizadas no caso do surgimento de sintomas, aumento da dose ou introdução de nova droga que interage com a estatina.[4,10]

Ezetimiba

A ezetimiba inibe seletivamente o transportador NPC1L1, responsável pela absorção intestinal do colesterol alimentar e biliar.[4,10,29] Em consequência, ocorre queda do LDL-colesterol plasmático.[4,10,29] Sua ação isolada é pouco eficaz. Porém, em associação às estatinas, ocorre sinergismo capaz de proporcionar redução maior do LDL-c, acompanhada por diminuição proporcional do risco cardiovascular.[4,10]

Está indicada em monoterapia para pacientes intolerantes às estatinas.[4,10,29] Também pode ser usada em associação com a máxima dose tolerada de estatinas para pacientes que ainda não atingiram a meta terapêutica.[4,10,29] Hoje há estudos mostrando que a associação de doses menores de estatina de alta potência com ezetimiba é mais bem tolerada que doses mais altas de estatina isolada.

A dose utilizada é de 10 mg/dia. Seus principais efeitos colaterais são distúrbios do trato gastrointestinal, como diarreia e dor abdominal.[4,10,29]

Inibidores da PCSK9

A PCSK9 é uma enzima responsável pela degradação dos receptores de LDL-c (LDLR).[4,10,14] Sua inibição, portanto, promove maior concentração de receptores LDL-c na membrana dos hepatócitos, aumentando a captação do LDL-c circulante e reduzindo seus níveis plasmáticos.[4,10] Há atualmente disponíveis no Brasil dois anticorpos monoclonais humanos contra a PCSK9: o alirocumabe e o evolocumabe.[4]

Essa classe farmacológica apresenta grande magnitude de efeito na redução das concentrações do LDL-c, com média de 60%.[4,10] Também gera queda do não HDL-c (47,3%), dos triglicérides (12,6%) e aumento do HDL (7%).[30] Ademais, recentes estudos clínicos demonstraram associação com diminuição do risco cardiovascular.[31-33]

Está indicado para tratamento da hipercolesterolemia em pacientes com alto ou muito alto risco cardiovascular que não conseguiram atingir a meta terapêutica, seja com a monoterapia com estatinas em máxima dose tolerada ou com a associação com ezetimiba.[4,14]

Por se tratar de anticorpos monoclonais, a via de administração é subcutânea, podendo ser realizadas injeções a cada 2 ou 4 semanas.[4,10,14] As doses são apresentadas no Quadro 3. A droga não apresenta interações medicamentosas com fármacos orais, e seus efeitos colaterais são raros, incluindo: nasofaringite, náuseas, fadiga e reações no local da injeção (hiperemia, prurido e dor).[4,10,14]

Há evidências sobre a segurança do uso de inibidores da PCSK9 na população idosa.[23,35]

QUADRO 3 Esquema terapêutico para uso dos inibidores da PCSK9 disponíveis

Drogas	Dose (mg)	Frequência de administração
Alirocumabe	75-150	A cada 2 semanas
	300	A cada 4 semanas
Evolocumabe	140	A cada 2 semanas
	420	A cada 4 semanas

Fonte: AHA.[34]

Fibratos

A respeito da hipertrigliceridemia, todos os pacientes devem receber orientações a respeito de mudanças de estilo de vida. Ademais, aqueles com níveis de triglicérides muito altos (> 500 mg/dL) têm indicação de iniciar terapia farmacológica com fibrato a fim de evitar o risco de desenvolvimento de pancreatite gordurosa. Entretanto, o tratamento com fibrato não reduz desfecho cardiovascular já que seu objetivo é puramente reduzir níveis de triglicérides, evitando o risco de pancreatite.[4,10]

Os fibratos são fármacos derivados do ácido nicotínico que agem como agonistas dos receptores PPAR-alfa (receptores alfa ativados da proliferação dos peroxissomos).[4,10,29] Tal receptor aumenta a transcrição e a atividade da LPL (lipoproteína lipase), responsável por degradar os triglicérides.[29] Sua ação também culmina na ativação da ApoA-1 que aumenta as concentrações do HDL-colesterol.[4] Assim, essa classe é capaz de reduzir os níveis dos triglicérides em 30 a 60% e de aumentar o HDL-colesterol em 7 a 11%.[4]

Não obstante, suas indicações incluem:

- Tratamento da hipertrigliceridemia moderada (TG > 200 mg/dL) após falha das medidas não farmacológicas em pacientes com alto risco cardiovascular.[4,10]
- Tratamento inicial da hipertrigliceridemia grave (TG > 500 mg/dL), com o objetivo de reduzir o risco de pancreatite.[4]

Deve ser usado com cautela em pacientes com insuficiência renal, doença biliar, em uso de anticoagulantes orais ou estatinas.[4] Esta última porque a associação entre fibratos (principalmente o genfibrozila) e estatinas aumenta o risco de rabdomiólise.[4,10]

O GRANDE IDOSO

Tendo em vista que o risco cardiovascular é maior nos idosos, o número de eventos a serem evitados pela prevenção primária ou secundária também é maior.[23,36,37] Em contrapartida, o aumento da mortalidade por todas as causas na população geriátrica torna mais difícil demonstrar o benefício dos tratamentos no grande idoso.[7]

Os benefícios e a segurança de terapias hipolipemiantes, seja com estatinas, ezetimiba ou inibidores do PCSK9, em pacientes com 75 anos ou mais foram avaliados por uma metanálise e revisão sistemática de Boris Gencer, publicada em *The Lancet*.[11] O estudo incluiu 244.090 pacientes de 6 ensaios clínicos randomizados e mostrou 26% (RR 0,74, 95% CI 0,61-0,89) de diminuição no risco de eventos cardiovasculares maiores a cada 1 mmol/L de redução no LDL-c.[11] Além disso, o trabalho concluiu que os fármacos "não estatina" são seguros, não sendo associados a acidente vascular hemorrágico, diabetes *mellitus* ou alteração neurocognitiva.[11] De forma semelhante, metanálise anterior da Cholesterol Treatment Trialists' Collaboration com pacientes com 75 anos ou mais observou uma redução de 21% (RR 0,79, 95% CI 0,77-0,81) na ocorrência de eventos cardiovasculares maiores a cada 1 mmol/L de redução no LDL-c com estatinas.[38]

Na tentativa de estender a análise do benefício da estatina para além da redução de desfecho cardiovascular, o estudo de Zhou et al. avaliou a associação entre estatinas e "tempo de sobrevivência livre de deficiência", de acordo com a escala de Katz (atividades básicas da vida diária).[12] Os resultados mostraram que o uso de estatinas foi associado a menor risco de deficiência física persistente e de eventos cardiovasculares, apesar de não ter encontrado relação com o "tempo de sobrevivência livre de deficiência".[12]

Sobre a eficácia da prevenção primária, os resultados do *Estudo da população geral de Copenhage* recentemente publicado em *The Lancet* mostraram relação entre a terapia hipolipemiante e a diminuição do risco de infarto do miocárdio.[36] Ademais, o número necessário para tratar (NNT) para prevenir um evento em 5 anos foi menor na população entre 70 e 100 anos.[37]

Embora o risco relativo de efeitos colaterais com a estatina seja maior no grande idoso e no idoso frágil, o risco absoluto não é elevado. Por outro lado, é importante estar atento às interações medicamentosas decorrentes da polifarmácia, que podem potencializar o efeito da medicação e, assim, aumentar o risco de efeitos colaterais.[10]

Em resumo, as evidências até o momento apontam para a segurança do tratamento hipolipemiante no grande idoso com benefícios, quando bem indicado (baseando-se na expectativa de vida).

CONSIDERAÇÕES FINAIS

O manejo da dislipidemia no idoso deve seguir o racional já elaborado neste livro: mudanças do estilo de vida de maneira individualizada,[4,7,23] com as intervenções farmacológicas indicadas de acordo com a estratificação do risco cardiovascular e análise do *Time to Benefit*.[4,7,23]

As estatinas são a primeira linha no tratamento.[4,7,14,23] Como medicamento de segunda linha, têm-se o ezetimiba e os inibidores da PCSK9 (principalmente na prevenção secundária).[23]

As orientações devem ser seguidas sempre levando em conta a grande heterogeneidade dos idosos, o que torna imperativa a individualização das condutas.[14] Antes da introdução de terapia farmacológica, é necessária a aplicação da avaliação geriátrica ampla para determinação da funcionalidade, identificação de comorbidades e estimativa da expectativa de vida.[7] Pacientes com expectativa de vida limitada tendem a ter menor benefício com o tratamento hipolipemiante, em especial na prevenção primária.[23]

Por fim, a decisão sobre a medicalização deve ser compartilhada, de forma a respeitar os valores e expectativas do idoso.[14,37]

REFERÊNCIAS BIBLIOGRÁFICAS

1. World Health Organization (WHO). The top 10 causes of death. Disponível em: https://www.who.int/news-room/fact-sheets/detail/the-top- 10-causes-of-death. Acesso em: 13 jul. 2024.
2. Brasil. Ministério da Saúde. Datasus. Mortalidade – Brasil. Disponível em: http://tabnet.datasus.gov.br/cgi/deftohtm.exe?sim/cnv/obt10uf.def. Acesso em: 13 jul. 2024.
3. Marrugat J, Sala J, Manresa JM, Gil M, Elosua R, Pérez G, et al.; Regicor Investigators. Acute myocardial infarction population incidence and in-hospital management factors associated to 28-day case-fatality in the 65 year and older. Eur J Epidemiol. 2004;19(3):231-7.
4. Faludi AA, Izar MCO, Saraiva JFK, Chacra APM, Bianco HT, Afiune A Neto, et al. Atualização da diretriz brasileira de dislipidemias e prevenção da aterosclerose – 2017. Arq Bras Cardiol. 2017;109(2 Supl 1):1-76.
5. Benjamin EJ, Blaha MJ, Chiuve SE, Cushman M, Das SR, Deo R, et al.; American Heart Association Statistics Committee and Stroke Statistics Subcommittee. Heart disease and stroke statistics – 2017 update: a report from the American Heart Association. Circulation. 2017;135(10):e146-e603.
6. Kumar, Abbas, Aster. Robbins & Cotran patologias: bases patológicas das doenças. Fernandes PD et al., trad. Rio de Janeiro: Elsevier; 2010.
7. Pignone M, Freeman MW, Parikh N. Management of elevated low-density lipoprotein-cholesterol (LDL-C) in primary prevention of cardiovascu-

lar disease. UpToDate. 2022. Disponível em: https://medilib.ir/uptodate/show/112841. Acesso em: 23 ago. 2024.
8. Nanna MG, Navar AM, Wang TY, Mi X, Virani SS, Louie MJ, et al. Statin use and adverse effects among adults > 75 years of age: insights from the Patient and provider assessment of lipid management (Palm) Registry. J Am Heart Assoc. 2018;7(10):e008546.
9. Ko DT, Mamdani M, Alter DA. Lipid-lowering therapy with statins in high-risk elderly patients: the treatment-risk paradox. JAMA. 2004;291(15):1864-70.
10. Mach F, Baigent C, Catapano AL, Koskinas KC, Casula M, Badimon L, et al.; ESC Scientific Document Group. 2019 ESC/EAS Guidelines for the management of dyslipidaemias: lipid modification to reduce cardiovascular risk. Eur Heart J. 2020;41(1):111-88.
11. Gencer B, Marston NA, Im K, Cannon CP, Sever P, Keech A, et al. Efficacy and safety of lowering LDL cholesterol in older patients: a systematic review and meta-analysis of randomised controlled trials. Lancet. 2020;396(10263):1637-43.
12. Zhou Z, Ofori-Asenso R, Curtis AJ, Breslin M, Wolfe R, McNeil JJ, et al. Association of statin use with disability-free survival and cardiovascular disease among healthy older adults. J Am Coll Cardiol. 2020;76(1):17-27.
13. Orkaby AR, Driver JA, Ho YL, Lu B, Costa L, Honerlaw J, et al. Association of statin use with all-cause and cardiovascular mortality in US veterans 75 years and older. JAMA. 2020;324(1):68-78.
14. Grundy SM, Stone NJ, Bailey AL, Beam C, Birtcher KK, Blumenthal RS, et al. 2018 AHA/ACC/AACVPR/AAPA/ABC/ACPM/ADA/AGS/APhA/ASPC/NLA/PCNA Guideline on the management of blood cholesterol: executive summary: a report of the American College of Cardiology/American Heart Association Task Force on Clinical Practice Guidelines. J Am Coll Cardiol. 2019;73(24):3168-209.
15. Helfand M, Carson S. Screening for lipid disorders in adults: selective update of 2001 US Preventive Services Task Force Review [Internet]. Rockville (MD): Agency for Healthcare Research and Quality (US); 2008 Jun. (Evidence Syntheses, No. 49.) 3, Results.
16. Arnett DK, Blumenthal RS, Albert MA, Buroker AB, Goldberger ZD, Hahn EJ, et al. 2019 ACC/AHA Guideline on the primary prevention of cardiovascular disease: executive summary: a report of the American College of Cardiology/American Heart Association Task Force on Clinical Practice Guidelines. Circulation. 2019;140(11):e563-e595.
17. Sociedade Brasileira de Cardiologia (SBC). I Diretriz brasileira de prevenção cardiovascular. Disponível em: http://publicacoes.cardiol.br/consenso/2013/Diretriz_Prevencao_Cardiovascular.pdf. Acesso em: 13 jul. 2024.
18. Chou R, Dana T, Blazina I, Daeges M, Bougatsos C, Jeanne TL. Screening for dyslipidemia in younger adults: a systematic review for the U.S. Preventive Services Task Force. Ann Intern Med. 2016;165(8):560-4.

19. USPSTF. Lipid Disorders in adults (cholesterol, dyslipidemia): screening. Available in: https://www.uspreventiveservicestaskforce.org/uspstf/recommendation/lipid-disorders-in-adults-cholesterol-dyslipidemia-screening-2008. Acesso em: 6 ago. 2024.
20. Sociedade Brasileira de Cardiologia. Calculadora para estratificação de risco cardiovascular. Disponível em: https://portal.cardiol.br/br. Acesso em: 13 jul. 2024.
21. European Association of Preventive Cardiology (EAPC). HeartScore. Disponível em: http://www.heartscore.org/en_GB/. Acesso em: 13 jul. 2024.
22. American College of Cardiology. ASCVD Risk Estimator Plus. Disponível em: http://tools.acc.org/ASCVD-Risk-Estimator-Plus/#!/calculate/estimate. Acesso em: 13 jul. 2024.
23. Management of low-density lipoprotein cholesterol (LDL-C) in the secondary prevention of cardiovascular disease – UpToDate. Disponível em: https://medilib.ir/uptodate/show/112841. Acesso em: 23 ago. 2024.
24. Khan SS, Matsushita K, Sang Y, Ballew SH, Grams ME, Surapanemi S, et al. Development and validation of the American Heart Association Predicting Risk of Cardiovascular Disease Events (Prevent) equations. Circulation. 2024;149(6):430-49.
25. Zoungas S, Curtis A, Spark S, Wolfe R, McNeil JJ, Beilin L, et al. Statins for extension of disability-free survival and primary prevention of cardiovascular events among older people: protocol for a randomized controlled trial in primary care (Staree trial). BMJ Open. 2023;13:e069915.
26. Albers JJ, Kennedy H, Marcovina SM. Evidence that Lp[a] contains one molecule of apo[a]and one molecule of apoB: evaluation of amino acid analysis data. J Lipid Res. 1996;37(1):192-6.
27. Tsimikas S, Gordts PLSM, Nora C, Yeang C, Witztum JL. Statin therapy increases lipoprotein(a) levels. Eur Heart J. 2020;41(24):2275-84.
28. Eckel RH, Jakicic JM, Ard JD, de Jesus JM, Houston Miller N, Hubbard VS, et al; American College of Cardiology/American Heart Association Task Force on Practice Guidelines. 2013 AHA/ACC guideline on lifestyle management to reduce cardiovascular risk: a report of the American College of Cardiology/American Heart Association Task Force on Practice Guidelines. Circulation. 2014;129:S76-S99.
29. Rang HP, Dale MM, Ritter JM, Flower RJ. Rang & Dale farmacologia. 6.ed. Rio de Janeiro: Elsevier; 2007.
30. Sabatine MS, Giugliano RP, Wiviott SD, Raal FJ, Blom DJ, Robinson J, et al.; Open-Label Study of Long-Term Evaluation against LDL Cholesterol (Osler) Investigators. Efficacy and safety of evolocumab in reducing lipids and cardiovascular events. N Engl J Med. 2015;372(16):1500-9.
31. Ference BA, Cannon CP, Landmesser U, Luscher TF, Catapano AL, Ray KK. Reduction of low density lipoprotein-cholesterol and cardiovascular events with proprotein convertase subtilisin-kexin type 9 (PCSK9) inhibitors and

statins: an analysis of Fourier, Spire, and the Cholesterol Treatment Trialists Collaboration. Eur Heart J. 2018;39:2540-5.

32. Sabatine MS, Giugliano RP, Keech AC, Honarpour N, Wiviott SD, Murphy SA, et al.; Fourier Steering Committee and Investigators. Evolocumab and clinical outcomes in patients with cardiovascular disease. N Engl J Med. 2017;376:1713-22.
33. Schwartz GG, Steg PG, Szarek M, Bhatt DL, Bittner VA, Diaz R, et al.; Odyssey Outcomes Committees and Investigators. Alirocumab and cardiovascular outcomes after acute coronary syndrome. N Engl J Med. 2018;379:2097-107.
34. 2018 AHA/ACC/AACVPR/AAPA/ABC/ACPM/ADA/AGS/APhA/ASPC/NLA/PCNA guideline on the management of blood cholesterol: a report of the American College of Cardiology/American Heart Association Task Force on Clinical Practice Guidelines. Disponível em: http://jaccjacc.acc.org/Clinical_Document/Cholesterol_GL_Web_Supplement.pdf. Acesso em: 13 jul. 2024.
35. Mortensen MB, Nordestgaard BG. Elevated LDL cholesterol and increased risk of myocardial infarction and atherosclerotic cardiovascular disease in individuals aged 70-100 years: a contemporary primary prevention cohort. Lancet. 2020;396(10263):1644-52.
36. Raal FJ, Mohamed F. Never too old to benefit from lipid-lowering treatment. Lancet. 2020;396(10263):1608-9.
37. Khan SS, Coresh J, Pencina MJ, Ndumele CE, Rangaswami J, Chow SL, et al. Novel prediction equations for absolute risk assessment of total cardiovascular disease incorporating cardiovascular-kidney-metabolic health: a scientific statement from the American Heart Association. Circulation. 2023;148(24):1982-2004.
38. Cholesterol Treatment Trialists' Collaboration. Efficacy and safety of statin therapy in older people: a meta-analysis of individual participant data from 28 randomised controlled trials. Lancet. 2019;393(10170):407-15.
39. A clinical trial of statin therapy for reducing events in the elderly (Staree). 2023. Disponível em: https://clinicaltrials.gov/ct2/show/NCT02099123. Acesso em: 23 ago. 2024.
40. Assmann G, Schulte H. Relation of high-density lipoprotein cholesterol and triglycerides to incidence of atherosclerotic coronary artery disease (the Procam experience). Prospective Cardiovascular Münster study. Am J Cardiol. 1992;70(7):733-7.
41. Brasil. Ministério da Saúde. Secretaria de Atenção à Saúde. Departamento de Atenção Básica. Guia alimentar para a população brasileira. 2.ed. Brasília, DF, 2014.
42. Chowdhury R, Warnakula S, Kunutsor S, Crowe F, Ward HA, Johnson L, et al. Association of dietary, circulating, and supplement fatty acids with coronary risk: a systematic review and meta-analysis. Ann Intern Med. 2014;160:398-406.
43. Dalen JE, Devries S. Diets to prevent coronary heart disease 1957-2013: what have we learned? Am J Med 2014;127:364-9.

44. Ference BA, Yoo W, Alesh I, Mahajan N, Mirowska KK, Mewada A, et al. Effect of long-term exposure to lower low-density lipoprotein cholesterol beginning early in life on the risk of coronary heart disease: a Mendelian randomization analysis. J Am Coll Cardiol. 2012;60(25):2631-9.
45. Fernandes JL, Bittencourt MS. Escore de Cálcio Coronariano: onde e quando faz a diferença na prática clínica. Rev Soc Cardiol Estado de São Paulo. 2017;27(2):88-95.
46. Gordon T, Castelli WP, Hjortland MC, Kannel WB, Dawber TR. High density lipoprotein as a protective factor against coronary heart disease. The Framingham Study. Am J Med. 1977;62(5):707-14.
47. Kirkpatrick JN, Bernacki GM. Primary prevention statins in older patients: the good news or the bad news first? Journal of the American College of Cardiology. 2020;76(1):28-30.
48. Lipid management with diet or dietary supplements. Up To Date. 2024. Disponível em: https://www.uptodate.com/contents/lipid-management-with-diet-or-dietary-supplements. Acesso em: 23 ago. 2024.
49. Myers J, Prakash M, Froelicher V, Do D, Partington S, Atwood JE. Exercise capacity and mortality among men referred for exercise testing. N Engl J Med. 2002;346(11):793-801.
50. Preventable: Pragmatic evaluation of events and benefits of lipid-lowering in older adults. Disponível em: https://www.preventabletrial.org/home.cfm. Acesso em: 13 jul. 2024.
51. Sinnaeve PR, Schwartz GG, Wojdyla DM, et al. Effect of alirocumab on cardiovascular outcomes after acute coronary syndromes according to age: an Odyssey Outcomes trial analysis. Eur Heart J. 2020;41:2248.
52. Suaya J. Survivor benefits and dose-response effect of cardiac rehabilitation in medicare beneficiares after cardiac event or revascularization. J Am Coll Cardiol. 2008.
53. Yusuf S, Hawken S, Ounpuu S, Dans T, Avezum A, Lanas F, et al.; Interheart Study Investigators. Effect of potentially modifiable risk factors associated with myocardial infarction in 52 countries (the Interheart study): case-control study. Lancet. 2004;364(9438):937-52.
54. Cho L, Davis M, Elgendy I, Epps K, Lindley KJ, Mehta PK, et al.; ACC CVD Womens Committee Members. Summary of updated recommendations for primary prevention of cardiovascular disease in women: JACC State-of-the-Art Review. J Am Coll Cardiol. 2020;75(20):2602-18.
55. Mancini GBJ, Ryomoto A, Yeoh E, Iatan I, Brunham LR, Hegele RA. Reappraisal of statin primary prevention trials: implications for identification of the statin-eligible primary prevention patient. Eur J Prev Cardiol. 2025 Feb 25:zwaf048.
56. Shepherd J, Blauw GJ, Murphy MB, Bollen EL, Buckley BM, Cobbe SM, et al. Pravastatin in elderly individuals at risk of vascular disease (PROSPER): a randomised controlled trial. Lancet. 2002;360:1623-30.

5

Hipertensão arterial sistêmica: diagnóstico e tratamento no idoso*

Thiago Augusto da Silva Nascimento
Ana Paula Sousa dos Santos
José Augusto Soares Barreto-Filho

INTRODUÇÃO

A faixa de população com idade maior de 60 anos segue em crescimento acelerado no mundo, com expectativa de atingir cerca de 2 bilhões de indivíduos em 2050, com 17% da população mundial tendo entre 60 e 79 anos, além de 400 milhões de grande idosos, aqueles com idade maior ou igual a 80 anos.[1] A hipertensão arterial é uma das doenças mais prevalentes em pacientes idosos, atingindo até 72% das pessoas acima de 60 anos de idade nos EUA,[2] e continua sendo o fator de risco número um responsável pela elevada morbimortalidade cardiovascular em todo o mundo.

Dados brasileiros demonstram que a taxa de óbitos por hipertensão arterial atingiu o maior valor dos últimos 10 anos, com a ocorrência de 18,7 mortes por 100 mil habitantes em 2021, o que representa aumento expressivo, já que a taxa era de 12,6 óbitos por 100 mil habitantes em 2019. Essa proporção é maior ainda quando se analisa a população idosa, com taxa de mortalidade de 41,4 para cada 100 mil habitantes entre 60 e 69 anos, 97 na faixa etária de 70 a 79 anos e 381,7 mortes por hipertensão arterial para cada 100 mil habitantes com idade de 80 anos ou mais.[3]

Apesar da importância e do impacto da hipertensão arterial, a taxa de controle na população idosa ainda está aquém dos recursos terapêuticos

---

* Ver atualizações sobre as novas diretrizes no quadro ao final do capítulo.

disponíveis, sendo de aproximadamente 41%,[2] enquanto a prevalência de hipertensão arterial resistente é inferior a 20%.[4]

Quando tratados e controlados, os idosos experimentam redução de risco de doença arterial coronariana de 15%, mortalidade geral de 20%, mortalidade cardiovascular de 33% e redução de acidente vascular encefálico de 40% em relação aos pacientes que não atingem as metas, em dados trazidos de importantes estudos clínicos focados nessa faixa etária: *Shep*,[5] *Syst-Eur*,[6] *Stone*[7] e *Hyvet*.[8] Isso é válido mesmo para pacientes com idade superior a 85 anos, conforme dados de uma coorte[9] de pacientes idosos da população geral, com idade média de 90 anos, que demonstrou que uma melhor adesão ao tratamento anti-hipertensivo foi associada a risco reduzido de eventos cardiovasculares e mortalidade.

Outro aspecto relevante a discutir na hipertensão arterial de idosos é seu papel causal ou contribuinte para as doenças neurodegenerativas. A hipertensão tem sido apontada como um fator de risco modificável para demência, correlacionando-se com alterações neuropatológicas que surgem antes da manifestação do déficit cognitivo, assim como fator contribuinte para demência vascular.[10] Entretanto, as evidências são conflitantes em relação ao potencial preventivo da demência com a otimização do tratamento anti-hipertensivo. No estudo *Sprint Mind*,[11] em hipertensos acima de 50 anos, o controle intensivo da pressão arterial comparado ao controle-padrão (PAS < 120 mmHg *vs.* PAS < 140 mmHg) não reduziu o risco de demência. Digno de nota é o fato de que, nesse estudo, o acompanhamento foi mais curto que o programado. O estudo foi interrompido de forma prematura em razão da comprovação dos efeitos positivos cardiovasculares com a estratégia de controle mais intensivo. Isso possivelmente impactou nos resultados, uma vez que a hipótese fisiopatológica sugerindo hipertensão causando demência envolve o longo processo de disfunção endotelial, deposição de proteína beta-amiloide, aterosclerose e arterioloesclerose.[10,12]

O envelhecimento do vaso sanguíneo é a principal razão da correlação entre idade avançada, hipertensão arterial e doença cardiovascular, pois quando ele é submetido a dano endotelial e mecânico contínuo, ao longo de décadas, torna-se enrijecido e desenvolve aterosclerose. Esse processo é autoalimentado, com o aumento na rigidez reduzindo ainda mais a complacência arterial, levando a maior pressão de pulso, importante marcador de risco nessa população, e mais disfunção endotelial (Figura 1).

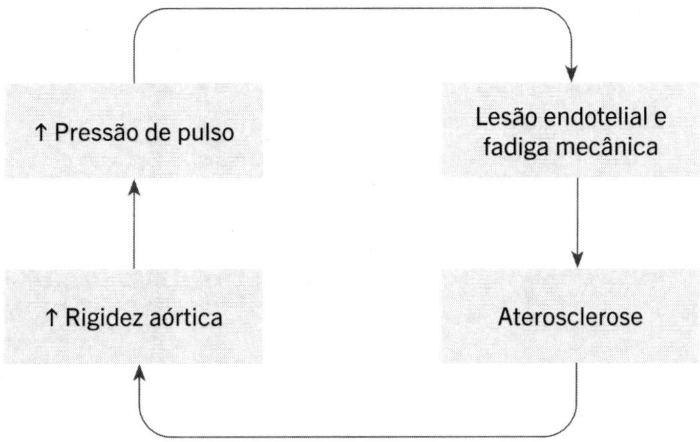

FIGURA 1 Envelhecimento vascular e aumento da pressão de pulso.

O mecanismo fisiopatológico da hipertensão no idoso, embora não seja único, é dos mais importantes, pois está associado a peculiaridades clínicas comuns nessa população, que vão desde a apresentação clínica (hipertensão sistólica isolada), passando por desafios diagnósticos (hiato auscultatório e pseudo-hipertensão) e influenciando na estratégia terapêutica (associação com síndrome da fragilidade e hipotensão/hipertensão ortostática).

DIAGNÓSTICO

Os indivíduos idosos apresentam os mesmos pontos de corte para diagnóstico de hipertensão arterial comparados aos mais jovens. Portanto, quando a média de medidas da pressão arterial, utilizando-se de metodologia sistemática padronizada, apresenta valores de PAS ≥ 140 mmHg e/ou PAD ≥ 90 mmHg, identifica o paciente como portador de hipertensão arterial.[1,13]

Divergências existem em relação ao início do tratamento, especialmente quando o paciente idoso tem mais de 80 anos, ou apresenta alterações em sua funcionalidade e/ou síndrome da fragilidade. Geralmente, tem sido sugerida uma tolerância maior para iniciar tratamento farmacológico e metas menos intensivas em idosos acima de 80 anos e frágeis.[13,14]

Em função da rigidez arterial, mais prevalente nessa população, a utilização do método auscultatório traz desafios e maiores chances de erro diagnóstico, pois não é incomum a presença de hiato auscultatório nos sons de Korotkoff ou do sinal de Osler, característico de artérias extremamente rígidas e incompressíveis, levando a valores incorretos da medida indireta da pressão arterial. Os métodos oscilométricos, com monitores automáticos, minimizam essas situações, tendo acurácia comprometida apenas por arritmias, também comuns na idade mais avançada.[13-18]

Especialmente nessa população, as medidas de pressão arterial obtidas em consultório, quando próximas aos valores de corte, para mais ou para menos (≥ 120/80 mmHg e < 160/100 mmHg), devem ser confirmadas por medidas obtidas fora do consultório, caso o método esteja disponível. Idosos apresentam maior hiper-reatividade do sistema nervoso autonômico, maior frequência de efeito do avental branco nas aferições de consultório e maior variabilidade de pressão arterial no dia a dia. Isso deve estimular, quando disponível, a utilização de métodos residenciais de aferição da pressão arterial, seja ele MAPA (monitorização ambulatorial da pressão arterial) ou MRPA (monitorização residencial da pressão arterial), também destacando que os pontos de corte para diagnóstico com esses métodos são iguais aos da população adulta.[13-18]

Os fenótipos hipertensão do avental branco e hipertensão mascarada são frequentes nessa faixa etária, e a associação corriqueira com síndrome de fragilidade acentua a necessidade de diagnóstico mais preciso para uma tomada de decisão efetiva e segura. A confirmação diagnóstica de hipertensão arterial por medidas obtidas fora do consultório, quando possível, é sempre recomendada, especialmente em idosos mais frágeis e com alteração cognitiva. Em todos os casos, tais medidas de pressão arterial, sejam realizadas em consultório ou fora dele, devem ser regidas por técnica criteriosa observando diversos pormenores que impactam na acurácia da aferição.[13-18]

Outra característica da pressão arterial na população idosa que merece menção no aspecto diagnóstico é que, em parcela não desprezível de idosos, ela varia substancialmente durante manobras de estresse mental ou ortostático, caracterizando aumento da reatividade cardiovascular. Portanto, a busca ativa por hipotensão postural ou hipertensão ortostática deve ser sistematicamente realizada, especialmente em idosos frágeis e vulneráveis. Hipotensão ortostática é definida como redução sustentada da PAS de pelo menos 20 mmHg ou da PAD de pelo menos 10 mmHg com 3 minutos na posição ortostática. Especialmente em idosos, é mandatório que a pesquisa da pressão arterial na posição ortostática seja rigorosamente realizada.[19,20]

Recentemente, tem-se dado ênfase também à hipertensão ortostática. Embora os critérios diagnósticos ainda sejam discutíveis, admite-se que elevações significativas na PA sustentadas por mais de 3 minutos após o posicionamento em pé caracterizariam essa entidade. Estima-se que a prevalência de hipertensão ortostática varia de 5 a 30% nessa população, e essa condição associa-se à maior prevalência de idade avançada, obesidade, diabetes e hipertensão arterial. Recentemente, tem-se verificado que idosos portadores de fragilidade física ou cognitiva também apresentam maior prevalência de hipertensão ortostática, sugerindo-se que fragilidade e alterações cognitivas estão associadas à maior chance de presença de disfunção autonômica.[19,20]

Medidas específicas da pressão arterial central ou da rigidez arterial são métodos que podem auxiliar a condução clínica de casos individualizados, mas não devem fazer parte da rotina de avaliação desses pacientes (Quadro 1).[13]

Outro aspecto que merece menção é a busca de causas secundárias de hipertensão arterial, embora não seja muito frequente nessa faixa etária. Especialmente em indivíduos portadores de hipertensão resistente, quando questões relacionadas à má adesão terapêutica não farmacológica e farmacológica forem resolvidas, deve-se atentar de que o idoso não está isento de desenvolver causas potencialmente corrigíveis como hipertensão renovascular, síndrome da apneia obstrutiva do sono, nefropatia crônica ou doença tireoidiana, dentre outras.[14]

DIAGNÓSTICO DO RISCO GLOBAL

Estima-se que mais de 50% dos pacientes hipertensos apresentem fatores de risco cardiovascular associados. A identificação de outros fatores de risco cardiovascular que seguramente contribuem para os resultados finalísticos é parte integral da avaliação de todos os pacientes hipertensos.

Embora as diretrizes incentivem o uso sistemático dos escores de risco global multivariado tipo escore de Framingham, sempre é bom estar atento ao fato de que a maioria dessas ferramentas de estimativa de risco não contemplou idosos acima de 75 anos em seu desenvolvimento, e isso

QUADRO 1 Considerações para o diagnóstico de hipertensão arterial no idoso

• Níveis de corte para diagnóstico de hipertensão iguais.
• Dificuldades metodológicas adicionais: rigidez arterial, possibilidade de pseudo-hipertensão, presença de hiato auscultatório, grande labilidade da pressão arterial.
• Presença frequente de hipotensão ou hipertensão arterial na posição supina.
• Em idosos, especialmente os funcionalmente limitados, medidas de pressão arterial fora de consultório devem ser realizadas.
• Reconhecer que os níveis de corte da pressão arterial para o início do tratamento necessitam ser especialmente individualizados em idosos frágeis e com prejuízo cognitivo.

pode ser um problema.[13] Mais ainda, os dados referentes ao controle dos outros fatores de risco nessa faixa etária também são limitados. Com o intuito de minimizar essa lacuna, uma abordagem sistêmica e holística da saúde cardiovascular ideal proposta no construto 8-LE pode ser adotada, sem maiores preocupações com o cálculo do risco estimado para essa população acima de 75 anos. Além da hipertensão arterial, deve-se investigar como está o controle dos outros fatores de risco potenciais: (a) glicemia, (b) colesterol, (c) peso, (d) atividade física, (e) qualidade da dieta, (f) tabagismo, (g) sono e (h) psiquismo, e adotar as medidas de controle desses fatores de risco recomendadas ao idoso. Tal construto e a promoção de saúde embasada nele têm sido validados em populações variadas, embora dados referentes à população muito idosa ainda sejam escassos.[21]

Vale destacar que o exame físico buscando dados de doença aterosclerótica periférica (ausência de pulsos, sopro carotídeo e/ou abdominal), assim como massa abdominal pulsátil, sugerindo aneurisma de aorta, são fundamentos propedêuticos valiosos na estratificação de risco nessa população.

DIAGNÓSTICO FUNCIONAL DO IDOSO

Atualmente, é consenso que a hipertensão arterial nessa faixa etária deve ser tratada de forma intensiva nos idosos que se apresentam bem condicionados fisicamente, autônomos e sem déficit cognitivo. A dúvida recai sobre o idoso que já esboça manifestações clínicas, ao exame físico ou neuropsicológico, compatível com síndrome da fragilidade e/ou quadro demencial incipiente. Portanto, deve fazer parte da rotina de todo paciente idoso hipertenso uma avaliação sistematizada, idealmente utilizando escalas de fragilidade e de déficit cognitivo, com intuito de planejamento individualizado do tratamento anti-hipertensivo a ser adotado. Classificá-los como muito condicionado no extremo positivo (nível 1) e terminalmente doente (nível 9) utilizando, por exemplo, a escala visual canadense é uma prática que facilita uma tomada de decisão mais racional, individualizada e humanizada em pacientes acima de 80 anos (Quadro 2).[14]

QUADRO 2 Escala clínica de fragilidade para indivíduos acima de 80 anos

Nível 1: muito condicionado
Nível 2: bem
Nível 3: relativamente bem
Nível 4: vulnerável
Nível 5: minimamente frágil
Nível 6: moderadamente frágil
Nível 7: gravemente frágil
Nível 8: muito gravemente frágil
Nível 9: terminalmente doente

Fonte: adaptado de Benetos et al.[14]

TRATAMENTO

O tratamento da hipertensão arterial nessa população segue os mesmos objetivos e princípios que nos jovens e adultos: a redução de morbidade e mortalidade, combinando estratégias farmacológicas e não farmacológicas, seguindo o alvo de metas definidas pela estratificação de risco.

Ainda assim, o controle pressórico do idoso traz uma série de desafios práticos, difíceis de serem contornados com uma abordagem genérica, não individualizada, por se tratar de uma população muito heterogênea em suas condições biológicas, comorbidades, polifarmácia e a síndrome da fragilidade, fatores esses que impactam tanto quanto, ou até mais, do que a idade e a expectativa de vida. A adesão a longo prazo é outro desafio, e dados nessa faixa etária são escassos. Muitas vezes a aceitação da doença, a adição de novos medicamentos a sua rotina e a maior frequência de efeitos adversos em idosos comprometem a continuidade do tratamento. Dessa forma, a decisão compartilhada no plano terapêutico anti-hipertensivo é muito bem-vinda, sempre discutida sob a ótica dos benefícios do tratamento, pois permite reconhecer as preferências desse idoso, esclarecer dúvidas e facilitar o controle efetivo da pressão arterial.[1,14]

O tratamento não farmacológico é um dos pilares para o controle da doença no idoso. Obesidade importante e consumo de sal maior que 10 g/dia devem ser sempre manejados, mas com cautela, para evitar impactos na aceitação alimentar e minimizar desnutrição, sarcopenia e redução da densidade óssea, comuns nessa população.[17,22] O *Tone*[23] foi um dos estudos que mostraram benefícios das estratégias de redução de peso e do consumo de sal, combinadas ou de maneira isolada, no controle de hipertensos entre 60 e 80 anos de idade, com queda de 2 a 5 mmHg na pressão arterial. O exercício físico, aeróbico e resistido, também traz resultados positivos, com redução de até 6 mmHg na pressão arterial sistólica e 4 mmHg na diastólica, segundo revisão sistemática e metanálise de ensaios clínicos randomizados,[24] com a vantagem adicional de promover maior funcionalidade. Essas medidas de estilo de vida são fundamentais, mesmo considerando que a maior parte dos pacientes necessitará de tratamento medicamentoso associado para atingir as metas de controle.

Diversos ensaios clínicos evidenciaram o benefício e a segurança do tratamento farmacológico da hipertensão arterial sistêmica no idoso, mesmo no subgrupo com idade maior ou igual a 80 anos, a exemplo do *Hyvet*.[8] Neste estudo, o benefício absoluto para o desfecho primário foi inclusive superior ao observado em outros estudos em pacientes com menos de 80 anos.[1]

Todas as drogas anti-hipertensivas podem ser prescritas para o idoso hipertenso. A escolha deve ser norteada principalmente pelas comorbidades outras que esse idoso apresenta (coronariopatia, diabetes, incontinência urinária, por exemplo), considerando sempre os potenciais efeitos adversos e ajustes necessários diante das mudanças fisiológicas da idade que afetam a farmacocinética das drogas.

Assim como em adultos, a preferência é de que a terapia farmacológica seja feita por combinação de drogas, ao invés de monoterapia.[13,16,17] As classes mais utilizadas e recomendadas são os inibidores da enzima conversora da angiotensina, bloqueadores dos receptores da angiotensina, diuréticos tiazídicos, bloqueadores dos canais de cálcio e betabloqueadores. Esta última, inclusive, recentemente ratificada como uma classe de primeira linha no tratamento anti-hipertensivo, com as drogas dessa classe que, em ensaios clínicos randomizados, demonstraram controlar efetivamente a hipertensão.[25]

As metas a serem atingidas variam conforme o risco cardiovascular global de cada paciente.[13] Na população idosa, não é incomum o alvo ser menor que 130 mmHg de sistólica e 80 mmHg de diastólica, seja pela idade ou pelas múltiplas comorbidades. Valores mais baixos que esses podem ser encorajados em alguns cenários,[17,26] considerando a variável contínua de risco que é a hipertensão arterial, mas devem ser atingidos de maneira cautelosa e individualizada, pois podem ser mal tolerados.[27] É preciso ter cuidado adicional nos pacientes com hipertensão sistólica isolada, para não haver redução exagerada da pressão diastólica. Valores menores que 120 mmHg de sistólica e 70 mmHg de diastólica são desnecessários. Estudos observacionais indicam, inclusive, que valores de pressão diastólica inferiores a 65 mmHg estão relacionados a maior mortalidade, particularmente na população coronariopata.[28]

Nesse aspecto, a fragilidade é um dos fatores a serem avaliados para o estabelecimento de metas pressóricas seguras. Em estudo publicado em 2022,[29] analisando a pressão sistólica em 1.170 idosos acompanhados por oito anos, com idade média de 74 anos, foi identificado no grupo não frágil um aumento de mortalidade baseado em valores de pressão sistólica menores de 120 mmHg, enquanto na população frágil essa maior mortalidade aumentada foi observada com base em valores menores de 130 mmHg de pressão sistólica. Muitas vezes, a recomendação é para meta pressórica ainda menos rigorosa, com alvo entre 140 e 150 mmHg de PAS.[17] Faltam, entretanto, ensaios clínicos que respaldem essas informações, assim como também não há estudos sobre a segurança e o impacto do tratamento anti-hipertensivo e suas metas em pacientes com mais de 90 anos, ou naqueles muito frágeis ou com perda acentuada de autonomia física ou cognitiva.

Buscando uma abordagem centrada no paciente, o acompanhamento regular, reavaliação frequente do tratamento e de seu alvo são necessários, considerando que o envelhecimento fisiológico segue uma curva não linear, diferente da idade cronológica. Os pacientes hipertensos excessivamente controlados, mais frágeis, os que apresentem quedas ou síncopes decorrentes de hipotensão, ou que evoluam com surgimento ou piora das comorbidades (doença renal crônica ou neurodegenerativa, por exemplo), são potenciais candidatos à desprescrição de anti-hipertensivos. Quando adotada, essa estratégia deve ser, mais uma vez, guiada por decisão compartilhada, após análise individualizada dos malefícios atribuídos ao tratamento/medicamento e riscos da desprescrição, uma vez que as evidências a longo prazo são limitadas.[30]

NOTA DOS EDITORES – ATUALIZAÇÃO

A Diretriz da Sociedade Europeia de Cardiologia (ESC) de 2024 para o tratamento da pressão arterial elevada e hipertensão arterial traz algumas atualizações importantes, destacadas a seguir.

1) Classificação de acordo com o valor da pressão arterial:

- PA não elevada: < 120 x 70 mmHg.
- PA elevada: 120/70 ≤ 140/90; hipertensão arterial: ≥ 140 x 90 mmHg.

2) Peculiaridades no tratamento de idosos. O manejo deve ser individualizado em casos de hipotensão postural sintomática, idade ≥ 85 anos, fragilidade moderada a grave (escala de fragilidade clínica CFS: 6-9), expectativa de vida < 3 anos. Nesses casos, o manejo será personalizado da seguinte forma:

- Iniciar tratamento farmacológico apenas se PA ≥ 140 x 90 mmHg.
- A meta de PA deverá ser mais leniente, seguindo o princípio ALARA (as low as reasonably achievable), almejando a um valor de PA que seja bem tolerado.
- Na escolha do anti-hipertensivo, priorizar os iSRRA (IECA ou BRA) e BCC, por causarem menos hipotensão postural.[31]

CONSIDERAÇÕES FINAIS

A hipertensão arterial no idoso merece um capítulo à parte por suas nuances na fisiopatologia, diagnóstico, associação com comorbidades e necessidade imperiosa de individualização do tratamento. Isso fica ainda mais desafiador com o aumento crescente dessa faixa etária no mundo e alta correlação com doença cardiovascular.

O diagnóstico deve ser cuidadoso, sistematizado e atento às peculiaridades dessa faixa etária. Medidas da pressão fora do consultório, quando disponíveis com metodologia sistematizada, devem ser incentivadas.

É consenso que a hipertensão arterial no idoso merece atenção, e tratamento judicioso e intensivo no paciente com bom *status* funcional. Entretanto, considerando o envelhecimento um processo altamente heterogêneo, muitas vezes associado à fragilidade e perda funcional expressiva, o tratamento não deve ser guiado isoladamente pelos valores pressóricos.

A implementação de medidas não farmacológicas é fundamental, mas deve ser acompanhada de drogas anti-hipertensivas na maioria dos casos, numa estratégia que segue as mesmas premissas e objetivos do paciente adulto.

No idoso, a seleção de intervenções farmacológicas deve ser realizada com sabedoria, utilizando-se do processo de decisão compartilhada e com a expectativa de melhora dos resultados assistenciais: redução da morbimortalidade e/ou qualidade de vida.

Mais ainda, o clínico deve estar atento à necessidade de reavaliação frequente do paciente. Considerando que o envelhecimento é um processo de evolução contínua, acompanhado de mudanças fisiopatológicas sistêmicas, a tolerabilidade aos fármacos e a resposta terapêutica comumente se alteram nessa complexa etapa de vida.

REFERÊNCIAS BIBLIOGRÁFICAS

1. Egan BM, Mattix-Kramer HJ, Basile JN, Sutherland SE. Managing hypertension in older adults. Curr Hypertens Rep. 2024;26(4):157-67.
2. Dorans KS, Mills KT, Liu Y, He J. Trends in prevalence and control of hypertension according to the 2017 American College of Cardiology/American Heart Association (ACC/AHA) guideline. J Am Heart Ass. 2018;7(11):e008888.
3. Taxa de mortalidade por hipertensão arterial atinge maior valor dos últimos dez anos. Ministério da Saúde. Disponível em: https://www.gov.br/saude/pt-br/assuntos/noticias/2023/maio/taxa-de-mortalidade-por-hipertensao-arterial-atinge-maior-valor-dos-ultimos-dez-anos. Acesso em: 13 jul. 2024.
4. Krieger EM, Drager LF, Giorgi DMA, Pereira AC, Barreto-Filho JAS, Nogueira AR, et al. Spironolactone Versus clonidine as a fourth-drug therapy for resistant hypertension: the ReHOT randomized study (Resistant hypertension optimal treatment). Hypertension. 2018;71(4):681-90.
5. Perry, Jr HM. Effect of treating isolated systolic hypertension on the risk of developing various types and subtypes of stroke: the Systolic hypertension in the elderly program (SHEP). JAMA. 2000;284(4):465-71.

6. Staessen JA, Fagard R, Thijs L, Celis H, Arabidze GG, Birkenhäger WH, et al. Randomised double-blind comparison of placebo and active treatment for older patients with isolated systolic hypertension. The Lancet. 1997;350(9080):757-64.
7. Gong L, Zhang W, Zhu Y, Zhu J, Kong D, Véronique Pagé, et al. Shanghai trial of nifedipine in the elderly. J Hypertens. 1996;14(10):1237-45.
8. Beckett NS, Peters R, Fletcher AE, Staessen JA, Liu L, Dumitrascu D, et al. Treatment of hypertension in patients 80 years of age or older. N Eng J Med. 2008;358(18):1887-98.
9. Corrao G, Rea F, Monzio Compagnoni M, Merlino L, Mancia G. Protective effects of antihypertensive treatment in patients aged 85 years or older. J Hypertens. 2017;35(7):1432-41.
10. Ou YN, Tan CC, Shen XN, Xu W, Hou XH, Dong Q, et al. Blood pressure and risks of cognitive impairment and dementia. Hypertension. 2020;76(1):217-25.
11. Williamson JD, Pajewski NM, Auchus AP, Bryan RN, Chelune G, Cheung AK, et al. Effect of intensive vs standard blood pressure control on probable dementia. JAMA. 2019;321(6):553.
12. Rodrigue KM, Rieck JR, Kennedy KM, Devous MD, Diaz-Arrastia R, Park DC. Risk factors for β-amyloid deposition in healthy aging. JAMA Neurology. 2013;70(5):600-6.
13. Barroso WKS, Rodrigues CIS, Bortolotto LA, Mota-Gomes MA, Brandão AA, Feitosa AD de M, et al. Diretrizes brasileiras de hipertensão arterial – 2020. Arq Bras Cardiol. 2021;116(3):516-658.
14. Benetos A, Petrovic M, Strandberg T. Hypertension management in older and frail older patients. Circ Research. 2019;124(7):1045-60.
15. Whelton PK, Carey RM, Aronow WS, Casey DE, Collins KJ, Dennison Himmelfarb C, et al. Guideline for the prevention, detection, evaluation, and management of high blood pressure in adults. J Am Coll Card. 2018;71(19):e127-e248.
16. Mancia G, Kreutz R, Brunstrom M, Burnier M, Grassi G, Januszewicz A, et al. 2023 ESH guidelines for the management of arterial hypertension. The Task Force for the management of arterial hypertension of the European Society of Hypertension. J Hypertens. 2024;42(1):194.
17. Williams B, Mancia G, Spiering W, Agabiti Rosei E, Azizi M, Burnier M, et al. 2018 ESC/ESH guidelines for the management of arterial hypertension. J Hypertens. 2018;36(10):1953-2041.
18. Picone DS, Schultz MG, Otahal P, Aakhus S, Al-Jumaily AM, Black JA, et al. Accuracy of cuff-measured blood pressure: systematic reviews and meta-analyses. J Am Coll Card. 2017;70(5):572-86.
19. Choi JY, Dong Ryeol Ryu, Lee HY, Lee JH, Hong Y, Park SK, et al. Association between orthostatic hypertension and frailty among older patients with hypertension. Hypertension. 2024;81(6):1383-90.

20. Juraschek SP, Cortez MM, Flack JM, Ghazi L, Rose Anne Kenny, Rahman M, et al. Orthostatic hypotension in adults with hypertension: a scientific statement from the American Heart Association. Hypertension. 2024;81(3):e16-e30.
21. Lloyd-Jones DM, Allen NB, Anderson CAM, Black T, Brewer LC, Foraker RE, et al. Life's essential 8: updating and enhancing the American Heart Association's construct of cardiovascular health: a presidential advisory from the American Heart Association. Circulation. 2022;146(5).
22. DiMilia PR, Mittman AC, Batsis JA. Benefit-to-risk balance of weight loss interventions in older adults with obesity. Curr Diab Rep. 2019;19(11).
23. Whelton PK, Appel LJ, Espeland MA, Applegate WB, Ettinger, Jr WH, Kostis JB, et al. Sodium reduction and weight loss in the treatment of hypertension in older persons. JAMA. 1998;279(11):839.
24. Kazeminia M, Daneshkhah A, Jalali R, Vaisi-Raygani A, Salari N, Mohammadi M. The effect of exercise on the older adult's blood pressure suffering hypertension: systematic review and meta-analysis on clinical trial studies. Int J Hypertens. 2020;2020:1-19.
25. Mancia G, Brunström M, Burnier M, Grassi G, Januszewicz A, Kjeldsen SE, et al. Rationale of the inclusion of β-blockers among major antihypertensive drugs in the 2023 European Society of Hypertension guidelines. Hypertension. 2024;81(5):1021-30.
26. Zhang W, Zhang S, Deng Y, Wu S, Ren J, Sun G, et al. Trial of intensive blood-pressure control in older patients with hypertension. N Eng J Med. 2021;385(14):1268-79.
27. The Sprint Research Group. A randomized trial of intensive versus standard blood-pressure control. N Eng J Med. 2015;373(22):2103-16.
28. Denardo SJ, Gong Y, Nichols WW, Messerli FH, Bavry AA, Cooper-DeHoff RM, et al. Blood pressure and outcomes in very old hypertensive coronary artery disease patients: an Invest substudy. Am J Med. 2010;123(8):719-26.
29. Kremer KM, Braisch U, Rothenbacher D, Denkinger M, Dallmeier D. Systolic blood pressure and mortality in community-dwelling older adults: frailty as an effect modifier. Hypertension. 2022;79(1):24-32.
30. Sheppard JP, Benetos A, Bogaerts J, Gnjidic D, McManus RJ. Strategies for identifying patients for deprescribing of blood pressure medications in routine practice: an evidence review. Curr Hypertens Rep. 2024;26(5):225-36.
31. McEvoy JW, McCarthy CP, Bruno RM, Brouwers S, Canavan MD, Coconi C, et al.; ESC Scientific Document Group. 2024 ESC Guidelines for the management of elevated blood pressure and hypertension. Eur Heart J. 2024;45(38):3912-4018.

6

Doença arterial coronariana: diagnóstico e tratamento

Arthur Cicupira Rodrigues de Assis

INTRODUÇÃO

A doença arterial coronariana (DAC) permanece como a principal causa de morte no mundo. Estima-se, globalmente, que a DAC seja a causa da morte de 7 milhões de pessoas e da perda de 129 milhões de anos de vida ajustados por incapacidade por ano (um ano de vida ajustado por incapacidade representa a perda do equivalente a 1 ano de vida saudável).[1] Em indivíduos idosos, além da preocupação a respeito da mortalidade, o médico tem que se debruçar também sobre as possíveis síndromes geriátricas associadas ao tratamento da DAC, como polifarmácia, multicomorbidade, fragilidade e déficit cognitivo.

A presença da aterosclerose foi constatada há mais de 3.500 anos em múmias egípcias, porém apenas no fim do século XVIII houve a primeira descrição de dor torácica como de origem coronariana; pouco mais de 100 anos após essa primeira descrição, em 1912, James B. Herrick fez a primeira correlação do que se conhece hoje como síndrome coronariana com estudo anatomopatológico.[2] Ao longo do tempo, o aumento da expectativa de vida ocasionado especialmente pelo avanço do tratamento de doenças infecciosas e melhores condições sanitárias e de higiene proporcionou o aumento significativo das manifestações das doenças cardiovasculares, como a dor torácica de origem isquêmica, ampliando consideravelmente o interesse da comunidade científica nessa entidade. Atualmente, mesmo com a consolidação da cirurgia de revascularização do miocárdio e da angioplastia transluminal coronariana como alternativas em seu tratamento, a terapêutica da DAC *per se* permanece alvo de intensa investigação.

Dois conceitos são fundamentais para o entendimento e correto manejo dessa condição tão prevalente na prática tanto do cardiologista quanto do geriatra:

- A DAC aguda possui fisiopatologia, diagnóstico e tratamento diferentes da DAC crônica.
- É preciso compreender o binômio coronária-miocárdio, isto é, nem sempre a doença coronariana implicará doença no miocárdio e vice-versa. O paciente pode apresentar DAC com padrão anatômico multiarterial, porém sem trazer qualquer repercussão ao miocárdio, da mesma forma que uma doença miocárdica grave pode não ter qualquer relação com as coronárias (como ocorre, por exemplo, na doença de Chagas ou na amiloidose cardíaca).

O entendimento desses conceitos é importante principalmente no momento de decisão sobre a necessidade de revascularização, como será visto a seguir.

DOENÇA CORONARIANA AGUDA

Diagnóstico

Há um espectro que define a DAC aguda, cuja bússola para guiar a conduta está em um simples eletrocardiograma (ECG) de 12 derivações em repouso. A angina instável, o infarto agudo do miocárdio sem supradesnivelamento do segmento ST (IAMSSST) e o infarto agudo do miocárdio com supradesnivelamento do segmento ST (IAMCSST) até hoje abrangem o espectro dessa condição; e, para haver infarto, é preciso existir injúria miocárdica aguda, esta representada por alterações na dosagem da troponina. Portanto, para o diagnóstico de uma síndrome coronariana aguda (SCA) e o acerto de seu espectro, são obrigatórias as realizações de eletrocardiograma e a dosagem da troponina, idealmente com ambas as medidas em série.

Entretanto, nem o segmento ST do eletrocardiograma nem a troponina podem definir o diagnóstico de SCA sem a avaliação do mais importante: o paciente. Um indivíduo pode apresentar troponina alterada, supradesnivelamento do segmento ST, mas não possuir qualquer doença coronariana (pode se tratar de uma miocardite ou um quadro de sepse com injúria miocárdica aguda e alteração prévia de repolarização precoce no ECG – uma causa de supradesnivelamento do segmento ST –, isto é, um achado incidental nesse contexto, como exemplos). O contrário também é verdadeiro: um paciente pode apresentar troponina negativa, ECG normal, mas possuir diagnóstico de SCA – angina instável, por exemplo. Logo, é de fundamental importância uma anamnese minuciosa com o intuito de caracterizar o sintoma do paciente e estimar a probabilidade de a queixa ser consequência da instabilidade de uma placa de aterosclerose intraluminal coronariana – essa estimativa é baseada na idade do paciente, comorbidades, história familiar de DAC precoce, estratificações de DAC conhecidas e as características do sintoma (sendo a dor torácica retroesternal, com caráter de opressão ou aperto, irradiação para ombros e/ou mandíbula, desencadeada por estresse físico ou emocional e persistente, as descrições mais associadas à SCA).

A angina instável pode se apresentar de algumas formas:

- Dor em repouso ou ao mínimo esforço prolongada (superior a 20 minutos).
- Angina grave e de início recente.
- Angina com piora progressiva da intensidade, frequência, limiar de esforço ou duração (conhecida também como "angina em crescendo").
- Angina após infarto agudo do miocárdio (IAM) recente.

A ausência de supradesnivelamento do segmento ST no ECG e de alterações nos níveis de troponina torna o diagnóstico da angina instável mais difícil. Entretanto, mesmo na era da troponina ultrassensível e perante a dificuldade de evidências robustas com relação a uma entidade de diagnóstico subjetivo, há consenso em diretrizes nacionais e internacionais para que esses pacientes sejam conduzidos como SCA.[3]

A definição de IAM atual é baseada na quarta definição universal de infarto do ano de 2018,[4] que utiliza a variação da troponina (para cima ou para baixo e acima do percentil 99) como critério obrigatório (injúria miocárdica aguda) associada a pelo menos uma das seguintes características:

- Sintomas de isquemia miocárdica.
- Alterações sugestivas de isquemia no ECG.
- Presença de nova alteração segmentar em exames como ecocardiograma ou ressonância cardíaca.
- Presença de trombo intracoronariano em angiografia ou autópsia.

Quando o paciente apresenta supradesnivelamento do segmento ST de pelo menos 1 mm (0,5 mm quando analisadas derivações acessórias) em duas ou mais derivações contíguas no cenário de angina, deve ser conduzido como IAMCSST e a busca pela terapia de reperfusão deve ser imediata, sem necessidade de aguardar resultados de exames laboratoriais, inclusive da troponina.

No paciente idoso, a anamnese apresenta-se desafiadora, pois a população idosa (especialmente acima dos 75 anos de idade) tem maior prevalência de sintomas atípicos (também chamados de equivalentes anginosos), como dispneia (mais comum), epigastralgia e *delirium*; e ainda há situações cujos cuidadores (familiares ou profissionais) são os principais informantes do quadro do paciente.

Em um estudo prospectivo com mais de 3 mil pacientes com idade acima de 75 anos internados por IAM, 44% deles não relataram dor torácica como queixa principal.[5]

Portanto, em pacientes idosos que se apresentam com possibilidade de SCA, a suspeição do médico deve ser alta e a investigação minuciosa com atenção para equivalentes anginosos, achados ao exame físico (como sopro sistólico à ausculta sugestivo de estenose aórtica – um importante diagnóstico diferencial nessa população) e alterações eletrocardiográficas que possam elevar a probabilidade do diagnóstico de DAC aguda.

Tratamento

Desde o estudo *ISIS-2*,[6] quando o ácido acetilsalicílico (AAS) passou a ser utilizado concomitantemente ao tratamento fibrinolítico (na época foi utilizada a estreptoquinase), o tratamento medicamentoso para DAC aguda passou por algumas mudanças: foram incorporados heparina intravenosa,[7] segundo antiagregante plaquetário (inibidor de P2Y12) [8] e estatina de alta potência.[9]

A terapêutica nos pacientes idosos é similar àquela em pacientes jovens, porém deve ser individualizado o escalonamento ou desescalonamento de acordo com a evolução do paciente (ao avaliar o benefício líquido entre os riscos de sangramento e trombótico) e a decisão sobre a revascularização.

Antiagregantes plaquetários

Tanto o clopidogrel quanto o ticagrelor são recomendados para pacientes idosos com SCA – o prasugrel deve ser usado com cautela e em doses corrigidas[10] em indivíduos com 75 anos ou mais por ter apresentado maior risco de sangramento fatal e intracraniano. O clopidogrel, consensualmente, apresenta melhor perfil para redução do risco de sangramento em população com mais de 70 anos de idade.[11] O Quadro 1 compara benefícios e riscos entre os três medicamentos: em pacientes com alto risco de sangramento e não tão alto risco trombótico, com uso de *stent* em lesão focal (não complexa), o clopidogrel parece ser a melhor opção; o ticagrelor deve ser considerado especialmente em pacientes com alto risco para trombose de *stent*, com bom suporte familiar e sem déficit cognitivo (pela posologia de 12/12 horas – diferente da posologia em dose única diária dos outros dois antiagregantes); para pacientes não muito idosos, bem nutridos, com elevado risco trombótico, alta expectativa de vida e baixo risco de sangramento, o prasugrel pode ser opção.

É importante ressaltar que nenhum desses três antiagregantes plaquetários necessita de ajuste para função renal. Aqueles pacientes ≥ 75 anos com IAMCSST que foram submetidos à trombólise não devem receber dose de ataque do clopidogrel (300 mg), mas sim dose similar à de manutenção (75 mg) dada a ausência de benefício em mortalidade em 30 dias e em 12 meses após o evento,[12] exceto se forem encaminhados à angioplastia de resgate (o risco trombótico supera o risco de sangramento), portanto devem receber a dose de ataque independentemente da idade.

Não há receita pronta para esse perfil de população e a decisão deve ser individualizada. Caso haja a decisão por usar ticagrelor no contexto imediato da SCA pelo maior risco trombótico no momento, angioplastia complexa, lesões difusas, alta carga trombótica associada à placa aterosclerótica – como exemplos –, a troca por clopidogrel (pelo fato de o paciente eventualmente também possuir alto risco para sangramento) não deve ser realizada nos primeiros 30 dias do evento porque há maior risco de eventos isquêmicos.[13]

QUADRO 1 Comparação dos benefícios e riscos entre os inibidores de P2Y12

Medicamento	Benefício em eventos isquêmicos	Risco hemorrágico	Benefício na posologia	Benefício na trombose de *stent*	Ajuste para função renal
Clopidogrel	+	+	+++	+	Não necessário
Ticagrelor	++	++	+	+++	Não necessário
Prasugrel	+++	+++	+++	++	Não necessário

+: magnitude do benefício ou do risco.

Anticoagulação e trombólise

O esquema de anticoagulação na vigência da SCA no idoso com 75 anos ou mais é similar ao dos indivíduos mais jovens, exceto quando o esquema envolve a enoxaparina – em razão da necessidade de correção de sua dose de manutenção (para 0,75 mcg/kg/dose via subcutânea) e da não realização da dose de ataque (30 mg) em *bolus* via intravenosa nos casos submetidos à trombólise. Também há necessidade de redução da dose do trombolítico tenecteplase pela metade em indivíduos ≥ 75 anos.[14]

Estatinas

As evidências sobre os benefícios cardiovasculares das estatinas após SCA são consistentes na literatura. Estatinas de moderada a alta potência são recomendadas para indivíduos com 75 anos ou mais que tenham aterosclerose manifesta.[13]

No ano de 2012, a FDA (Food and Drug Administration), órgão federal que controla e supervisiona a prescrição de medicamentos nos EUA e com grande influência global, emitiu um alerta sobre possíveis efeitos das estatinas na cognição com base em um sistema de relatos de eventos adversos e em revisões de literatura, o que poderia influenciar na decisão do uso dessa classe especialmente em populações mais suscetíveis a esse problema, como os idosos.[15] Porém, metanálises recentes envolvendo estatinas e outras classes de medicamentos que reduzem o colesterol LDL (*low-density lipoprotein*) não mostraram resultados prejudiciais para a cognição das populações estudadas.[16]

Vigilância quanto à miopatia induzida pela estatina, que podem comprometer a funcionalidade do idoso: avaliar se há insuficiência de vitamina D ou distúrbios da função tireoideana (condições associadas ao aumento desse risco) e interações medicamentosas – sinvastatina e atorvastatina são intensamente metabolizadas pelo citocromo P450 3A4 (CYP3A4), portanto deve-se ter cautela ao associar esses medicamentos com drogas inibidoras do CYP3A4, como amiodarona, diltiazem e antimicrobianos como claritromicina e itraconazol.

Outras medicações

Os betabloqueadores possuem uma longa história com a doença coronariana. Desde que Miura et al.[17] identificaram experimentalmente a redução da extensão do infarto do miocárdio em cachorros com a administração de propranolol em até 3 horas da oclusão da coronária, muitos *trials* e estudos observacionais avaliaram possíveis benefícios do uso de betabloqueador após a SCA, mostrando resultados conflitantes na população geral. Em quase 7 mil indivíduos com idade maior ou igual a 65 anos o uso de betabloqueador não apresentou qualquer benefício 3 anos após o evento.[18]

A decisão por iniciar betabloqueador deve se basear no risco de efeitos colaterais prejudiciais como bradiarritmias, tendência à hipotensão, disfunção erétil, tonturas e síncopes neuromediadas, transtorno depressivo e doença vascular periférica concomitante – subtraído de possíveis benefícios no controle de arritmias e na redução do trabalho miocárdico, consequentemente reduzindo também o consumo de oxigênio. Para pacientes com mais de 70 anos, não deve ser iniciado betabloqueador nas primeiras 24 horas do evento agudo pelo aumento de risco de choque cardiogênico, podendo ser reavaliada a decisão a cada 24 horas. Atualmente, a indicação formal para uso contínuo está reservada para os casos de SCA que evoluíram com disfunção ventricular.

Drogas que agem no sistema renina-angiotensina-aldosterona (inibidores da enzima conversora de angiotensina, bloqueadores do receptor de angiotensina II e antagonistas de aldosterona) apresentaram resultados positivos para redução de mortalidade em pacientes com infartos extensos e disfunção ventricular. Na população idosa, devem ser utilizados com cautela e em decisão compartilhada entre equipe médica e paciente em razão dos riscos de hipercalemia, síncope neuromediada, hipotensão e piora da função renal, com monitorização mais rigorosa especialmente nos primeiros 3 meses após o início da medicação.[12]

Fibrilação atrial e SCA são duas entidades clínicas que compartilham a idade dentre seus fatores de riscos e, portanto, cada vez mais estão presentes em associação com o aumento da expectativa de vida. As recomendações atuais para terapia tripla (AAS + inibidor de P2Y12 + droga anticoagulante oral) estão alicerçadas na avaliação de risco trombótico e de sangramento, podendo ser interrompida após 1 semana do evento ou ampliada até 30 dias se o risco de sangramento for permissivo. Após esse período de terapia tripla, deve-se suspender o AAS e manter preferencialmente clopidogrel associado a uma droga anticoagulante oral. Após 6 meses a 1 ano do evento, mais uma vez avaliando riscos e benefícios, deve-se manter apenas a droga anticoagulante oral.

Revascularização

A solicitação do cateterismo para diagnóstico e provável intervenção (percutânea ou cirúrgica) deve se basear na proporcionalidade dessa medida de acordo com a conjuntura clínica do paciente, embora, diante da gravidade da SCA e ausência de critérios prévios para terminalidade de vida do paciente (condição associada grave e irreversível), é improvável que a terapia de reperfusão seja mais arriscada ou desproporcional que seu potencial benefício, especialmente quando se trata de IAMCST, quando a artéria culpada é mais facilmente identificável e a decisão do tratamento inicial menos complexa – angioplastia da artéria culpada – caso não tenha decorrido muito tempo do início do quadro (> 12 horas).

Entretanto, a maioria das SCA no idoso ocorre sem supradesnivelamento do segmento ST, o que torna a estratégia invasiva precoce desafiadora, especialmente se o paciente apresenta outra causa aguda para a elevação da troponina com alterações eletrocardiográficas ou de imagem cardíaca sugestivas de processo isquêmico (p. ex., sepse), e, além disso, pode apresentar outras disfunções orgânicas, como doença renal crônica. Cada paciente merece ser julgado de acordo com sua funcionalidade para avaliação dos riscos do procedimento e benefícios previstos a curto e longo prazo, sem utilizar a idade como parâmetro definidor de uma conduta que envolve tantas variáveis.[19]

DOENÇA CORONARIANA CRÔNICA

Diagnóstico

Três principais fatores contribuem para um desafiador manejo de idosos com síndrome coronariana crônica: subdiagnóstico, tratamento subótimo e pouca representação dessa população nos principais *trials*.

Com relação ao primeiro fator, os sintomas atípicos contribuem consideravelmente para o não prosseguimento da investigação em nível ambulatorial. Muitas vezes, esses pacientes chegam ao consultório relatando sintomas constitucionais e inespecíficos como "cansaço", além de frequentemente ficarem "autolimitados" por receio de sentirem dor torácica ou equivalente anginoso sem que haja percepção dos familiares e cuidadores, levando a conclusões equivocadas e direcionamento para outras síndromes pela equipe médica. Testes diagnósticos de anatomia, como angiotomografia de coronárias, são prejudicados pela possibilidade de intensa calcificação (com consequente dificuldade para análise fidedigna do lúmen coronariano) e usual associação com doença renal que limita o uso de contraste iodado. Testes de estresse miocárdico (cintilografia, ergométrico, ecocardiograma ou ressonância com estresse) são prejudicados quando há baixa capacidade funcional e impossibilidade de realização de estresse físico (mais fisiológico e representativo), além de alterações eletrocardiográficas não incomuns (p. ex., bloqueio de ramo esquerdo) e polifarmácia com multicomorbidades (p. ex., uso de betabloqueadores e doença pulmonar obstrutiva crônica). O estresse farmacológico apresenta contraindicações absolutas ou relativas frequentes nos idosos, como bloqueios atrioventriculares, estenose carotídea bilateral significativa, hipotensão e broncoespasmo (para o dipiridamol e adenosina) e fibrilação atrial (para a dobutamina).

Perante potenciais dificuldades para interpretação e riscos envolvidos na realização desses testes diagnósticos, cabe ao médico, em conjunto com o paciente e sua família, decidirem sobre a opção mais segura, incluindo a alternativa de não solicitar qualquer exame complementar, com acompanhamento mais próximo e reavaliações dinâmicas para avaliar se o benefício da investigação diagnóstica e subsequentes opções de tratamento superam os riscos envolvidos nesse processo.

Tratamento

O tratamento subótimo no paciente idoso com DAC crônica não é aquele descontinuado por causa de hipotensão sintomática ou bradiarritmias ameaçadoras à vida – a isso dá-se o nome de intolerância à terapia. Entende-se como tratamento subotimizado aquele em que, por qualquer motivo (receio do médico, receio do paciente, crença por vezes equivocada da ausência de benefício), não são realizadas as melhores abordagens (medicamentosa, percutânea ou cirúrgica). Essa decisão deve ser baseada nas preferências individuais do paciente, função cognitiva e expectativa de vida.[20]

Os medicamentos envolvidos no tratamento do paciente idoso com síndrome coronariana crônica são os mesmos naqueles mais jovens, com atenção maior aos efeitos colaterais e interações medicamentosas potencialmente mais pronunciados no idoso. Betabloqueadores devem ser reservados apenas para casos de angina, alguns tipos de arritmia ou presença de disfunção ventricular. Bloqueadores de canais de cálcio di-idropiridínicos devem ser a primeira escolha para tratamento antianginoso se o paciente também apresentar diagnóstico de hipertensão. AAS continua indicado para pacientes em profilaxia secundária, sendo seu uso em profilaxia primária para indivíduos com mais de 60 anos desencorajado.[21] O estudo *Aspree*[22] incluiu mais de 19 mil pacientes com 70 anos ou mais sem doenças cardiovasculares diagnosticadas para serem randomizados na proporção 1:1 entre uso de AAS e placebo, apresentando maior mortalidade geral no grupo que recebeu AAS (*hazard ratio* 1,14; intervalo de confiança 95%, 1,01-1,29). Apesar de constar nos critérios de exclusão a presença de DAC, não há registro de quantos pacientes possuíam prova anatômica, portanto provavelmente uma parcela razoável da amostra apresentava-se com lesões obstrutivas e não obstrutivas coronarianas assintomáticas.

Estatinas para a aterosclerose manifesta estão indicadas independentemente da idade, conforme visto anteriormente; já para profilaxia primária, deve-se considerar iniciar estatina em indivíduos com 70 anos ou mais se apresentarem alto ou muito alto risco cardiovascular, porém avaliando com atenção os fatores de risco modificáveis, fragilidade, benefício por tempo de vida estimado, comorbidades e preferências do paciente.[23]

Os conceitos iniciais deste capítulo fazem muita diferença no momento de decidir sobre revascularização do miocárdio. O primeiro passo, excluindo lesões de tronco de coronária esquerda, é entender se o miocárdio está em sofrimento e se haverá benefício de uma estratégia de revascularização eletiva. Apesar de cada vez mais compreendermos que a isquemia miocárdica é uma consequência da doença coronariana obstrutiva e não causa de eventos,[24] os sintomas provocados pela isquemia podem reduzir a qualidade de vida significativamente. O estudo *Time*[25] incluiu 305 pacientes com 75 anos ou mais e que apresentavam angina pelo menos CCS 2 (Canadian Cardiac Society), com 60% da população triarterial:

- Metade foi randomizada para tratamento não intervencionista e a outra metade para cirurgia ou angioplastia (sendo a maioria desses para angioplastia).
- A função ventricular foi semelhante em ambos os grupos, com média de 53% no grupo invasivo e 52% no grupo não invasivo.
- O desfecho primário foi qualidade de vida por meio de questionários preestabelecidos e a ocorrência de eventos como morte, infarto do miocárdio não fatal e internação hospitalar por piora da angina (definidos como eventos cardíacos maiores).
- Os resultados mostraram melhora na gravidade da angina e em questionário sobre o estado de saúde, além de redução do número de medicamentos antianginosos no grupo com estratégia invasiva.
- Houve o registro de 49% de eventos cardíacos maiores no grupo não intervenção e 19% no grupo intervenção (porém com maior mortalidade no grupo submetido à estratégia invasiva: 8% contra 4%, com valor de $p = 0{,}15$).

Nesse estudo, a mortalidade por complicações da revascularização foi de 2,5%.

O segundo passo, caso o primeiro seja positivo, é decidir sobre qual estratégia de revascularização: angioplastia ou cirurgia, podendo ser um fator limitante para o prosseguimento da intervenção caso a abordagem não seja tecnicamente factível. Para isso, inúmeras variáveis deverão ser analisadas preferencialmente por meio de *Heart Team*, que envolvem:

- Coronária: padrão anatômico das lesões (uni, bi ou multiarterial; terços proximal, médio ou distal), calibre e tortuosidade dos vasos.
- Complexidade das placas (calcificação, trifurcação, ostiais, oclusão total, difusas e presença de trombo) e suas características, como carga aterosclerótica e fibroateromas de capa fina (com base em exames de imagem intracoronária cada vez mais difundidos – que parecem ser promissoras na predição de eventos[26]).
- Miocárdio: função ventricular e a possibilidade de miocárdio hibernante, atordoado, isquêmico, sadio e/ou de fibrose correspondente às lesões-alvo a serem tratadas.
- Comorbidades: função cognitiva, função renal, presença de sarcopenia, estenose carotídea grave, doença pulmonar obstrutiva crônica, entre outras condições que elevam o risco cirúrgico do paciente.
- Preferências do paciente.
- Suporte familiar e social.

REFERÊNCIAS BIBLIOGRÁFICAS

1. Ralapanawa U, Sivakanesan R. Epidemiology and the magnitude of coronary artery disease and acute coronary syndrome: a narrative review. J Epidem Glob Health. 2021;11(2):169-77.
2. Introcaso L. História natural da aterosclerose. Atheros. 2001;12(1):27-32.
3. Byrne RA, Rossello X, Coughlan JJ, Barbato E, Berry C, Chieffo A, et al. 2023 ESC guidelines for the management of acute coronary syndromes. Eur Heart J. 2023;44(38):3720-826.
4. Thygesen K, Alpert JS, Jaffe AS, Chaitman BR, Bax JJ, Morrow DA, et al. Fourth Universal Definition of Myocardial Infarction (2018). Circulation. 2018;138(20).
5. Gupta A, Tsang S, Hajduk A, Krumholz HM, Nanna MG, Green P, et al. Presentation, Treatment, and outcomes of the oldest-old patients with acute myocardial infarction: the Silver-AMI study. Am J Med. 2021;134(1):95-103.
6. Randomised trial of intravenous streptokinase, oral aspirin, both, or neither among 17,187 cases of suspected acute myocardial infarction: ISIS-2. ISIS-2 (Second International Study of Infarct Survival) Collaborative Group. Lancet. 1988;2(8607):349-60.
7. An International randomized trial comparing four thrombolytic strategies for acute myocardial infarction. N Engl J Med. 1993;329(10):673-82.

8. The Clopidogrel in Unstable Angina to Prevent Recurrent Events Trial Investigators. Effects of clopidogrel in addition to aspirin in patients with acute coronary syndromes without ST-segment elevation. N Engl J Med. 2001;345(7):494-502.
9. Cannon CP, Braunwald E, McCabe CH, Rader DJ, Rouleau JL, Belder R, et al. Intensive versus moderate lipid lowering with statins after acute coronary syndromes. N Engl J Med. 2004;350(15):1495-504.
10. Savonitto S, Ferri LA, Piatti L, Grosseto D, Piovaccari G, Morici N, et al. Comparison of reduced-dose prasugrel and standard-dose clopidogrel in elderly patients with acute coronary syndromes undergoing early percutaneous revascularization. Circulation. 2018;137(23):2435-45.
11. Montalto C, Morici N, Munafò AR, Mangieri A, Mandurino-Mirizzi A, D'Ascenzo F, et al. Optimal P2Y12 inhibition in older adults with acute coronary syndromes: a network meta-analysis of randomized controlled trials. Eur Heart J – Cardiovasc Pharmacother. 2020;8(1):20-7.
12. Puymirat E, Aïssaoui N, Coste P, Dentan G, Bataille V, Drouet E, et al. Comparison of efficacy and safety of a standard versus a loading dose of clopidogrel for acute myocardial infarction in patients ≥ 75 years of age (from the FAST-MI registry). Am J Cardiol. 2011;108(6):755-9.
13. Damluji AA, Forman DE, Wang TY, Chikwe J, Kunadian V, Rich MW, et al. Management of acute coronary syndrome in the older adult population: a scientific statement from the American Heart Association. Circulation. 2023;147(3).
14. Cesena F. Estratégia farmacoinvasiva no infarto do miocárdio com supradesnivelamento do segmento ST: particularidades no idoso. Arq Bras Card. 2023;120:e20220885.
15. Grundy SM, Stone NJ, Bailey AL, Beam C, Birtcher KK, Blumenthal RS, et al. 2018 AHA/ACC/AACVPR/AAPA/ABC/ACPM/ADA/AGS/APhA/ASPC/NLA/PCNA guideline on the management of blood cholesterol: a report of the American College of Cardiology/American Heart Association task force on clinical practice guidelines. Circulation. 2019;139:e1082-e1143.
16. Ott BR, Daiello LA, Dahabreh IJ, Springate BA, Bixby K, Murali M, et al. Do statins impair cognition? A systematic review and meta-analysis of randomized controlled trials. Journal of General Internal Medicine. 2015;30(3):348-58.
17. Miura M, Thomas RC, Ganz W, Sokol T, Shell WE, Toshimitsu T, et al. The effect of delay in propranolol administration on reduction of myocardial infarct size after experimental coronary artery occlusion in dogs. Circulation. 1979;59(6):1148-57.
18. Shavadia JS, Holmes DN, Thomas L, Peterson ED, Granger CB, Roe MT, et al. Comparative effectiveness of β-blocker use beyond 3 years after myocardial

infarction and long-term outcomes among elderly patients. Circ Cardiovasc Qual Outcomes. 2019;12:e005103.
19. Cockburn J, Hildick-Smith D, Trivedi U, Adam de Belder. Coronary revascularisation in the elderly. Heart. 2016;103(4):316-24.
20. Lawton JS, Tamis-Holland JE, Bangalore S, Bates ER, Beckie TM, Bischoff JM, et al. 2021 ACC/AHA/SCAI guideline for coronary artery revascularization: a report of the American College of Cardiology/American Heart Association Joint Committee on Clinical Practice guidelines. Circulation. 2022;145(3).
21. US Preventive Services Task Force. Aspirin use to prevent cardiovascular disease: US Preventive Services Task Force Recommendation Statement. JAMA. 2022;327(16):1577-84.
22. McNeil JJ, Nelson MR, Woods RL, Lockery JE, Wolfe R, Reid CM, et al. Effect of aspirin on all-cause mortality in the healthy elderly. N Engl J Med. 2018;379(16):1519-28.
23. Visseren FLJ, Mach F, Smulders YM, Carballo D, Koskinas KC, Bäck M, et al. 2021 ESC guidelines on cardiovascular disease prevention in clinical practice. Eur Heart J. 2021;42(34):3227-37.
24. Maron DJ, Hochman JS, Reynolds HR, Bangalore S, O'Brien SM, Boden WE, et al. Initial invasive or conservative strategy for stable coronary disease. N Engl J Med. 2020;382(15):1395-407.
25. Trial of invasive versus medical therapy in elderly patients with chronic symptomatic coronary-artery disease (Time): a randomised trial. The Lancet. 2001;358(9286):951-7.
26. Stone GW, Maehara A, Lansky AJ, de Bruyne B, Cristea E, Mintz GS, et al. A prospective natural-history study of coronary atherosclerosis. N Engl J Med. 2011;364(3):226-35.

7

Estenose aórtica: diagnóstico e tratamento

Fabrício Anjos de Andrade
Wesley Araújo Silva

INTRODUÇÃO

A estenose da valva aórtica é uma doença cardíaca valvar comum, com diferentes causas, que pode levar a sintomas graves e alta mortalidade se não tratada precocemente. O diagnóstico é feito principalmente por meio do ecocardiograma, que avalia a gravidade da obstrução da válvula aórtica e fornece informações importantes para o tratamento. Outros exames, como angiotomografia e ressonância magnética, também são úteis, ao trazerem informações anatômicas, avaliação de possíveis condições associadas, além de auxiliar na decisão e planejamento terapêutico.

O tratamento da estenose aórtica anatomicamente importante envolve a abordagem com intervenções cirúrgicas ou percutâneas (implante transcateter de válvula aórtica – TAVI, do inglês *transcatheter aortic valve implantation*) em pacientes sintomáticos. A escolha entre cirurgia aberta e TAVI depende de diversos fatores, como idade, fragilidade, riscos cirúrgicos e preferências do paciente.

A avaliação geriátrica ampla é essencial para avaliar os pacientes de forma abrangente e decidir sobre a melhor abordagem, em conjunto com o *Heart Team*, desempenhando um papel crucial na decisão terapêutica.

APRESENTAÇÃO

A estenose aórtica (EA) é uma doença cardíaca valvar comum, a segunda mais prevalente nos EUA, que ocasiona uma obstrução da via de saída do ventrículo esquerdo.[1] As etiologias mais frequentes são: congênita (valva aórtica bicúspide ou unicúspide), calcífica ou degenerativa e reumática. Os sintomas, como dor torácica, síncope, dispneia, fadiga e outros sinais e sintomas de insuficiência cardíaca, podem aparecer após um período de latência de cerca de 10 a 20 anos. Quando aparecem, a mortalidade em poucos anos pode ser maior do que 90% e a sobrevida média ao longo dos anos reduz drasticamente a depender do tipo de sintoma presente: 5 anos para angina, 3 anos para síncope e 2 anos para dispneia (Figura 1),[2] por isso a necessidade de observação constante dos pacientes e de intervenção cirúrgica ou percutânea precoce quando indicado.[3,4]

A EA é relativamente incomum nos pacientes com menos de 65 anos, exceto se forem portadores de uma anormalidade congênita. A prevalência da doença calcífica valvar aórtica naqueles com idade menor ou igual a 65

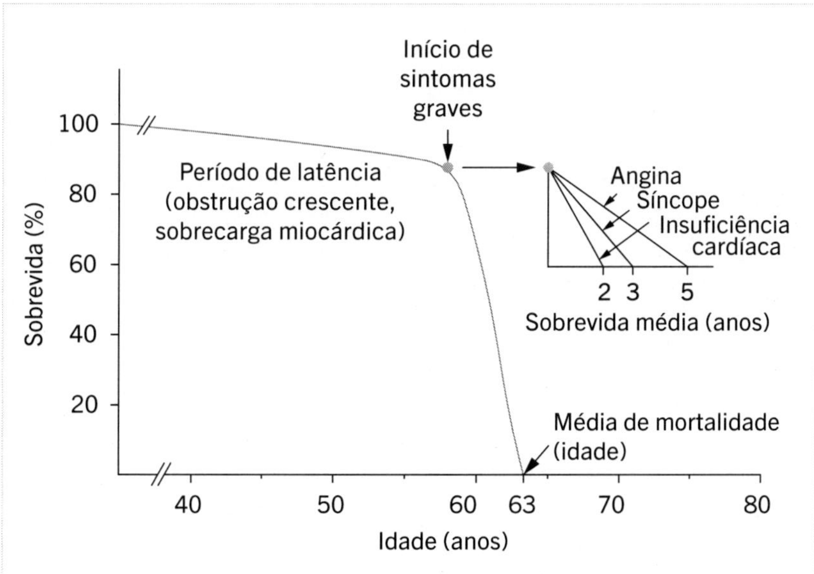

FIGURA 1 Sobrevida dos pacientes com estenose aórtica ao longo do tempo.
Fonte: Ross e Braunwald.[2]

anos é de cerca de 1 a 2%; já nos pacientes acima dessa faixa etária é de 29%. A prevalência de uma esclerose valvar aórtica nos pacientes com mais de 75 anos é de cerca de 40%, e aproximadamente 2 a 9% destes apresentam estenose valvar aórtica grave.[5-7] Espera-se que nas próximas décadas a doença duplique ou triplique com o envelhecimento da população.[8]

AVALIAÇÃO DIAGNÓSTICA

A EA é geralmente diagnosticada quando o exame físico (incluindo um típico sopro sistólico de ejeção) sugere EA ou quando ela é detectada em um exame de ecocardiograma realizado à beira-leito de um atendimento (ultrassom *point-of-care*) ou em um ecocardiograma diagnóstico realizado por outras indicações.[9] Sintomas como dispneia e diminuição da tolerância ao exercício, tontura, síncope e angina *pectoris* podem ou não estar presentes em pacientes com EA importante.[2]

O ecocardiograma é um exame-chave para confirmar o diagnóstico e a gravidade da estenose valvar aórtica. Além disso, fornece outras informações relevantes, como grau de calcificação valvar, função ventricular esquerda, contratilidade miocárdica segmentar, provável etiologia, doenças cardíacas associadas e dados prognósticos.[10]

Internacionalmente, recomenda-se a avaliação ecocardiográfica do gradiente médio de pressão (parâmetro mais robusto), da velocidade transvalvular de pico (Vmáx) e da área valvar aórtica. A presença de um dos três critérios a seguir pode ser considerada para caracterizar uma estenose valvar aórtica como importante:

- Área valvar $< 1\ cm^2$.
- Velocidade de pico > 4 m/segundo.
- Gradiente médio ≥ 40 mmHg.

Em casos discordantes ou duvidosos, outros dados ecocardiográficos devem ser acessados para colaborar na tomada de decisão, como índice do *stroke volume*, grau de calcificação valvar, função ventricular esquerda, presença ou não de hipertrofia ventricular esquerda, entre outros.[11]

Nos casos em que haja a necessidade de avaliar o impacto funcional e os sintomas (presentes ou não) num paciente com estenose valvar aórtica, a utilização dos peptídeos natriuréticos e os testes de esforço são de grande valia para análise prognóstica e identificação de bons candidatos para intervenção valvar.[12-14] Particularmente nos pacientes portadores de estenose valvar aórtica com disfunção ventricular esquerda (fração de ejeção menor que 50%), áreas valvares abaixo de < 1 cm^2 e com baixos gradientes (< 40 mmHg) e velocidades máximas de pico (< 4 m/s), a realização do ecocardiograma transtorácico sob estresse com dobutamina é fundamental para avaliar os pacientes com estenose valvar aórtica verdadeira ou não (EA baixo fluxo e baixo gradiente).[15]

A angiotomografia contribui de diversas maneiras, incluindo a avaliação da anatomia da aorta ascendente e descendente, a extensão e a distribuição das calcificações valvares e vasculares, bem como os acessos periféricos.[16] Além disso, é possível verificar a presença de doença coronariana associada, e em certos casos pode-se dispensar a necessidade de realizar um cateterismo cardíaco antes de uma intervenção valvar, seja cirúrgica ou percutânea. Esse exame é crucial para a avaliação de pacientes candidatos ao TAVI, pois auxilia na verificação da elegibilidade, na previsão de riscos e no planejamento do procedimento.

A análise quantitativa da calcificação valvar é um preditor de desfechos clínicos e pode ser avaliada principalmente pela angiotomografia. Com esse dado, pode-se avaliar a real gravidade da EA, ou mesmo prever uma possível progressão mais rápida da doença.[17]

A ressonância nuclear magnética pode ser necessária, especialmente em pacientes idosos, uma vez que a amiloidose está presente em aproximadamente 9 a 15% dos casos de estenose valvar aórtica nessa população. Adicionalmente, a presença de fibrose miocárdica é um fator relevante para a descompensação ventricular esquerda, independentemente da presença de doença arterial coronariana.[18]

É essencial a realização de uma avaliação geriátrica ampla, incluindo a avaliação de fragilidade em todos os pacientes idosos com EA importante, na medida em que essa avaliação fornece ferramentas e diretrizes necessárias para otimizar os resultados de uma intervenção, resultando em melhores desfechos e prognóstico.[19] A avaliação de fragilidade, inclusive, vai auxiliar na definição da melhor estratégia terapêutica (TAVI ou cirurgia aberta), ou até mesmo na indicação de cuidados paliativos. Além disso, é fundamental considerar a importância de avaliar diversas condições subdiagnosticadas, como doenças da tireoide, diabetes, alterações cognitivas leves, desordens nutricionais, deficiências vitamínicas, entre outras, as quais, quando tratadas, podem aprimorar os resultados da intervenção valvar.[20]

TRATAMENTO

Não existem medicações que influenciem a história natural da doença valvar aórtica. Entretanto, nos pacientes com risco de desenvolver EA e naqueles com EA assintomáticos, a hipertensão arterial sistêmica deve ser tratada conforme diretrizes vigentes, iniciando com baixas doses, ajustando-as gradualmente de acordo com o monitoramento clínico (classe de recomendação 1 e nível de evidência B).[9] Além disso, nos portadores de EA calcífica, a terapia com estatina está indicada tanto na prevenção primária como na secundária da aterosclerose com base nos escores de risco padrão (classe 1 de recomendação e nível de evidência A).[10]

Pacientes com estenose valvar aórtica importante sintomática apresentam um prognóstico desfavorável, sendo fortemente recomendada a intervenção precoce, seja por meio de cirurgia cardíaca aberta ou TAVI. Essa recomendação é válida para todos os pacientes, exceto aqueles que não apresentam perspectiva de melhora na qualidade de vida ou sobrevida, ou que apresentam condições clínicas associadas a uma sobrevida inferior a 1 ano, por exemplo, neoplasia maligna. Já para os pacientes assintomáticos, a troca valvar é indicada naqueles com fração de ejeção reduzida (< 50%) ou nos que desenvolvem sintomas durante um teste de esforço.[10]

A escolha entre a abordagem cirúrgica ou percutânea requer uma avaliação cuidadosa dos riscos específicos de cada procedimento, realizada pelo *Heart Team*, que considera os potenciais riscos e benefícios de cada intervenção.[21] A recomendação do time de especialistas deve ser discutida com o paciente, permitindo que ele participe ativamente na tomada de decisão do tratamento a ser seguido.

De forma geral, o último consenso europeu recomenda a cirurgia cardíaca aberta nos idosos mais jovens (< 75 anos) e com baixo risco cirúrgico (STS-PROM/EuroScore II < 4%) ou naqueles operáveis, porém não factíveis para o TAVI (p. ex., acessos transfemorais hostis). Naqueles com idade ≥ 75 anos ou com risco cirúrgico proibitivo ou alto (STS-PROM/EuroScore II > 8%), o TAVI é a intervenção sugerida.[9] Nas outras situações, a decisão por uma abordagem ou outra dependerá de uma avaliação conjunta entre o *Heart Team* e o paciente.

Já a diretriz americana considera que os pacientes na faixa etária entre 65 e 80 anos podem ser elegíveis para as duas estratégias e que devem ser considerados fatores como acesso vascular, comorbidades cardíacas, condições não cardíacas, *status* funcional e sobrevida esperados após cirurgia e preferência e valores dos pacientes.[21]

A atualização das diretrizes brasileiras de valvopatias publicada em 2020, considera o TAVI a melhor estratégia de tratamento em todos os pacientes com riscos cirúrgicos alto ou intermediário e naqueles com risco cirúrgico baixo e idade superior a 70 anos, graças aos trabalhos demonstrando benefício do TAVI com a técnica transfemoral.[22]

Deve-se considerar na tomada de decisão entre o TAVI e a cirurgia cardíaca os riscos inerentes a cada procedimento. O TAVI tem baixa taxa de mortalidade, menor tempo de hospitalização, retorno mais rápido às atividades cotidianas, menos complicações hemorrágicas, menor risco de acidente vascular cerebral (AVC) ou ataque isquêmico transitório (AIT), menos dor quando comparado à cirurgia cardíaca aberta. Entretanto, este último apresenta menores riscos de *leak* paraprotético e de implante de marca-passo definitivo.[21]

DISCUSSÃO

A estenose valvar aórtica é uma condição heterogênea e prevalente, especialmente na população geriátrica. Tem um prognóstico desfavorável, sobretudo em pacientes sintomáticos ou com disfunção ventricular esquerda. A escolha do método de intervenção mais adequado deve ser feita de forma cuidadosa, de preferência com a avaliação do *Heart Team* em todos os pacientes. Diversos fatores devem ser considerados, incluindo idade, expectativa de vida, comorbidades (com atenção especial para fragilidade), características anatômicas, riscos cirúrgicos e de TAVI, experiência e dados locais, além do planejamento a longo prazo visando durabilidade e possíveis abordagens futuras. Todos esses aspectos devem ser minuciosamente discutidos com os pacientes e seus familiares, permitindo que eles participem ativamente na decisão do tratamento, em um modelo de decisão compartilhada junto ao médico assistente.

O acompanhamento geriátrico é crucial nos pacientes com estenose valvar aórtica desde suas fases iniciais, em uma avaliação mais abrangente do paciente, levando em consideração outras comorbidades, fragilidade, aspectos cognitivos, funcionais, nutricionais e identificando os melhores candidatos à correção valvar aórtica.

CONSIDERAÇÕES FINAIS

A EA apresenta prevalência crescente na atualidade em razão do aumento da expectativa de vida e do consequente envelhecimento da população brasileira. A principal causa de EA é a calcificação/degeneração aórtica, que afeta principalmente pacientes idosos. O tratamento transcateter tornou-se uma alternativa à troca valvar cirúrgica não apenas para pacientes frágeis e de alto risco, mas também para outros grupos com diferentes níveis de risco operatório. Nesse contexto, a importância do *Heart Team*, que inclui uma avaliação geriátrica, torna-se cada vez mais relevante e necessária para a tomada de decisão sobre a intervenção em pacientes com EA (Figura 2).[23]

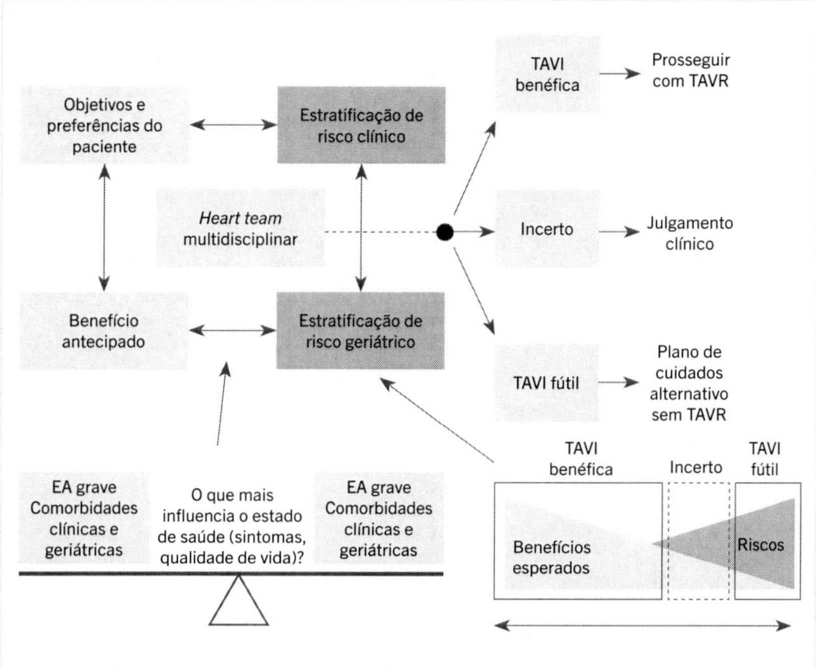

FIGURA 2 Tomada de decisão pelo *Heart Team* em pacientes encaminhados para tratamento de implante percutâneo da válvula aórtica.

EA: estenose aórtica; TAVI: implante transcateter de válvula aórtica; TAVR: substituição da válvula aórtica transcateter.

Fonte: Lindman et al.[23]

REFERÊNCIAS BIBLIOGRÁFICAS

1. Nkomo VT, Gardin JM, Skelton TN, Gottdiener JS, Scott CG, Enriquez-Sarano M. Burden of valvular heart diseases: a population-based study. Lancet. 2006;368.
2. Ross J Jr, Braunwald E. Aortic stenosis. Circulation. 1968;38(1 Suppl):61-7.
3. Généreux P, Stone GW, O'Gara PT, Marquis-Gravel G, Redfors B, Giustino G, et al. Natural history, diagnostic approaches, and therapeutic strategies for patients with asymptomatic severe aortic stenosis. J Am Coll Cardiol. 2016;67:2263-88.
4. Turina J, Hess O, Sepulcri F, Krayenbuehl HP. Spontaneous course of aortic valve disease. Eur Heart J. 1987;8(5):471-83.

5. Santangelo G, Bursi F, Faggiano A, Moscardelli S, Simeoli PS, Guazzi M, et al. The Global Burden of Valvular Heart Disease: from clinical epidemiology to management. Journal of Clinical Medicine. 2023;12(6):2178.
6. Osnabrugge RLJ, Mylotte D, Head SJ, Van Mieghem NM, Nkomo VT, Lereun CM, et al. Aortic stenosis in the elderly: disease prevalence and number of candidates for transcatheter aortic valve replacement. A meta-analysis and modeling study. J Am Coll Cardiol. 2013 Sep 10;62(11):1002-12.
7. Coffey S, Cox B, Williams MJA. The prevalence, incidence, progression, and risks of aortic valve sclerosis: a systematic review and meta-analysis. J Am Coll Cardiol. 2014 Jul 1;63(25 Part A):2852-61.
8. Lindman BR, Clavel MA, Mathieu P, Iung B, Lancellotti P, Otto CM, et al. Calcific aortic stenosis. Nat Rev Dis Primers. 2016;2:16006.
9. Otto CM, Nishimura RA, Bonow RO, et al. 2020 ACC/AHA guideline for the management of patients with valvular heart disease: a report of the American College of Cardiology/American Heart Association Joint Committee on Clinical Practice Guidelines. Circulation 2021;143:e72.
10. Vahanian A, Beyersdorf F, Praz F, Milojevic M, Baldus S, Bauersachs J, et al. 2021 ESC/EACTS guidelines for the management of valvular heart disease. Eur Heart J. 2022;43(7):561-632.
11. Baumgartner H, Hung J, Bermejo J, Chambers JB, Edvardsen T, Goldstein S, et al. Recommendations on the echocardiographic assessment of aortic valve stenosis: a focused update from the European Association of Cardiovascular Imaging and the American Society of Echocardiography. J Am Soc Echocardiogr. 2017;30(4):372-92.
12. Clavel MA, Malouf J, Michelena HI, Suri RM, Jaffe AS, Mahoney DW, et al. B-type natriuretic peptide clinical activation in aortic stenosis: impact on long-term survival. J Am Coll Cardiol. 2014;63(19):2016-25.
13. Rafique AM, Biner S, Ray I, Forrester JS, Tolstrup K, Siegel RJ. Meta-analysis of prognostic value of stress testing in patients with asymptomatic severe aortic stenosis. Am J Cardiol. 2009;104(7):972-7.
14. Zamorano JL, Goncalves A. Editorial: Exercise echocardiography in aortic stenosis: One more piece in the puzzle. Eur Heart J. 2010;31:1295-7.
15. Pibarot P, Dumesnil JG. Low-flow, low-gradient aortic stenosis with normal and depressed left ventricular ejection fraction. J Am Coll Cardiol. 2012;60:1845-53.
16. Pawade T, Sheth T, Guzzetti E, Dweck MR, Clavel MA. Why and how to measure aortic valve calcification in patients with aortic stenosis. Cardiovascular Imaging. 2019;12:1835-48.
17. Pawade T, Clavel MA, Tribouilloy C, Dreyfus J, Mathieu T, Tastet L, et al. Computed tomography aortic valve calcium scoring in patients with aortic stenosis. Circ Cardiovasc Imaging. 2018;11(3):e007146.

18. Nitsche C, Scully PR, Patel KP, Kammerlander AA, Koschutnik M, Dona C, et al. Prevalence and outcomes of concomitant aortic stenosis and cardiac amyloidosis. J Am Coll Cardiol. 2021;77(2):128-39.
19. Ungar A, Schoenenberger A, Maggi S, Martinez-Selles M, Michel JP. The value of comprehensive geriatric assessment in elderly patients with severe aortic stenosis: a position statement of the European Union Geriatric Medicine Society (EUGMS). Eur Geriatr Med. 2015;6(3):271-3.
20. Gutiérrez J, Avanzas P, Solla P, Díaz R, Solano JJ, Morís C. Comprehensive geriatric assessment in older patients with severe aortic stenosis: usefulness in detecting problems and planning interventions. Revista Española de Cardiología (English edition). 2020;73(4):336-8.
21. Otto CM, Nishimura RA, Bonow RO, Carabello BA, Erwin JP, Gentile F, et al. 2020 ACC/AHA guideline for the management of patients with valvular heart disease: a report of the American College of Cardiology / American Heart Association Joint Committee on Clinical Practice Guidelines. J Am Coll Cardiol. 2021;77(4):e25-197.
22. Tarasoutchi F, Montera MW, Ramos AI de O, Sampaio RO, Rosa VEE, Accorsi TAD, et al. Update of the Brazilian guidelines for valvular heart disease – 2020. Arq Bras Cardiol. 2020;115(4):720-75.
23. Lindman BR, Alexander KP, O'Gara PT, Afilalo J. Futility, benefit, and transcatheter aortic valve replacement. JACC Cardiovasc Interv. 2014;7(7)707-16.

8

Arritmias mais comuns no idoso*

Vívian Masutti Jonke

INTRODUÇÃO

Com o envelhecimento da população, algumas curvas de projeção mostram que provavelmente o número de indivíduos acima de 65 anos triplicará até 2030.[1]

E, com o aumento da prevalência de doenças crônicas não transmissíveis, como hipertensão, diabetes, obesidade, doença coronariana e apneia do sono, entre outras, aumentam as chances de haver remodelamento cardíaco e, como consequência, o surgimento de arritmias.[2]

A visão de saúde populacional com foco em atenção primária à saúde é fundamental nesse contexto, para otimização de recursos e prevenção de desfechos duros e de maior impacto na jornada do paciente, assim como o objetivo maior em diagnóstico precoce de arritmias, prevenção de complicações e de perda funcional.[3]

FISIOPATOLOGIA

O envelhecimento por si só e a maior prevalência de doenças crônicas estão associados ao processo do *inflamaging*, que consiste em inflamação

---

* Ver atualizações sobre as novas diretrizes no quadro ao final do capítulo.

crônica de baixo grau, que ocorre na ausência de infecção ou lesão aparente e que leva a maior risco de doenças cardiovasculares, incluindo arritmias.

O *inflamaging* pode ser desencadeado por vários fatores, incluindo o acúmulo de células senescentes (células que não funcionam mais adequadamente e podem liberar substâncias inflamatórias), estresse oxidativo, alterações na macrobiota intestinal e outros processos associados ao envelhecimento.

Ocorre aumento da ativação de células inflamatórias, atividade de fibroblastos e atividade de fatores de deposição de matriz extracelular, além de TGF-beta, com o processo de envelhecimento.[2] A elevação de citocinas inflamatórias, como interleucina (IL) 1, IL-6, fator de necrose tumoral (TNF) e a deposição de matriz extracelular, levam à fibrose miocárdica. Somado a mudanças iônicas nas correntes do potencial de ação dos cardiomiócitos, com mudanças principalmente nas correntes de sódio e cálcio, há um aumento das arritmias atriais e ventriculares, além de perda de função ventricular progressiva.[2]

Com a apoptose de cardiomiócitos, fibrose e anormalidades na repolarização, ocorrem também mudanças degenerativas no sistema de condução (Quadro 1).

Outro mecanismo fisiopatológico importante consiste nas mudanças estruturais, como hipertrofia concêntrica e excêntrica, dilatação de câmaras e a fibrose (Quadro 2). Com tais mudanças, pode ocorrer desorganização das fibras do sistema de condução originais do coração. Surgem "ilhas" com condução de baixa voltagem, aumentando a chance de bradiarritmias e bloqueios atrioventriculares (BAV).

Vale recordar o sistema de condução elétrico fisiológico em um coração normal, apresentado na Figura 1.

APRESENTAÇÃO CLÍNICA E TRATAMENTO

Fibrilação atrial

A fibrilação atrial é a arritmia sustentada mais comum na população geral, e sua incidência e prevalência aumentam exponencialmente com o avançar da idade e com o número de comorbidades associadas.[3] É uma doença dinâmica, e pode ser dividida em fases, como mostra a Figura 2.

QUADRO 1 Principais fatores para o aumento de arritmias em pacientes idosos

Remodelamento estrutural e elétrico do tecido cardíaco
Aumento de comorbidades concomitantes
Aumento de citocinas inflamatórias
Mudanças nas correntes de sódio e cálcio nos cardiomiócitos
Fibrose (cicatrizes) no miocárdio, levando a arritmias ventriculares por mecanismo de reentrada

Fonte: Curtis et al.[2]

QUADRO 2 Mudanças patológicas e mecanismos de aumento de arritmias

Mudanças patológicas	Mecanismo de aumento de arritmia
Dano celular oxidativo	• Corrente de cálcio tipo L aumentada. • Aumento de mecanismos pós-potenciais precoces (ocorrem nas fases 2 e 3 do potencial de ação).
Resposta de citocinas inflamatórias	• Surgimento de marca-passos ectópicos. • Pós-potenciais tardios (após o término da repolarização).
Apoptose de cardiomiócitos	• Aumento da excitabilidade e automaticidade das células em apoptose. • Acoplamento eletromecânico anormal.
Fibrose e expansão da matriz extracelular	• Remodelamento elétrico. • Reentradas.
Aumento da pós-carga e hipertrofia ventricular esquerda	• Aumento de estresse de parede e isquemia. • Anormalidades de repolarização.
Mudanças degenerativas no sistema de condução	• Condução com baixa voltagem. • Incompetência cronotrópica. • Bradicardia e bloqueios atrioventriculares.

Fonte: adaptado de Curtis et al.[2]

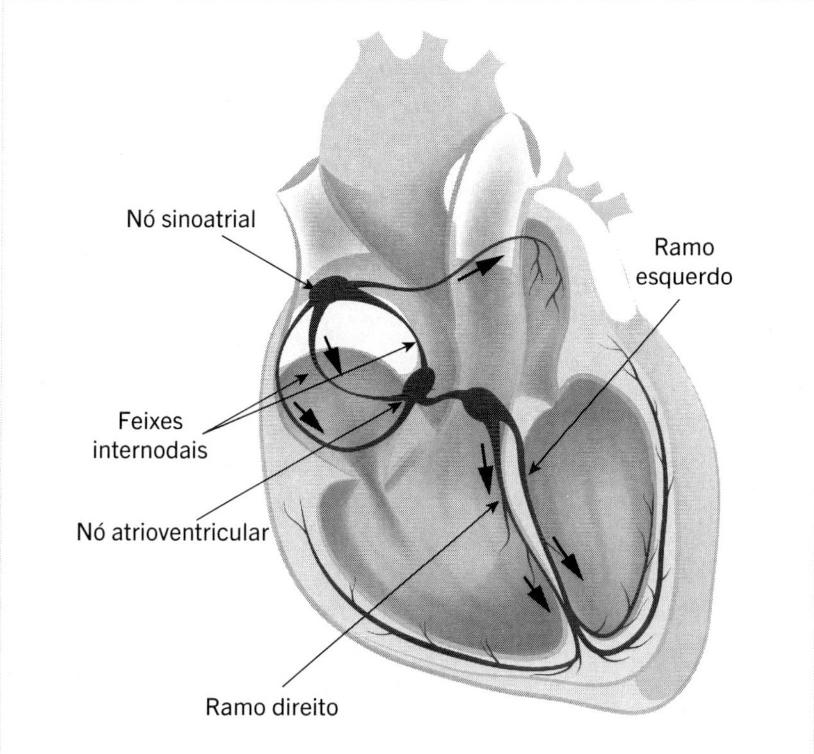

FIGURA 1 Sistema de condução elétrico do coração.

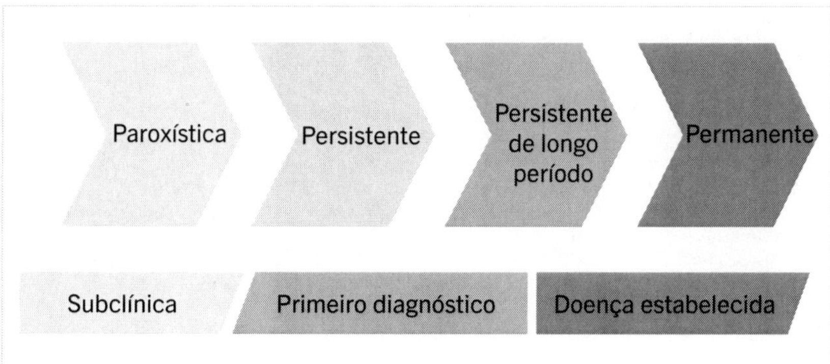

FIGURA 2 Fases clínicas da fibrilação atrial.
Fonte: adaptada de Camm et al.[4]

Em pacientes com a doença em fase subclínica, têm-se fatores de risco e remodelamento atrial, com aumento de fibrose e deposição de matriz extracelular. O paciente pode ter episódios de fibrilação atrial, em muitos casos assintomáticos. Após estabelecer o diagnóstico, deve-se iniciar uma abordagem prática estruturada, definida pelo mnemônico CC para o ABC (Figura 3).[3]

Para confirmação do diagnóstico, utilizam-se traçados de eletrocardiograma de pelo menos 30 segundos de duração, que podem ser gerados pelo eletrocardiograma de repouso, Holter de 24 horas ou mesmo por meio de dispositivos digitais portáteis com técnica de eltrocardiograma.[3-9] Cada vez mais se veem opções de dispositivos digitais vestíveis capazes de realizar telemonitoramento, inclusive com possibilidade de realizar diagnóstico se o dispositivo contar com tecnologia baseada em eletrocardiograma, com capacidade de gerar um traçado real de 30 segundos.[4] O tema dispositivos digitais[5] vem ganhando espaço, e merece destaque em um tópico final neste capítulo.

Para definição de necessidade de anticoagulação, utilizam-se os escores CHA_2DS_2VASc para avaliar o risco de acidente vascular cerebral (AVC) isquêmico e o escore HASBLED para avaliar o risco de sangramento nesses pacientes com fibrilação atrial (Quadros 3 e 4).

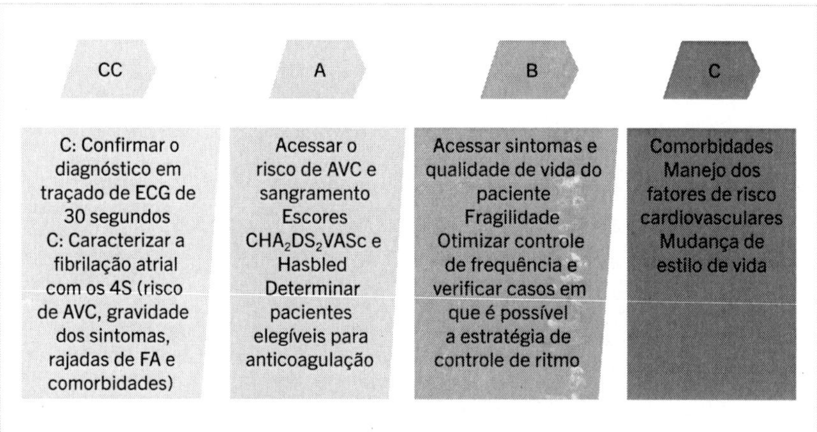

FIGURA 3 Abordagem CC para o ABC.

AVC: acidente vascular cerebral; FA: fibrilação atrial.

Fonte: adaptada de 2020 ESC guidelines for the diagnosis and management of atrial fibrillation.[3]

QUADRO 3 Escore de risco CHA_2DS_2VASc, utilizado para estratificar o risco de AVC isquêmico em pacientes com fibrilação atrial e determinar pacientes com benefício de estratégia de anticoagulação

Inicial	Fator de risco	Pontuação
C	Insuficiência cardíaca	1
H	Hipertensão arterial	1
A	Idade maior ou igual a 75 anos	2
D	Diabetes *mellitus*	1
S	AVC isquêmico prévio ou acidente isquêmico transitório prévio	2
V	Doença vascular associada	1
A	Idade entre 65-75 anos	1
Sc	Sexo feminino	1

Devem ser anticoagulados os pacientes:
- Sexo masculino: escore ≥ 2.
- Sexo feminino: escore ≥ 3.

AVC: acidente vascular cerebral.
Fonte: Hindricks et al., 2021.[3]

QUADRO 4 Escore de risco de sangramento HASBLED para pacientes com fibrilação atrial

Inicial	Fator de risco	Pontuação
H	Hipertensão arterial descontrolada	1
A	Alteração hepática ou renal	1
S	AVC prévio	1
B	Sangramento prévio	1
L	Labilidade INR (pacientes já em uso de antagonistas da vitamina K)	1
E	Idade ≥ 65 anos	1
D	Abuso de álcool ou outras drogas	1

AVC: acidente vascular cerebral; INR: *international normalized ratio.*
Fonte: Hindricks et al., 2021.[3]

Vale ressaltar que o escore CHA_2DS_2VASc é dinâmico, e deve ser realizado em toda consulta. Uma vez que o paciente seja elegível para anticoagulação e essa decisão seja tomada, ela permanece como conduta permanente, exceto em casos de surgimento de contraindicação absoluta ao anticoagulante, como surgimento de sangramento importante.

Uma pontuação elevada no escore de sangramento HASBLED não contraindica a anticoagulação, mas deve alertar para manejo dos fatores de riscos alterados (como controle de hipertensão arterial sistêmica - HAS) e necessidade de monitoramento mais frequente desses fatores.

Em pacientes elegíveis para anticoagulação, é fundamental realizar orientações em relação à prevenção de queda durante a consulta.

A escolha do anticoagulante vai depender de fatores como: função renal, condição socioeconômica e se a fibrilação atrial é valvar (prótese mecânica ou estenose mitral moderada a importante). Nesse último caso, apenas o antagonista de vitamina K está autorizado. Nas demais situações, deve-se preferir os DOACs (anticoagulantes diretos orais), uma vez que se mostraram mais seguros nos pacientes idosos, com exceção da rivaroxabana, que se mostrou associada a maiores taxas de sangramento quando comparada aos demais (Quadro 5).[6]

Ainda na abordagem ABC, a escolha pelo controle de frequência cardíaca ou controle de ritmo permanece em discussão.

Trabalhos recentes, como o *East-Afnet 4*,[4] trouxeram mais evidências de que o controle do ritmo, por meio de ablação, consegue reduzir desfechos cardiovasculares em pacientes com fibrilação atrial diagnosticada há menos de 12 meses.

O controle do ritmo pode ser obtido por meio de drogas antiarrítmicas ou ablação por cateterismo, que visa isolar as regiões das veias pulmonares, local onde surge a maior parte dos estímulos que levam à fibrilação atrial.

Antes de decidir pelo controle de ritmo, é preciso avaliar alguns pontos importantes:[8]

- As drogas antiarrítmicas podem causar efeitos colaterais importantes nos idosos e levar a interações medicamentosas, em especial naqueles que usam polifarmácia.
- A taxa de sucesso da reversão de ritmo com as drogas antiarrítmicas é baixa, havendo muita recorrência de fibrilação atrial.

QUADRO 5 Anticoagulantes e posologias na fibrilação atrial

Anticoagulante	Classificação	Posologia	Ajuste de dose	Recomendação
Varfarina	Antagonista de vitamina K	2,5-5 mg 1 x/dia	De acordo com o INR	• Evitar alimentos ricos em vitamina K • Dosagem de INR periódico
Rivaroxabana	DOAC	15-20 mg 1 x/dia	Se *clearance* de creatinina 15-50 mL/min, usar dose de 15 mg 1x/dia	Ingestão com alimentos
Apixabana	DOAC	2,5-5 mg 2 x/dia	Se 2 dos critérios abaixo: • idade ≥ 80 anos • peso ≤ 60 kg • creatinina ≥ 1,5 mg/dL Usar dose de 2,5 mg 2x/dia	Atenção à posologia
Edoxabana	DOAC	30-60 mg 1 x/dia	Se 1 dos critérios abaixo: • *clearance* de creatinina 15-50 mL/min • peso ≤ 60 kg • utilização concomitante de inibidores da glicoproteína-P Usar dose de 30 mg 1x/dia	Ingestão com ou sem alimentos
Dabigatrana	DOAC	110-150 mg 2x/dia	Se clearance de creatinina 30-49 mL/min, usar 110 mg 2x/dia	Atenção à posologia

DOAC: anticoagulante direto oral; INR: *international normalized ratio.*
Fonte: Samesima et al, 2022.[7]

- A ablação tem-se mostrado boa opção em cenários específicos: insuficiência cardíaca com fração de ejeção reduzida (ICFER), diagnóstico recente de fibrilação atrial (menos de 12 meses), átrios de menores tamanhos, ausência de doenças graves ou alterações estruturais ou fisiológicas que permanecerão como substrato para novos episódios de fibrilação atrial (Quadro 6).

QUADRO 6 Medicações antiarrítmicas mais utilizadas

Antiarrítmico	Posologia	Evento adverso	Recomendação
Amiodarona	200 mg 3 x/dia	• Hipo ou hipertireoidismo. • Fotossensibilidade. • Fibrose pulmonar.	• Monitorização da função tireoidiana. • Radiografia de tórax a cada 6 meses. • Uso de protetor solar.
Propafenona	150-300 mg 3 x/dia	• Paladar metálico. • Indução de *flutter* 1:1.	Não utilizar em pacientes com doença arterial coronariana e com fração de ejeção reduzida.

Para o controle de frequência cardíaca, as medicações de primeira escolha são os betabloqueadores e bloqueadores de canal de cálcio não di-hidropiridínicos. A digoxina, por seu pior perfil de segurança no idoso, em vista de sua faixa terapêutica muito estreita, com maior risco de intoxicação e efeitos colaterais graves, fica como opção de segunda linha.

No caso de contraindicação à anticoagulação, como alto risco de sangramento, sangramento prévio ou AVC hemorrágico recente, deve-se considerar oclusão do apêndice atrial,[3] local no qual se forma a maior parte dos trombos.

Em todas essas etapas do tratamento, a decisão deve ser compartilhada com o paciente, garantindo melhor engajamento e adesão.

Outro ponto fundamental na abordagem CC para o ABC consiste no controle dos fatores de risco e monitorização periódica em pacientes de risco.

O controle dos fatores de risco inclui:[3]

- Controle pressórico adequado.
- Controle glicêmico adequado.
- Controle da dislipidemia, com foco nas metas de LDL-colesterol.
- Combate ao sedentarismo e estímulo a atividade física.
- Dieta pobre em sal e pobre em gorduras saturadas (dietas do Mediterrâneo e DASH – *dietary approaches to stop hypertension*).
- Cessação de tabagismo.
- Redução do consumo de álcool.

O grande desafio nessa fase é conseguir o engajamento do paciente. Mas cabe ao profissional de saúde inspirar seu paciente e familiares, explicar de maneira clara os benefícios do tratamento adequado e os riscos da doença.

Taquicardias supraventriculares

A conduta na emergência para taquicardias supraventriculares com intervalo R-R regular no idoso é semelhante à de pacientes mais jovens, incluindo:

- Encaminhamento do paciente para a sala de emergência.
- Monitorização.
- Realização de eletrocardiograma.
- Determinação de sinais de instabilidade (dispneia, dor torácica, diminuição da pressão arterial, diminuição do nível de consciência e desmaio).

Atenção para a realização de manobras vagais: evitar a realização de compressão carotídea em pacientes idosos, pelo aumento de risco de placas ateromatosas na artéria carótida e de risco de AVC isquêmico. Merecem destaque taquiarritmias como taquicardia de reentrada nodal, taquicardia atrial e *flutter* atrial, diagnosticadas tanto no pronto-socorro quanto no ambulatório por meio de Holter, em geral durante investigação de palpitações ou cansaço.

Taquicardias ventriculares

Pacientes com antecedente de infarto do miocárdio prévio, miocardite ou hipertrofia ventricular importante podem evoluir com fibrose miocárdica, o que está associado à maior chance de arritmias ventriculares, principalmente por atividade deflagrada.[3]

O medicamento antiarrítmico mais utilizado nesses casos é a amiodarona.

A abordagem na emergência inclui a detecção do padrão de taquicardia ventricular no eletrocardiograma, e é fundamental determinar sinais de instabilidade, o que vai indicar cardioversão química ou elétrica. Em relação aos sinais de instabilidade, vale recordar os 5D:

- Dor torácica.
- Dispneia.
- Desmaio.
- Diminuição da pressão arterial.
- Diminuição do nível de consciência.

Após o controle da arritmia na emergência, esses pacientes devem ser acompanhados ambulatorialmente de maneira periódica, investigados com ressonância cardíaca com pesquisa de fibrose e monitorizados com Holter 24 horas. Em casos refratários ao tratamento clínico, é indicada a ablação.[3]

Bradiarritmias

As bradiarritmias mais comuns nos idosos são a bradicardia sinusal e os BAV. De maneira pratica:[7]

A bradicardia sinusal apresenta onda P, com relação P/QRS 1:1 (ou seja, 1 onda P para cada QRS), e o intervalo R-R é regular.

Os bloqueios atrioventriculares são divididos em: BAV 1º grau, BAV 2º grau Mobitz I, BAV 2º grau Mobitz II e BAV total.

- BAV 1º grau: aumento do intervalo PR, mas há manutenção da relação P/QRS 1:1, com intervalo PR fixo.

- BAV 2º grau Mobitz I: aumento progressivo do intervalo PR, até que acontece uma onda P bloqueada. Há um padrão nesse aumento do intervalo PR.
- BAV 2º grau Mobitz II: o intervalo PR é fixo, e ocorrem ondas P bloqueadas subitamente. É possível definir uma relação entre as ondas P seguidas de complexo QRS e as ondas P bloqueadas (2:1, 3:1).
- BAV total: não há relação entre onda P e o complexo QRS. Nesse caso, a contração atrial ocorre de maneira independente da contração ventricular, e é comum encontrar ritmo de escape ventricular com baixas frequências.

O BAV 1º grau e o BAV 2º grau Mobitz I em geral são associados a condições benignas, são mais comuns de serem encontrados na prática clínica e requerem apenas acompanhamento com eletrocardiograma periódico, Holter de 24 horas em alguns casos e anamnese detalhada com alerta para novos sintomas.

Porém, no BAV 2º grau e no BAV total, os pacientes devem ser encaminhados para a unidade de emergência, se detecção ambulatorial, pelo risco de morte súbita.

O quadro clínico pode ser desde tontura, fadiga até síncope. Na síncope, é fundamental diferenciar síncope neuromediada de síncope cardíaca (Quadro 7).

É importante ressaltar o uso de escores na emergência para determinar o risco de morte súbita nesses pacientes com síncope como manifestação de entrada. O escore de risco OESIL[9] traz preditores de risco chave para determinar a necessidade de internação em pacientes com síncope na unidade de emergência (Quadro 8).

Em pacientes com até 1 ponto, a mortalidade é baixa (em 1 ano, 0,6%), e a investigação pode ser realizada de maneira ambulatorial. Porém, pacientes com pontuação de 2 a 4 devem ser investigados em regime de internação, pelo elevado risco de morte súbita (em 1 ano, 14 a 53%).[11]

Nos pacientes com quadro de bradicardia e BAV, é fundamental a anamnese com pesquisa de drogas cronotrópicas negativas. Se presentes, devem ser suspensas e o paciente deve ser mantido em monitorização para observar se ocorrerá reversão para ritmo sinusal. Nos casos persistentes ou

QUADRO 7 Síncope neuromediada e cardíaca: como diferenciar

História	Síncope neuromediada	Síncope cardíaca
Pródromos	Tontura, calor, náusea, sudorese	Nenhum, desconforto torácico, dor, palpitações.
Número de episódios	Múltiplos	Poucos ou nenhum.
Situações	Emoções, posição ortostática, após exercício, calor	• Durante exercício. • Postura indiferente.
Após perda de consciência	Frequentemente cansaço, sudorese, palidez	Geralmente nada.
Lesão/trauma	Rara	Frequente.
Cardiopatia associada	Rara	Frequente.
História de morte súbita familiar	Ausente	Presente.

QUADRO 8 Preditores de risco do escore OESIL para determinar risco de morte súbita em pacientes com síncope na emergência e necessidade de internação para investigação

Preditores de risco	Pontuação
Idade > 65 anos	1
História de cardiopatia preexistente	1
Síncope sem sintomas premonitórios	1
Eletrocardiograma anormal	1

Fonte: Steffel et al.[10]

sem associação de droga, pode-se indicar estudo eletrofisiológico com investigação dos intervalos, para determinar se há doença da via de condução.

Para casos com doença da via de condução, a indicação é de implante de marca-passo definitivo. Até o procedimento, esses pacientes devem ser mantidos em unidade de terapia intensiva (UTI), monitorizados, e em casos em que a frequência ventricular é muito baixa está indicada a passagem de marca-passo transvenoso, que deve ser mantido até o procedimento do implante do marca-passo definitivo.

TELEMONITORAMENTO E DISPOSITIVOS DIGITAIS

O guia de dispositivos digitais da Sociedade Europeia de Arritmias (EHRA)[5] trouxe estruturação para o tema dispositivos digitais, dividindo o funcionamento e aplicabilidade desses dispositivos para nichos diferentes de pacientes. Dispositivos com técnica baseada em eletrocardiograma têm custo mais elevado, permitem diagnóstico por meio da realização de traçado de eletrocardiograma com 30 segundos de duração e apresentam modelos variados, desde *smartwatches* até placas portáteis com capacidade de *snapshots*. Já os dispositivos com técnica baseada em pletismografia são de custo mais baixo, só permitem a conclusão de ritmo regular ou irregular com base na onda de pulso e não permitem diagnóstico por meio do eletrocardiograma (são necessários outros exames para o diagnóstico definitivo, como Holter de 24 horas).

Programas como o TeleCheck AF,[5] disponível em mais de 23 países na Europa, permitem observar a importância do telemonitoramento, criação de linhas de cuidado e fluxos de emergência para os pacientes, com uso de inteligência artificial como *chatbots* humanizados, permitindo no final redução de custos com idas ao pronto-socorro e internações. Além disso, melhor qualidade de vida para o paciente, com menor impacto emocional para suas famílias.

PERSPECTIVAS FUTURAS

Atualmente, há diversas possibilidades de monitorização para detecção precoce de fibrilação atrial.

Ainda há obstáculos nos estudos já realizados sobre os benefícios da detecção precoce da fibrilação atrial. Estudos em andamento, como o estudo *Safer*, com pacientes acima de 70 anos e com fatores de risco para fibrilação atrial, talvez mostrem benefícios mais claros na detecção precoce dessa condição.

NOTA DOS EDITORES – ATUALIZAÇÃO

A Diretriz da Sociedade Europeia de Cardiologia (ESC) de 2024 para o tratamento da fibrilação atrial traz algumas atualizações importantes, destacadas a seguir.[12]

1) Abordagem centrada no paciente, sendo proposto o protocolo AF-CARE, sugerido para guiar o manejo. O acrônimo CARE resume quatro domínios fundamentais:

1. C - comorbidity: controle de comorbidades e fatores de risco que influenciam negativamente a FA.
2. A - avoid stroke: prevenção de AVC e eventos tromboembólicos.
3. R - reduce symptoms: controle de frequência cardíaca ou ritmo.
4. E - evaluation: reavaliação periódica.

2) Comorbidity: a diretriz amplia o foco para o controle das comorbidades (p. ex., hipertensão, obesidade, síndrome da apneia e hipopneia obstrutiva do sono e diabetes), reconhecendo que o controle dessas condições pode reduzir a carga arrítmica, melhorar sintomas, reduzir recidiva após ablação e reduzir mortalidade.

3) Avoid stroke with anticoagulation: a avaliação do risco tromboembólico sofreu mudança conceitual, pois o escore CHA_2DS_2-VASc foi simplificado para CHA_2DS_2-VA, com a exclusão do sexo feminino como fator de risco isolado.

A anticoagulação estará indicada se:

- CHA_2DS_2-VA $\geq$ 2.
- Miocardiopatia hipertrófica e amiloidose (independentemente da pontuação).
- Considerar anticoagulação de maneira individualizada se:
- FA subclínica, risco elevado de eventos tromboembólicos e baixo risco de sangramento.
- CHA_2DS_2-VA = 1.

Quando está indicada a anticoagulação, a preferência é pelos DOACs (indicação IA), exceto nos casos de valvas mecânicas e na FA secundária à estenose mitral moderada a grave, para os quais o Marevan é o anticoagulante de escolha.

Não há indicação da associação entre antiplaquetários e anticoagulantes na prevenção de tromboembolismo. Ademais, deve-se evitar essa associação por mais de 12 meses nos casos de pacientes com doença coronariana após angioplastia.

Lembrar que fragilidade não é contraindicação para anticoagulação, exceto quando o paciente tem fragilidade grave (escala de fragilidade clíncia 7-9) e expectativa de vida limitada. Nesse cenário, os riscos da anticoagulação tendem a superar os benefícios.

4) A oclusão percutânea do apêndice atrial esquerdo ressurge como alternativa em pacientes com contraindicação à anticoagulação, especialmente naqueles com alto risco tromboembólico.

5) Evaluation: avaliação e reavaliação periódicas. Entendendo que o paciente com FA é dinâmico e passa por diversas alterações ao longo do tempo, a diretriz reforça a necessidade de reavaliação periódica de diversos parâmetros:

- Indicação de anticoagulação: o paciente que foi avaliado no momento do diagnóstico e não tinha indicação de anticoagulação, em algum momento, vai evoluir com necessidade de anticoagular.
- Risco de sangramento: avaliar periodicamente fatores que influenciam no risco de sangramento, como HAS mal controlada, uso de anti-inflamatórios e interações medicamentosas.

Necessidade de ajuste de dose dos DOACs: avaliar periodicamente peso e função renal, por serem parâmetros que influenciam a dose do DOAC.

REFERÊNCIAS BIBLIOGRÁFICAS

1. IBGE, 2021. Disponível em: https://www.ibge.gov.br/. Acesso em: ago. 2024.
2. Curtis AB, Karki R, Hattoum A, Sharma UC. Arrhytmias in patients ≥ 80 years of age. J Am Coll Cardiol. 2018;71(18):2041-57.
3. Hindricks G, Potpara T, Dagres N, Arbelo E, Bax JJ, Blomström-Lundqvist C, et al.; ESC Scientific Document Group. 2020 ESC Guidelines for the diagnosis and management of atrial fibrillation developed in collaboration with the European Association for Cardio-Thoracic Surgery (EACTS): The Task Force for the diagnosis and management of atrial fibrillation of the European Society of Cardiology (ESC) Developed with the special contribution of the European Heart Rhythm Association (EHRA) of the ESC. Eur Heart J. 2021;42(5):373-498.
4. Camm J, Naccarelli GV, Mittal S, Crijns HJGM, Hohnloser SH, Ma CS, et al. The increasing role of rhythm controle in pacients with atrial fibrillation: JACC state-oh-the-art review. J AM Coll Cardiol. 2022;79(19):1932-48.
5. Svennberg E, Tjong F, Goette A, Akoum N, Di Biaise L, Bordachar P, et al. How to use digital devices to detect and manage arrhytmias: an EHRA practical guide. Europace. 2022;24(6):979-1005.
6. Malik AH, Yandrapalli S, Aronow WS, Panza JA, Cooper HA. Meta-analysis of direct-acting oral anticoagulants compared with warfarin in patients > 75 years of age. Am J Cardiol. 2019;123:2051-7.

7. Samesima N, God EG, Kruse JCL, Leal MG, Pinho C, França FFAC, et al. Brazilian Society of Cardiology Guidelines on the Analysis and Issuance of Electrocardiographic Reports - 2022. Arq Bras Cardiol. 2022;119(4):638-80.
8. Joglar JA, Chung MK, Armbruster AL, Benjamin EJ, Chyou JY, Cronin EM, et al.; Peer Review Committee Members. 2023 ACC/AHA/ACCP/HRS Guideline for the diagnosis and management of atrial fibrillation: a report of the American College of Cardiology/American Heart Association Joint Committee on Clinical Practice Guidelines. Circulation. 2024;149(1):e1-e156.
9. Colivicchi F, Ammirati F, Melina D, Guido V, Imperoli G, Santini M. Development and prospective validation os a risk stratification system for patients with syncope in the emergency department: the OESIL risk score. Eur Heart J. 2003;24:811-9.
10. Steffel J, Collins R, Antz M, Cornu P, Desteghe L, Haeusler KG, et al. 2021 European Heart Rhythm Association practical guide on the use of non-vitamin K antagonist oral anticoagulants in patients with atrial fibrillation. EP Europace. 2021;23(10):1612-76.
11. Shen WK, Sheldon RS, et al. 2017 ACC/AHA/HRS guideline for the evaluation and management of patients with syncope: a report of the American College of Cardiology/American Heart Association Task Force on Clinical Practice Guidelines and the Heart Rythm Society. Heart Rhythm. 2017;136(5):e60-e122.
12. Van Gelder IC, Rienstra M, Bunting KV, Casado-Arroyo R, Caso V, Crijns HJGM, et al.; ESC Scientific Document Group. 2024 ESC Guidelines for the management of atrial fibrillation developed in collaboration with the European Association for Cardio-Thoracic Surgery (EACTS). Eur Heart J. 2024;45(36):3314-414.

9

Anticoagulação no idoso

Marcos Oliveira Martinelli

INTRODUÇÃO

A prescrição de anticoagulantes é tratamento fundamental para prevenção e tratamento de eventos tromboembólicos, sobretudo em pacientes com fibrilação atrial, arritmia de alta prevalência em pacientes idosos. Ao prescrever essas medicações, o risco tromboembólico deve ser avaliado junto ao risco de sangramento, e, nos mais velhos, características como fragilidade, multimorbidade, quedas e polifarmácia devem ser consideradas.

AVALIAÇÃO GERAL E INDICAÇÕES

A prescrição de anticoagulantes orais (ACO) se baseia na lógica de prevenir ou tratar eventos tromboembólicos como acidentes vasculares encefálicos (AVE) e embolias, portanto as indicações para prescrição são: prevenção de eventos tromboembólicos em portadores de fibrilação atrial (FA), tratamento e/ou profilaxia de eventos tromboembólicos como trombose venosa profunda ou embolia pulmonar e na síndrome do anticorpo antifosfolípide.[1] Essas indicações são mantidas nos pacientes idosos.

Existem duas classes de ACO para prescrição:

1. Os tradicionais antagonistas de vitamina K (AVK) ou cumarínicos, como o Marevan®.

2. Os anticoagulantes de ação direta (DOAC), que são os inibidores diretos do fator Xa (rivaroxabana, apixabana e edoxabana) e o inibidor direto de trombina (dabigatrana).

Este capítulo concentrará a discussão nos pacientes com FA não valvar. Anticoagulação em outros contextos será discutida na seção "Outras indicações".

Nos pacientes com FA não valvar, é importante estimar o risco de evento em cada indivíduo para tomada de decisão. Esse risco pode ser avaliado por meio de diversas ferramentas, como os escores ATRIA e Garfield AF, entretanto o mais usado na prática é o CHA_2DS_2-VASc (Quadro 1).[2] Na população geriátrica, raramente um paciente pontuará menos de 2 pontos, sendo, portanto, elegível à anticoagulação. A indicação se mantém em todas as formas de FA clínica, ou seja, paroxísticas ou permanentes. Quanto maior a pontuação, maior o risco de evento tromboembólico ao ano.

Em contrapartida, ao prescrever ACO, como esperado, há maior risco de sangramentos, que podem variar em sua gravidade de menores a fatais. Portanto, há também a necessidade de avaliar risco de sangramento, tipicamente realizado por meio do escore HASBLED (Quadro 2).

Há que se destacar que escores de risco de sangramento não contraindicam a prescrição, mas alertam quanto ao risco do evento adverso. Além disso, esse escore não foi relacionado ao maior risco de sangramento em octagenários em uso de DOAC.[3] É importante lembrar que o HASBLED foi estudado primariamente em usuários de AVK. Hoje existem escores com maior poder de predição de sangramento em usuários de DOAC em relação ao HASBLED, como o escore DOAC. É crucial ressaltar que o escore DOAC não teve poder para predizer sangramento de sistema nervoso central (SNC) especificamente e que, apesar da superioridade em relação ao HASBLED, teve poder de predição modesto.[4]

Preocupação frequente entre os profissionais que lidam com pacientes mais velhos é o risco de sangramento e quedas. A questão é pertinente, tendo em vista que 80% dos sangramentos intracranianos em idosos são associados à queda da própria altura. Felizmente, acumulam-se evidências observacionais e retrospectivas de que o uso de ACO não aumenta o risco de SNC após queda da própria altura, existindo, inclusive, modelos matemáticos que estimam um sangramento a cada 295 quedas/ano em um indivíduo. Obviamente, é apenas um modelo matemático, mas auxilia na

QUADRO 1 Avaliação de risco tromboembólico por meio do CHA_2DS_2-VASc

CHA_2DS_2-VASc	Pontuação
***C**ongestive heart failure/left ventricular dysfunction* (ICC/ disfunção ventricular esquerda)	1
***H**ypertension* (hipertensão)	1
***A**ge ≥ 75 yrs* (idade ≥ 75 anos)	2
***D**iabetes mellitus*	1
***S**troke/transient ischaemic attack/*TE (histórico de AVC)	2
***V**ascular disease (prior myocardial infarction, peripheral artery disease or aortic plaque)* (doença vascular)	1
***A**ge 65-74 yrs* (idade)	1
***S**ex category (i.e., female gender)* (sexo feminino)	1

AVC: acidente vascular cerebral.

QUADRO 2 Avaliação de risco de sangramento por meio do HASBLED

Risco HAS-BLED	Pontuação
***H**ypertension* (hipertensão)	1
***A**bnormal renal or liver function (1 point each)* (alteração da função renal ou hepática)	1 ou 2
***S**troke* (AVC)	1
***B**leeding* (sangramento prévio)	1
***L**abile INRs* (labilidade de RNI)	1
***E**lderly (e.g., age > 65 years)* (idade avançada)	1
***D**rugs or alcohol (1 point each)* (uso de drogas ou álcool)	1 ou 2

AVC: acidente vascular cerebral; RNI: razão normalizada internacional.

percepção de que a presença de quedas não contraindica a prescrição de ACO, mas indica a investigação e o manejo de fatores de risco para quedas.[5-6]

A segurança de retornar a anticoagulação após sangramento de SNC ainda é incerta pela heterogeneidade da definição de sangramento de SNC entre os estudos. A Sociedade Europeia de Cardiologia sugere retomar a terapia após 4 a 8 semanas do episódio.[7]

ANTICOAGULANTES DE AÇÃO DIRETA (DOAC) COMO PRIMEIRA ESCOLHA E HISTÓRICO

Os primeiros estudos que validaram o benefício dos ACO e antiagregantes plaquetários na prevenção de eventos tromboembólicos são da década de 1990 e foram realizados com AVK (varfarina) e ácido acetilsalicílico (AAS), com coortes de 500 a 1.000 indivíduos, e demonstraram proteção nas duas estratégias, sendo o benefício maior para varfarina, bem como maior sangramento nas duas estratégias.

Dados de metanálise avaliando benefícios do AAS mostram tendência à proteção contra eventos, porém muito por conta dos resultados do *Spaf I*. Entretanto, diferentemente dos demais, tal estudo usou AAS na dose de 325 mg. Além disso, não foram demonstrados benefícios em pacientes acima de 75 anos.[8]

Dados mais contemporâneos, tendo o estudo *Bafta* como referência, acumulam evidências a favor da maior proteção e segurança dos ACO (AVK) em comparação aos antiagregantes plaquetários.[9] Portanto, em pacientes com FA não valvar e indicação de anticoagulação, não se deve prescrever antiagregantes plaquetários ao invés de ACO.

Os estudos de segunda geração com anticoagulantes validaram os DOAC e não só tiveram coortes maiores como também maior representatividade de idosos. Provaram que esses anticoagulantes não são inferiores aos AVK na proteção contra eventos embólicos e possivelmente oferecem maior segurança em relação a sangramentos maiores. Os DOAC, portanto, são os anticoagulantes de primeira linha, atualmente.[10]

PARTICULARIDADES NOS IDOSOS

A principal preocupação na prescrição de ACO em idosos é em relação ao maior risco de sangramento com o avançar da idade. Em contrapartida, é importante lembrar que o risco de eventos tromboembólicos também é aumentado. Analisando subgrupos com idade mais avançada em diversas coortes, é possível perceber maior proteção para eventos tromboembólicos em comparação ao maior risco de sangramento em usuários de ACO, revelando um benefício líquido favorável à prescrição de anticoagulação. Inicialmente, esse dado pode ser demonstrado em análises de usuários de AVK predominantemente, inclusive em nonagenários.[11,12]

Para os DOAC, subanálises de diversas coortes mostram tendência a maior segurança em relação a sangramentos para apixabana e edoxabana, seja na dose habitual ou corrigida.[13]

Com relação às doses, atenção deve ser dada principalmente para a correção conforme função renal (Figura 1). Além da função renal, outros parâmetros são levados em consideração para redução de dose, como peso e idade. Apesar de ainda não ser consenso, o uso concomitante de outras drogas que interfiram no metabolismo dos DOAC, como amiodarona e macrolídeos, mediante um risco aumentado de sangramento, podem apontar para a necessidade de redução de dose.

Dentro da heterogeneidade da população idosa, a síndrome da fragilidade tem papel central como marcador de prognóstico, de capacidade funcional e vulnerabilidade dessa população. A avaliação dessa condição é central para a tomada de decisão em diversas áreas em geriatria e não deve ser diferente para a prescrição de anticoagulação. Além de a parcela de idosos frágeis ser sub-representada nos grandes estudos que validaram os DOAC, subanálises mostram maior risco de sangramento nesse grupo.[14]

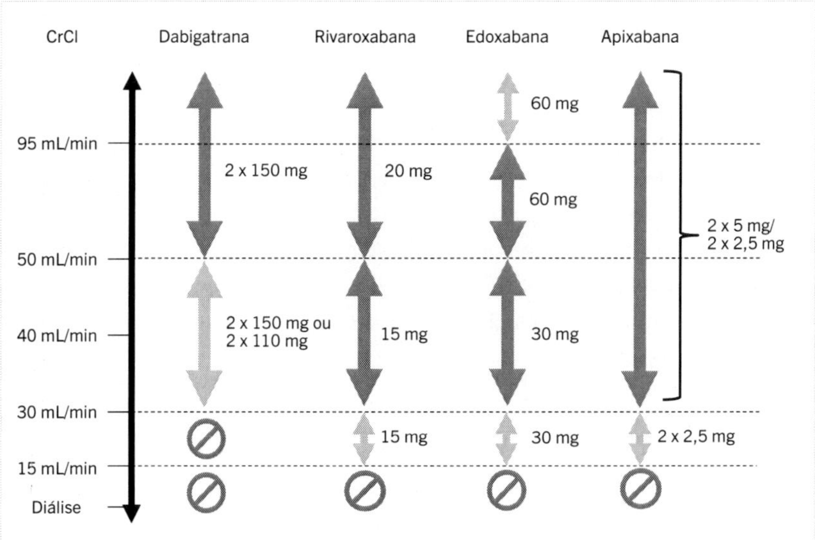

FIGURA 1 Correção de dose dos DOAC conforme a função renal.
DOAC: anticoagulante de ação direta.
Fonte: Steffel et al., 2018.[21]

O estudo FRAIL-*AF* evidenciou que, ao trocar de AVK para um DOAC (no caso, rivaroxabana) em idosos frágeis com FA, houve mais sangramentos no grupo que passou a usar DOAC. Essa informação não é suficiente para deixar de considerar DOAC como primeira linha de anticoagulação, porém, ao evidenciar a clara interferência da síndrome de fragilidade em idosos usuários de ACO, levanta hipóteses para que, em estudos futuros, essa síndrome seja mais bem avaliada no contexto da anticoagulção.[14]

Até o momento, foi discutido que, nos pacientes de mais idade portadores de FA, há maior risco de eventos embólicos e de sangramentos, além de situações específicas, como risco de quedas e síndrome de fragilidade. Nesse sentido, nota-se que, entre os idosos, a presença de FA pode ser entendida como marcador de gravidade clínica, uma vez que esse grupo, em comparação com a mesma faixa etária sem FA, tem maior risco cardiovascular, mais comorbidades e presença de mais síndromes geriátricas. É cada vez mais evidente entre os portadores de FA a associação com declínio cognitivo e transtornos de humor, bem como maior prevalência de polifarmácia. Logo, avaliação geriátrica ampla e busca ativa dessas condições devem ser realizadas nesses pacientes.[10,15]

Em concordância com esse fato, ao avaliar o declínio funcional entre os idosos portadores de FA, comparando usuários de ACO com não usuários, tem-se que os dois grupos têm taxa de declínio semelhante. Isso demonstra a importância de detecção e atuação em outras síndromes geriátricas.[16]

É esperado que a presença de síndromes geriátricas e de multimorbidade em pacientes idosos resulte em discussão de prognóstico e proporcionalidade de condutas. Há um risco competitivo de outras morbidades que por vezes resultam em desfechos negativos e até mesmo morte antes que o benefício da anticoagulação seja significativo. Nesse cenário, alguns autores discutem a desprescrição dessa terapia. Dados retrospectivos sugerem que a desprescrição de ACO, em casos selecionados, é segura e não aumentaria desfechos embólicos. No entanto, é imprescindível notar que essa segurança em face do não uso dos ACO aconteceu justamente naqueles pacientes com mortalidade mais precoce (média de 12 meses) por outros fatores competitivos.[17]

OUTRAS INDICAÇÕES

Tromboembolismo venoso (TEV), seja trombose venosa profunda (TVP) ou tromboembolismo pulmonar (TEP), é outra indicação frequente do uso prolongado de ACO. O uso de anticoagulação plena por 3 meses é bem estabelecido. Após esse período, a continuidade dessa terapêutica deve ser considerada com o racional de que a taxa de recorrência em alguns casos pode ser de até 30% em 10 anos. Também se deve levar em consideração potenciais sequelas como síndrome pós-trombótica e hipertensão pulmonar.[18,19]

Portanto, assim como na FA, após os 3 meses iniciais, deve-se estimar o risco de recorrência para tomada de decisão quanto à continuidade da anticoagulação. Pacientes que tiveram TEV pós-cirúrgico, pós-trauma ou pós-cesárea têm baixo risco de recorrências e podem suspender a medicação. Pacientes com TEV não provocado, ou seja, sem fatores de risco identificados, são considerados de alto risco para recorrência e devem seguir com o uso de ACO.[18,19]

Risco de sangramento também deve ser considerado, e foi demonstrado que o grupo que se beneficia de anticoagulação contínua, com doses reduzidas de DOAC (rivaroxabana 10 mg), tem proteção de recorrência de eventos semelhante em comparação a doses habituais de 20 mg, além de risco de sangramento semelhante quando comparados aos usuários de AAS.[20]

Já em pacientes com próteses valvares metálicas, bem como estenose mitral moderada a importante e de etiologia reumática, anticoagulação deve ser feita a despeito do CHA_2DS_2-VASc com AVK, sendo contraindicado, nesses casos, o uso de DOAC. Há, ainda, a necessidade de controle de *international normalized ratio* (INR) entre 2,5 e 3,5 para próteses mecânicas mitrais, bem como para mecânicas aórticas com fator de risco (disfunção ventricular esquerda, fibrilação atrial, evento tromboembólico prévio ou presença de trombofilia) alvo diferente do esperado para os demais pacientes com FA (entre 2 e 3).[21]

Outra situação em que AVK é a escolha em detrimento de DOAC é na trombose de SNC. Para AVE embólico de origem indeterminada (ESUS), o benefício da anticoagulação com DOAC não mostrou benefícios, além de aumentar sangramentos.[1]

Em pacientes com doença renal crônica (DRC) avançada, *guidelines* enfatizam a falta de evidência para uso de AVK ou DOAC. Os estudos excluíram pacientes com creatinina > 2,5 ou *clearance* menor que 25 mL/min/1,73 m^2. Apesar disso, órgãos como o Food and Drug Administration (FDA) não excluem o uso de apixabana e rivaroxabana nessas situações. Hoje, seja DOAC ou AVK, nesse cenário de DRC, a evidência é incerta e a decisão deve ser compartilhada.[1]

REFERÊNCIAS BIBLIOGRÁFICAS

1. Bejjani A, Khairani CD, Assi A, Piazza G, Sadeghipour P, Talasaz AH, et al. When direct oral anticoagulants should not be standard treatment. J Am Coll Cardiol. 2024;83(3):444-65.
2. Alkhouli M, Friedman PA. Ischemic stroke risk in patients with nonvalvular atrial fibrillation: JACC Review Topic of the Week. J Am Coll Cardiol. 2019;74(24):3050-65.
3. Hanon O, Vidal JS, Pisica-Donose G, Orvoën G, David JP, Chaussade E, et al.; Safir Study Group. Bleeding risk with rivaroxaban compared with vitamin K antagonists in patients aged 80 years or older with atrial fibrillation. Heart. 2021;107(17):1376-82.
4. Aggarwal R, Ruff CT, Virdone S, Perreault S, Kakkar AK, Palazzolo MG, et al. Development and validation of the DOAC Score: a novel bleeding risk prediction tool for patients with atrial fibrillation on direct-acting oral anticoagulants. Circulation. 2023;148(12):936-46.
5. de Wit K, Parpia S, Varner C, Worster A, McLeod S, Clayton N, et al. Bleeding in older adults who have fallen: a cohort study. J Am Geriatr Soc. 2020;68(5):970-6.
6. Man-Son-Hing M, Nichol G, Lau A, Laupacis A. Choosing antithrombotic therapy for elderly patients with atrial fibrillation who are at risk for falls. Arch Inter Med. 1999;159(7):677.
7. Huang X, Zhang J, Yu C. Whether it is safe to start anticoagulation after intracranial hemorrhage within 2 weeks: a systematic review and meta-analysis. Ibrain. 2022;8(3):377-88.
8. Hart RG, Pearce LA, Aguilar MI. Meta-analysis: antithrombotic therapy to prevent stroke in patients who have nonvalvular atrial fibrillation. Ann Intern Med. 2007;146(12):857-67.
9. Mant J, Hobbs FD, Fletcher K, Roalfe A, Fitzmaurice D, Lip GY, et al; Bafta investigators; Midland Research Practices Network (MidReC). Warfarin versus aspirin for stroke prevention in an elderly community population with atrial fibrillation (the Birmingham atrial fibrillation treatment of the aged study, Bafta): a randomised controlled trial. Lancet. 2007;370(9586):493-503.
10. Hindricks G, Potpara T, Dagres N, Arbelo E, Bax JJ, Blomström-Lundqvist C, et al.; ESC Scientific Document Group. 2020 ESC guidelines for the diagnosis and management of atrial fibrillation developed in collaboration with the European Association for Cardio-Thoracic Surgery (EACTS): The Task Force for the diagnosis and management of atrial fibrillation of the European Society of Cardiology (ESC) developed with the special contribution of the European Heart Rhythm Association (EHRA) of the ESC. Eur Heart J. 2021;42(5):373-498.

11. Patti G, Lucerna M, Pecen L, Siller-Matula JM, Cavallari I, Kirchhof P, et al. Thromboembolic risk, bleeding outcomes and effect of different antithrombotic strategies in very elderly patients with atrial fibrillation: a sub-analysis from the Prefer in AF (Prevention of thromboembolic events – European Registry in Atrial Fibrillation). J Am Heart Assoc. 2017;6(7):e005657.
12. Chao TF, Liu CJ, Lin YJ, Chang SL, Lo LW, Hu YF, et al. Oral anticoagulation in very elderly patients with atrial fibrillation: a nationwide cohort study. Circulation. 2018;138(1):37-47.
13. Deitelzweig S, Keshishian A, Li X, Kang A, Dhamane AD, Luo X, et al. Comparisons between oral anticoagulants among older nonvalvular atrial fibrillation patients. J Am Geriatr Soc. 2019;67(8):1662-71.
14. Joosten LPT, van Doorn S, van de Ven PM, Köhlen BTG, Nierman MC, Koek HL, et al. Safety of switching from a vitamin K antagonist to a non-vitamin K antagonist oral anticoagulant in frail older patients with atrial fibrillation: results of the Frail-AF randomized controlled trial. Circulation. 2024;149(4):279-89.
15. Alagiakrishnan K, Banach M, Mah D, Ahmed A, Aronow WS. Role of geriatric syndromes in the management of atrial fibrillation in older adults: a narrative review. J Am Med Dir Assoc. 2019;20(2):123-30.
16. Parks AL, Jeon SY, Boscardin WJ, Steinman MA, Smith AK, Fang MC, et al. Long-term individual and population functional outcomes in older adults with atrial fibrillation. J Am Geriatr Soc. 2021;69(6):1570-8.
17. Brunetti E, Presta R, Okoye C, Filippini C, Raspo S, Bruno G, et al. Predictors and outcomes of oral anticoagulant deprescribing in geriatric inpatients with atrial fibrillation: a retrospective multicenter cohort study. J Am Med Dir Assoc. 2024;25(3):545-551.e4.
18. Khan F, Tritschler T, Kahn SR, Rodger MA. Venous thromboembolism. The Lancet. 2021;398(10294):64-77.
19. Weitz JI, Lensing AWA, Prins MH, Bauersachs R, Beyer-Westendorf J, Bounameaux H, et al.; Einstein Choice Investigators. Rivaroxaban or aspirin for extended treatment of venous thromboembolism. N Engl J Med. 2017;376(13):1211-22.
20. Tarasoutchi F, Montera MW, Ramos AI de O, Sampaio RO, Rosa VEE, Accorsi TAD, et al. Atualização das Diretrizes brasileiras de valvopatias – 2020. Arquivos Brasileiros de Cardiologia. 2020;115(4):720-75.
21. Steffel J, Verhamme P, Potpara TS, Albaladejo P, Antz M, Desteghe L, et al.; ESC Scientific Document Group. The 2018 European Heart Rhythm Association Practical Guide on the use of non-vitamin K antagonist oral anticoagulants in patients with atrial fibrillation. Eur Heart J. 2018;39(16):1330-93.

10

Insuficiência cardíaca com fração de ejeção preservada

José Carlos da Costa Zanon

INTRODUÇÃO

A insuficiência cardíaca com fração de ejeção preservada (ICFEP) é caracterizada pela presença de sinais e sintomas de insuficiência cardíaca em pacientes com fração de ejeção do ventrículo esquerdo (FEVE) de 50% ou mais. De acordo com a Sociedade Europeia de Cardiologia, são portadores de ICFEP os indivíduos com sinais e sintomas de insuficiência cardíaca, com evidência de anormalidades cardíacas estruturais e/ou funcionais, e/ou peptídeos natriuréticos elevados, com FEVE ≥ 50%.[1]

A ICFEP assume papel relevante na cardiogeriatria por sua maior prevalência em pacientes idosos. Com o envelhecimento acelerado da população, a incidência dessa condição está aumentando, reforçando a necessidade de um diagnóstico mais preciso e um tratamento mais eficaz que possa reduzir desfechos cardiovasculares.

EPIDEMIOLOGIA

A prevalência de insuficiência cardíaca em países de alta renda é estimada em 1 a 2% da população adulta geral.[2] Essa prevalência aumenta para mais de 10% em pacientes com mais de 70 anos de idade nos países ocidentais,[3] com uma estimativa de que pelo menos 50% dos pacientes sejam portadores de ICFEP.

O envelhecimento populacional acarreta um aumento na incidência de condições diretamente relacionadas à fisiopatologia da ICFEP, como hipertensão, obesidade e diabetes, o que faz aumentar o número total de pacientes portadores dessa doença.[4] A prevalência de ICFEP em relação à insuficiência cardíaca com fração de ejeção reduzida está aumentando a uma taxa de 1% ao ano.[5]

Além de estar relacionada ao envelhecimento, a ICFEP é mais comum nas mulheres, como evidenciado em um estudo no qual mulheres com insuficiência cardíaca tinham ICFEP em 67% dos casos, em comparação a 42% dos homens.[6]

Baixo nível socioeconômico também está associado a maior risco de incidência de ICFEP,[7] possivelmente relacionada a maior prevalência de fatores de risco comportamentais desfavoráveis, como inatividade física, alimentação inadequada, tabagismo e não adesão à medicação.[8]

FISIOPATOLOGIA

A fisiopatologia da ICFEP vai muito além de anormalidades apenas na função diastólica do ventrículo esquerdo. Trata-se de uma síndrome sistêmica complexa, com importante papel da inflamação, do envelhecimento, do estilo de vida, predisposição genética e presença de múltiplas comorbidades, como hipertensão arterial, diabetes, obesidade, fibrilação atrial, insuficiência renal, hipertensão pulmonar, apneia obstrutiva do sono, anemia, dentre outras.

Na ICFEP, comorbidades extracardíacas, como síndrome metabólica, hipertensão arterial e insuficiência renal, conduzem ao remodelamento e à disfunção ventricular esquerda, por meio de inflamação sistêmica e disfunção endotelial microvascular coronariana, que, associadas à infiltração de macrófagos, resultam em fibrose intersticial. A inflamação sistêmica também afeta outros órgãos, como pulmões, músculo esquelético e rins, levando, respectivamente, à hipertensão pulmonar, fraqueza muscular e retenção de sódio.[9]

A inflamação, portanto, tem sido proposta como um mecanismo central na fisiopatologia da ICFEP[10] e afeta não apenas o ventrículo esquerdo, mas também o átrio esquerdo, fazendo com que a fibrilação atrial possa ser o primeiro sinal de ICFEP, especialmente em pacientes com obesidade ou diabetes.[11]

Embora a disfunção diastólica desempenhe papel importante no desenvolvimento da ICFEP, com o comprometimento do relaxamento causando pressões de enchimento elevadas em repouso ou no esforço, múltiplas anormalidades não diastólicas contribuem para a síndrome. Essas anormalidades incluem disfunção sistólica sutil do ventrículo esquerdo, comprometimento do átrio esquerdo, restrição pericárdica relativa, doença vascular pulmonar, enrijecimento vascular sistêmico, disfunção microvascular coronariana e periférica, além de incompetência cronotrópica.[12]

DIAGNÓSTICO

Nos pacientes com sinais evidentes de congestão ao exame físico, níveis elevados de peptídeo natriurético, evidência radiográfica de congestão ou evidência ecocardiográfica de pressões de enchimento elevadas, o diagnóstico torna-se simples. Porém, em muitos idosos, o diagnóstico pode ser desafiador, sendo dificultado por manifestações clínicas atípicas, alterações cognitivas e comorbidades que simulam os sintomas de ICFEP.[13]

Para sistematizar o diagnóstico da ICFEP, sugere-se a utilização de um algoritmo de três passos, conforme se vê na Figura 1.[12]

Passo 1: identificar uma característica definidora da ICFEP

O passo 1 do algoritmo (Figura 1) define o diagnóstico de ICFEP na maioria dos pacientes (aproximadamente 80%).

Um paciente com sintomas, com ou sem sinais de insuficiência cardíaca, com FEVE igual ou superior a 50%, com uma característica definidora (p. ex., congestão detectável ou níveis elevados de peptídeo natriurético) e que preencha pelo menos um dos critérios ecocardiográficos tem o diagnóstico confirmado. Portanto, a necessidade de prosseguir para os passos 2 e 3 é pouco frequente.

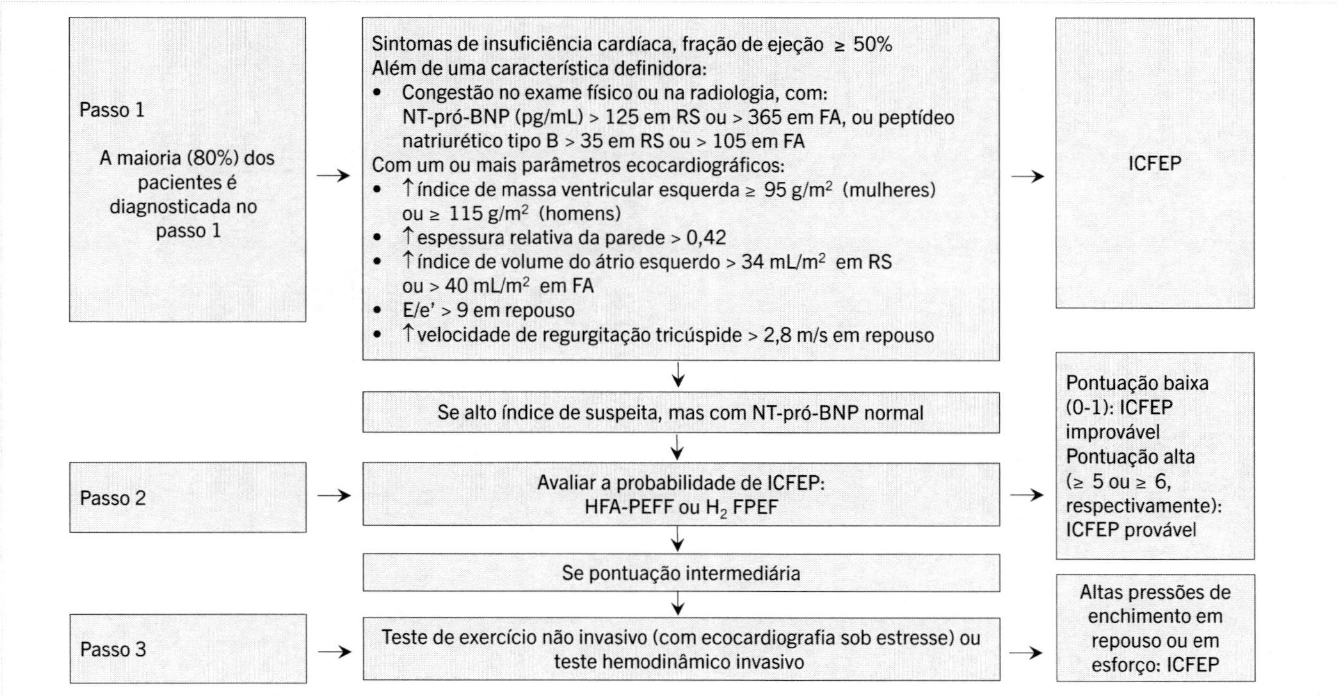

FIGURA 1 Algoritmo de três passos para diagnóstico da ICFEP.

FA: fibrilação atrial; ICFEP: insuficiência cardíaca com fração de ejeção preservada; NT-pró-BNP: peptídeo natriurético N-terminal pró-tipo B; RS: ritmo sinusal.

Fonte: adaptada de Campbell et al.[12]

Passo 2: escores de risco de ICFEP

Para aproximadamente 20% dos casos de ICFEP, em que o NT-pró-BNP é normal, mas um alto índice de suspeição permanece, os escores de risco de ICFEP podem ser úteis. Os dois escores de insuficiência cardíaca utilizados são o escore HFA-PEFF (Quadro 1), com variação de zero a 6 pontos,[14] e o escore H_2FPEF (Quadro 2), com variação de zero a 9 pontos.[15] Quando o escore é alto (HFA-PEFF ≥ 5; H_2FPEF ≥ 6), o diagnóstico de ICFEP é provável; quando o escore é baixo (HFA-PEFF 0-1, H_2FPEF 0-1), a ICFEP é improvável.

QUADRO 1 Escore HFA-PEFF

Critérios	Maior (2 pontos)	Menor (1 ponto)
Funcional	e' septal < 8 ou e' lateral < 10 ou E/e' > 15 ou Velocidade RT > 2,8 m/s (PSAP > 35 mmHg)	E/e' 9-14 ou GLS < 16%
Morfológico	VAEi > 34 mL/m^2 ou Massa VE > 149/122 g/m^2 (H/M) e ERP > 0,42	VAEi 29-34 mL/m^2 ou Massa VE > 115/95 g/m^2 (H/M) ou ERP > 0,42 ou Septo ou PP ≥ 12 mm
Biomarcador (ritmo sinusal)	NT-pró-BNP > 220 pg/mL ou BNP > 80 pg/mL	NT-pró-BNP 125-220 pg/mL ou BNP 35-80 pg/mL
Biomarcador (fibrilação atrial)	NT-pró-BNP > 660 pg/mL ou BNP 240 pg/mL	NT-pró-BNP 365-660 pg/mL ou BNP 105-240 pg/mL

BNP: peptídeo natriurético do tipo B; ERP: espessura relativa da parede; GLS: *strain* global longitudinal; H: homens; M: mulheres; NT-pró-BNP: peptídeo natriurético N-terminal pró-tipo B; PSAP: pressão sistólica da artéria pulmonar; PP: parede posterior; RT: velocidade do fluxo de regurgitação da valva tricúspide; VAEi: índice de volume atrial esquerdo; velocidade VE: ventricular esquerda.
Fonte: adaptado de Pieske et al.[14]

QUADRO 2 Escore H_2FPEF

Variável clínica		Características	Pontos
H2	Obesidade (*Heavy*)	IMC > 30 kg/m^2	2
	Hipertensão	2 ou mais anti- -hipertensivos	1
F	Fibrilação atrial	Paroxística ou persistente	3
P	Hipertensão pulmonar	PSAP > 35 mmHg (ecocardiograma)	1
E	Idade avançada (*Elderly*)	Idade > 60 anos	1
F	Pressões de enchimento (*Filling pressures*)	E/e' > 9	1

IMC: índice de massa corpórea; PSAP: pressão sistólica da artéria pulmonar.
Fonte: adaptado de Reddy et al.[15]

Passo 3: pressão de enchimento elevada

No caso de probabilidade intermediária (em que o escore HFA-PEFF é 2-4 ou H_2FPEF 2-5), o passo 3 é necessário para determinar a presença de pressões de enchimento elevadas em repouso ou esforço. A pressão de enchimento pode ser estabelecida com teste de exercício não invasivo (com ecocardiografia sob estresse) ou teste hemodinâmico invasivo.

PROGNÓSTICO

Embora se acredite no conceito de que a ICFEP esteja associada a melhor sobrevida do que a insuficiência cardíaca (IC) com fração de ejeção reduzida (ICFER), com base em achados de dados de ensaios clínicos,[16] a maioria dos estudos observacionais mostra que essa diferença é insignificante.[1] Dados do estudo Karolinska-Rennes (KaRen) de pacientes com ICFEP revelaram taxas de mortalidade em 1 ano de 15%, em 3 anos de 31%, em 5 anos de 47% e em 10 anos de 74%.[17] Embora a causa dominante de morte seja cardiovascular tanto na ICFER quanto na ICFEP, a morte não cardiovascular assume proporção maior na ICFEP.[18] Dados do Registro de Insuficiência Cardíaca da Sociedade Europeia de Cardiologia mostram porcentagens de pacientes hospitalizados por insuficiência cardíaca e internação por todas as causas na ICFER de 14,6 e 31,9% e na ICFEP de 9,7 e 23,5%.[19]

TRATAMENTO

Tratamento não farmacológico

Orientações para implementação e manutenção de mudanças no estilo de vida devem fazer parte das estratégias de tratamento da ICFEP. O treinamento físico em pacientes com ICFEP melhora os desfechos, com benefícios observados no desempenho ao exercício e na qualidade de vida dos pacientes. Esses benefícios são observados mesmo em pacientes frágeis e idosos hospitalizados.[20,21] A restrição calórica e o treinamento físico tiveram efeitos benéficos aditivos sobre a capacidade de exercício e a qualidade de vida em um ensaio randomizado com 100 pacientes com obesidade e ICFEP (estudo *Secret*).[22] Estudos em andamento, como o *Rehab-HFpEF* e o *Reach-HFpEF*, examinarão o efeito de mudanças no estilo de vida nos desfechos da ICFEP.

Tratamento farmacológico

O tratamento farmacológico dos pacientes com ICFEP difere daquele dos pacientes com ICFER, pois os resultados dos estudos clínicos com betabloqueadores, inibidores da enzima conversora de angiotensina e bloqueadores de receptores da angiotensina não demonstraram redução na mortalidade ou em eventos mórbidos.

Inibidores da SGLT2

Os ensaios clínicos *Emperor Preserved*,[23] publicado em 2021, e *Deliver*,[24] publicado em 2022, que avaliaram o uso de inibidores da SGLT2 em pacientes com ICFEP, mostraram redução do desfecho composto de morte cardiovascular e hospitalizações por insuficiência cardíaca em 20%.[25] Não houve impacto sobre morte cardiovascular isoladamente ou sobre mortalidade total. Assim, o desfecho primário combinado se mostrou estatisticamente significativo à custa do impacto nas internações.

A atualização da Diretriz de Insuficiência Cardíaca da Sociedade Europeia de Cardiologia de 2023 deu ao uso de inibidores da SGLT2, empagliflozina e dapagliflozina, uma recomendação de classe IA para tratamento da ICFEP, para reduzir hospitalizações por insuficiência cardíaca e mortalidade cardiovascular.[26]

Tratamento da congestão

Para pacientes com sobrecarga de volume, o uso de diuréticos para alívio da congestão representa um ponto fundamental para o tratamento da ICFEP.[1] A terapia é iniciada com diuréticos de alça, com doses que vão variar de acordo com a gravidade da sobrecarga de volume. Para pacientes que não apresentam resposta adequada com diuréticos de alça, um diurético tiazídico, tiazídico-*like* ou antagonistas dos receptores mineralocorticoides podem ser adicionados, individualmente ou em combinação. A espironolactona demonstrou, em subanálises do estudo *Topcat*, com pacientes inscritos nas Américas, benefícios na redução da morte cardiovascular e internação por insuficiência cardíaca.[27]

Inibidor da neprilisina-receptor da angiotensina

No estudo *Paragon-HF*, sacubitril com valsartana, quando comparado com valsartana, foi associado a uma redução modesta e não estatisticamente significativa no composto primário de hospitalizações totais (primeira e recorrentes) por IC e morte cardiovascular.[28] Melhorias nos desfechos secundários, incluindo qualidade de vida, classe funcional da New York Heart Association e um composto de eventos renais entre pacientes randomizados para sacubitril com valsartana foram observados. Análises de subgrupos sugeriram um benefício maior em mulheres e em pacientes com FEVE igual ou inferior ao valor mediano de 57%.[29] A diretriz de insuficiência cardíaca da Associação Americana do Coração de 2022 deu ao uso dos inibidores da neprilisina-receptor da angiotensina uma recomendação de classe IIb para o tratamento da ICFEP.[30]

Tratamento de comorbidades cardiovasculares e não cardiovasculares

O ponto central nas recomendações de tratamento da ICFEP é a abordagem das comorbidades subjacentes e o tratamento dos fatores de risco modificáveis para insuficiência cardíaca. Múltiplas condições cardíacas e não cardíacas, incluindo hipertensão arterial, doença arterial coronariana, obesidade, apneia do sono, anemia, diabetes, doença renal crônica, fibrilação atrial e incompetência cronotrópica, estão frequentemente associadas à ICFEP e podem acelerar a progressão da doença ou contribuir para piora funcional.[12] Essas comorbidades devem ser abordadas de acordo com as diretrizes específicas de cada doença.

Estudos em andamento com diferentes drogas, como a espironolactona, a finerenona, a semaglutida, a tirzepatida e um anticorpo monoclonal com ação anti-inflamatória, o ziltivekimab, podem trazer novas perspectivas na abordagem da ICFEP.

CONSIDERAÇÕES FINAIS

A ICFEP é uma síndrome clínica complexa, com mecanismos fisiopatológicos que vão muito além de anormalidades apenas na função diastólica do ventrículo esquerdo. Ela representa pelo menos 50% de todos os casos de insuficiência cardíaca, está associada a altas taxas de hospitalização, piora da qualidade de vida e aumento de mortalidade na população idosa.

Em virtude do envelhecimento da população e de sua associação com maior número de comorbidades e de fatores de risco, como hipertensão arterial, obesidade e diabetes, a prevalência da ICFEP está aumentando. O diagnóstico da ICFEP deve ser sistematizado, com a utilização de fluxogramas que facilitem o raciocínio clínico e melhorem a acurácia diagnóstica. O tratamento deve ser focado no manejo adequado das condições associadas, de acordo com as diretrizes vigentes para cada doença, além de considerar terapias farmacológicas específicas que podem reduzir desfechos, como os inibidores da SGLT2.

REFERÊNCIAS BIBLIOGRÁFICAS

1. McDonagh TA, Metra M, Adamo M, et al. 2021 ESC guidelines for the diagnosis and treatment of acute and chronic heart failure. Eur Heart J. 2021;42:3599-726.
2. Ponikowski P, Voors AA, Anker SD, et al. 2016 ESC guidelines for the diagnosis and treatment of acute and chronic heart failure: The Task Force for the diagnosis and treatment of acute and chronic heart failure of the European Society of Cardiology (ESC). Developed with the special contribution of the Heart Failure Association (HFA) of the ESC. Eur J Heart Fail. 2016;18(8):891-975.
3. Mozaffarian D, Benjamin EJ, Go AS, Arnett DK, Blaha MJ, Cushman M, et al. Heart Disease and Stroke Statistics – 2016 UpToDate: a report from the American Heart Association. Circulation. 2016;133(15):e599.
4. Borlaug BA, Redfield MM. Diastolic and systolic heart failure are distinct phenotypes within the heart failure spectrum. Circulation. 2011;123:2006-14.
5. Owan TE, Hodge DO, Herges RM, Jacobsen SJ, Roger VL, Redfield MM. Trends in prevalence and outcome of heart failure with preserved ejection fraction. N Engl J Med. 2006;355:251-9.
6. Kitzman DW, Gardin JM, Gottdiener JS, Arnold A, Boineau R, Aurigemma G, et al. Importance of heart failure with preserved systolic function in patients ≥ 65 years of age. CHS Research Group. Cardiovascular Health Study. Am J Cardiol. 2001;87:413-9.
7. Potter EL, Hopper I, Sen J, Salim A, Marwick TH. Impact of socioeconomic status on incident heart failure and left ventricular dysfunction: systematic review and meta-analysis. Eur Heart J Qual Care Clin Outcomes. 2019;5:169-79.
8. Havranek EP, Mujahid MS, Barr DA, Blair IV, Cohen MS, Cruz-Flores S, et al. Social determinants of risk and outcomes for cardiovascular disease: a scientific statement from the American Heart Association. Circulation. 2015;132:873-98.
9. Shah SJ, Kitzman DW, Borlaug BA, van Heerebeek L, Zile MR, Kass DA, et al. Phenotype-specific treatment of heart failure with preserved ejection fraction: a multiorgan roadmap. Circulation. 2016;134(1):73-90.
10. Lourenço AP, Leite-Moreira AF, Balligand J-L, Bauersachs J, Dawson D, de Boer LJ, et al. An integrative translational approach to study heart failure with preserved ejection fraction: a position paper from the Working Group on Myocardial Function of the European Society of Cardiology. Eur J Heart Fail. 2018;20:216-27.
11. Packer M. Do most patients with obesity or type 2 diabetes, and atrial fibrillation, also have undiagnosed heart failure? A critical conceptual framework for understanding mechanisms and improving diagnosis and treatment. Eur J Heart Fail. 2020;22:214-27.
12. Campbell P, Rutten FH, Lee MM, Hawkins NM, Petrie MC. Heart failure with preserved ejection fraction: everything the clinician needs to know. Lancet. 2024;403(10431):1083-92.

13. Feitosa-Filho GS, Peixoto JM, Pinheiro JES, Afiune Neto A, Albuquerque ALT, Cattani AC, et al. Atualização das Diretrizes em Cardiogeriatria da Sociedade Brasileira de Cardiologia. Arq Bras Cardiol. 2019;112(5):649-705.
14. Pieske B, Tschöpe C, de Boer RA, Fraser AG, Anker SD, Donal E, et al. How to diagnose heart failure with preserved ejection fraction: the HFA-PEFF diagnostic algorithm: a consensus recommendation from the Heart Failure Association (HFA) of the European Society of Cardiology (ESC). Eur J Heart Fail. 2020;22:391-412.
15. Reddy YNV, Carter RE, Obokata M, Redfield MM, Borlaug BAA. A simple, evidence-based approach to help guide diagnosis of heart failure with preserved ejection fraction. Circulation. 2018;138:861-70.
16. Pfeffer MA, Shah AM, Borlaug BA. Heart failure with preserved ejection fraction in perspective. Circ Res. 2019;124:1598-617.
17. Shahim A, Hourqueig M, Donal E, Oger E, Venkatesvaran A, Daubert J-C, et al. Predictors of long-term outcome in heart failure with preserved ejection fraction: a follow-up from the KaRen study. ESC Heart Fail. 2021;8:4243-54.
18. Kapłon-Cieślicka A, Benson L, Chioncel O, Crespo-Leiro MG, Coats AJS, Anker SD, et al. A comprehensive characterization of acute heart failure with preserved versus mildly reduced versus reduced ejection fraction: insights from the ESC-HFA EORP Heart Failure Long-Term Registry. Eur J Heart Fail. 2022;24:335-50.
19. Chioncel O, Lainscak M, Seferovic PM, Anker SD, Crespo-Leiro MG, Harjola V-P, et al. Epidemiology and oneyear outcomes in patients with chronic heart failure and preserved, mid-range and reduced ejection fraction: an analysis of the ESC Heart Failure Long-Term Registry. Eur J Heart Fail. 2017;19:1574-85.
20. Kitzman DW, Whellan DJ, Duncan P, Pastva AM, Mentz RJ, Reeves GR, et al. Physical rehabilitation for older patients hospitalized for heart failure. N Engl J Med. 2021;385:203-16.
21. Mentz RJ, Whellan DJ, Reeves GR, Pastva AM, Duncan P, Upadhya B, et al. Rehabilitation intervention in older patients with acute heart failure with preserved versus reduced ejection fraction. JACC Heart Fail. 2021;9:747-57.
22. Kitzman DW, Brubaker P, Morgan T, Haykowsky M, Hundley G, Kraus WE, et al. Effect of caloric restriction or aerobic exercise training on peak oxygen consumption and quality of life in obese older patients with heart failure with preserved ejection fraction: a randomized clinical trial. JAMA. 2016;315:36-46.
23. Anker SD, Butler J, Filippatos G, Ferreira JP, Bocchi E, Böhm M, et al. Empagliflozin in heart failure with a preserved ejection fraction. N Engl J Med. 2021;385:1451-61.
24. Solomon SD, McMurray JJV, Claggett B, de Boer RA, DeMets D, Fernandez AF, et al. Dapagliflozin in heart failure with mildly reduced or preserved ejection fraction. N Engl J Med. 2022;387:1089-98.

25. Vaduganathan M, Docherty KF, Claggett BL, Jhund PS, de Boer RA, Fernandez AF, et al. SGLT-2 inhibitors in patients with heart failure: a comprehensive meta-analysis of five randomised controlled trials. Lancet. 2022;400:757-67.
26. McDonagh TA, Metra M, Adamo M, Garner RS, Baumbach A, Böhm M, et al. 2023 focused update of the 2021 ESC guidelines for the diagnosis and treatment of acute and chronic heart failure. Eur Heart J. 2023;44:3627-39.
27. Pitt B, Pfeffer MA, Assmann SF, Boineau R, Anand IS, Clagett B, et al. Spironolactone for heart failure with preserved ejection fraction. N Engl J Med. 2014;370:1383-92.
28. Solomon SD, McMurray JJV, Anand IS, Ge J, Lam CSP, Maggionni AP, et al. Angiotensinneprilysin inhibition in heart failure with preserved ejection fraction. N Engl J Med. 2019;381:1609-20.
29. Vaduganathan M, Claggett BL, Desai AS, Anker SD, Perrone SV, Janssens S, et al. Prior heart failure hospitalization, clinical outcomes, and response to sacubitril/valsartan compared with valsartan in HFpEF. J Am Coll Cardiol. 2020;75:245-54.
30. Heidenreich PA, Bozkurt B, Aguilar D, et al. 2022 AHA/ACC/HFSA guideline for the management of heart failure: a report of the American College of Cardiology/American Heart Association Joint Committee on Clinical Practice Guidelines. Circulation. 2022;145:e895-1032.

11

Insuficiência cardíaca com fração de ejeção reduzida e levemente reduzida

Ana Beatriz Nepomuceno Cunha
Isabella de Camargo Preto Piscopo
Lígia Lopes Balsalobre Trevizan

INTRODUÇÃO

A insuficiência cardíaca (IC) é uma síndrome comum em indivíduos idosos, e a descompensação da IC é uma das principais causas de hospitalização não programada nessa população: mais de 80% dos pacientes hospitalizados em decorrência de IC têm idade superior a 65 anos, e 24% têm 85 anos ou mais. A prevalência aumenta significativamente a cada ano com o envelhecimento populacional, o aumento da expectativa de vida e a inovação das terapias farmacológicas.

A idade desempenha papel importante nas características clínicas e nos fatores prognósticos. A IC em idosos está associada a maiores morbidade e mortalidade, períodos longos de hospitalização, maiores taxas de reinternação, declínio da atividade física, declínio cognitivo e desnutrição, resultando em significativa redução na qualidade de vida.[1] Isto posto, a abordagem deve levar em consideração características individuais, comorbidades, fragilidade e expectativa de vida.

FISIOPATOLOGIA

Várias alterações específicas na estrutura e função cardíaca estão associadas ao envelhecimento cardíaco e podem explicar uma série de características fisiopatológicas e fenotípicas comuns em idosos e a maior predisposição para desenvolver IC.

Com a idade, há uma diminuição tanto no número quanto na função dos miócitos, o que ocorre mesmo em indivíduos sem evidência de doença cardiovascular. Os mecanismos subjacentes a tais alterações incluem necrose e apoptose aumentadas, e uma capacidade regenerativa reduzida da célula cardíaca. Isso impede a reparação adequada da perda de miócitos causada pelo envelhecimento ou secundária a lesão miocárdica e isquemia. A perda de funcionamento de cardiomiócitos é compensada pela hipertrofia das células remanescentes.

As alterações na função dos miócitos associadas à idade incluem comprometimento do metabolismo e regulação do cálcio, o que reflete uma alteração dos processos de contração e relaxamento. A utilização de ATP é menos eficiente no coração envelhecido. Essas anormalidades podem fornecer o substrato para a piora da função cardíaca no contexto de condições agravantes, mesmo em corações saudáveis. Outro mecanismo potencial associado ao maior risco de desenvolvimento de IC no avanço da idade é o encurtamento dos telômeros, que tem sido sugerido como marcador de envelhecimento biológico e celular e associado ao desenvolvimento de IC.

Simultaneamente à redução do número, da função e da hipertrofia compensatória dos miócitos, o miocárdio senescente é afetado por um desequilíbrio do metabolismo da matriz extracelular, com subsequente aumento prejudicial no conteúdo de colágeno miocárdico e desenvolvimento de fibrose. A fibrose miocárdica é promovida por vários mecanismos conhecidos por serem regulados positivamente na IC em qualquer idade e que são ativados em idosos. Eles incluem regulação positiva do sistema renina-angiotensina-aldosterona, aumento da atividade inflamatória e estresse oxidativo.

Em resumo, os principais mecanismos envolvidos no envelhecimento cardiovascular incluem: estresse oxidativo decorrente de disfunção mitocondrial, inflamação crônica e baixa taxa de renovação de cardiomiócitos, intimamente relacionada à capacidade limitada de regeneração cardíaca, além do insulto direto secundário à isquemia, frequente em idosos.

A etiologia da IC é diversa, e muitas causas podem potencialmente sobrepor-se, especialmente nessa população. Comorbidades em idosos, por exemplo, a fibrilação atrial, têm o potencial de desencadear descompensação aguda em um coração com reserva cardíaca limitada. Aliado a isso, pacientes mais velhos também têm maior probabilidade de apresentar outras doenças, como disfunção renal, diabetes *mellitus* e doença pulmonar crônica, contribuindo direta e indiretamente para o dano miocárdico e aumentando a complexidade da IC.

SINAIS E SINTOMAS

Os sintomas têm características e intensidades distintas, variando de pacientes assintomáticos à custa de mecanismos compensatórios até aqueles com sintomas incapacitantes. É interessante destacar que os idosos podem ter apresentação atípica de sintomas, em razão de imobilidade, fragilidade e alteração cognitiva. Por esse motivo, sinais e sintomas apresentam baixa sensibilidade e especificidade no diagnóstico clínico nessa população.[2]

Uma anamnese bem detalhada deve reconhecer sintomas de baixo débito, como queixas de fadiga, fraqueza, tontura e rebaixamento do nível de consciência; a dispneia aos esforços pode ser pouco relatada, visto que essa população tende a se autolimitar, dificultando o diagnóstico e tratamento precoces. Em contrapartida, a fadiga, também sintoma prevalente, pode estar relacionada à hipoperfusão muscular esquelética. Assim, a queixa de fadiga não deve ser considerada um sintoma trivial. Sinais indiretos de IC avançada podem ser descritos, como perda de peso não intencional, anorexia, intolerância aos exercícios diários, hipervolemia refratária, ortopneia e hipotensão.[2]

O exame físico é um instrumento simples e prático, capaz de influenciar a probabilidade pré-teste, por meio da identificação de sinais de baixo débito e de sinais de hipervolemia, como congestão pulmonar, edema periférico, ausculta da terceira bulha, hepatomegalia, ascite e turgência jugular, sendo esta última o sinal mais específico. É importante atentar para diagnósticos diferenciais como insuficiência venosa, hepatopatia, pneumopatia e nefropatias.[2,3]

A descompensação da IC em geral é causada por um fator predisponente associado a um fator desencadeador, sendo estes representados por arritmia (40%), isquemia (30%), infecção (20%), hipertensão (16,5%), anemia (15,7%), diabetes descontrolada, disfunção tireoidiana, apneia do sono e não adesão ao tratamento.[1,4]

DIAGNÓSTICO

As manifestações atípicas de IC contribuem para um diagnóstico tardio, ressaltando a importância dos exames complementares.

Exames laboratoriais são recomendados para excluir diagnósticos diferenciais e guiar a terapia farmacológica; podem-se evidenciar hiponatremia, hipoalbuminemia, congestão hepática, piora de função renal, seja por hipoperfusão, adaptação neuro-hormonal, hipervolemia e/ou disfunção de ventrículo direito.[3]

Os níveis de peptídeos natriuréticos aumentam com a idade e podem variar na presença de comorbidades, como obesidade, insuficiência renal ou fibrilação atrial. Portanto, eles devem ser interpretados em conjunto com achados clínicos e ecocardiográficos. No entanto, a utilidade dos peptídeos natriuréticos na população idosa é controversa: o estudo *BED* mostrou que o BNP não foi útil para discriminar entre a origem cardíaca *versus* respiratória da dispneia aguda em pacientes ≥ 60 anos. Em contrapartida, os dados do estudo *Time-CHF* mostraram que a terapia guiada por NT-pró-BNP é segura em pacientes idosos com IC.[5,6]

O eletrocardiograma (ECG) é uma ferramenta que auxilia na investigação etiológica, podendo revelar anormalidades de ritmo, sinais de isquemia aguda ou tardia e sinais de remodelamento com hipertrofia cardíaca, de modo que se torna indispensável na investigação da patologia. O ECG alterado aumenta a probabilidade da doença.[3]

O ecocardiograma tem boa disponibilidade e custo-eficácia, além de avaliar a fração de ejeção do ventrículo esquerdo (FEVE), o que definirá a IC como:

- IC com fração de ejeção reduzida (ICFEr) FEVE ≤ 40%.
- IC com fração de ejeção levemente reduzida (ICFElr) FEVE 41-49% (anteriormente rotulada como IC com fração de ejeção intermediária).
- IC com fração de ejeção preservada (ICFEP) FEVE ≥ 50%.

O ecocardiograma também é capaz de fornecer dados acerca do tamanho das câmaras, dimensão e características do remodelamento, anormalidades segmentares, sinais de hipertensão pulmonar, disfunção diastólica, função do ventrículo direito e valvar. Em casos de janelas acústicas insatisfatórias, é possível avaliar a estrutura e função miocárdica com a ressonância magnética, que tem boa sensibilidade e especificidade para diagnosticar doenças infiltrativas e inflamatórias.

TRATAMENTO

Fatores associados aos pacientes que tornam o tratamento desafiador e que são particularmente preocupantes para os idosos incluem pressão arterial e frequência cardíaca mais baixa, sarcopenia, maior gravidade da IC, além da associação com comorbidades, fragilidade, comprometimento cognitivo, polifarmácia e apoio social limitado. Baixa tolerabilidade, contraindicações e efeitos adversos também são mais comumente encontrados em pacientes idosos e frágeis.

Definir e atuar sobre a etiologia

Identificar a causa da IC pode ser desafiador, especialmente quando o diagnóstico ocorre em estágios avançados. No entanto, uma vez que a etiologia é estabelecida, é crucial avaliar a possibilidade de intervenções para corrigir ou controlar a causa da IC de forma individualizada.[6-8]

Corrigir os fatores precipitantes

Um dos principais gatilhos para descompensação da IC é a má adesão medicamentosa, que pode variar desde o uso incorreto das doses prescritas até a não adesão completa ao tratamento. Estima-se que a má adesão em pacientes com ICFEr varie de 20 a 50%.[9] A polifarmácia representa um problema diário no cuidado ao idoso, principalmente com diagnóstico de IC, sendo fundamental reavaliar medicações fúteis e a possibilidade de desprescrição, minimizando riscos de interações medicamentosas e efeitos colaterais adversos.[9,10]

Outro fator importante na adesão medicamentosa, particularmente relevante na população idosa, é o declínio cognitivo. Sua prevalência atinge até 40% dos pacientes com IC. O declínio cognitivo tem sido associado a pior qualidade de vida, aumento de hospitalização e mortalidade. Dessa forma, seu rastreio de rotina é importante para desencadear a investigação

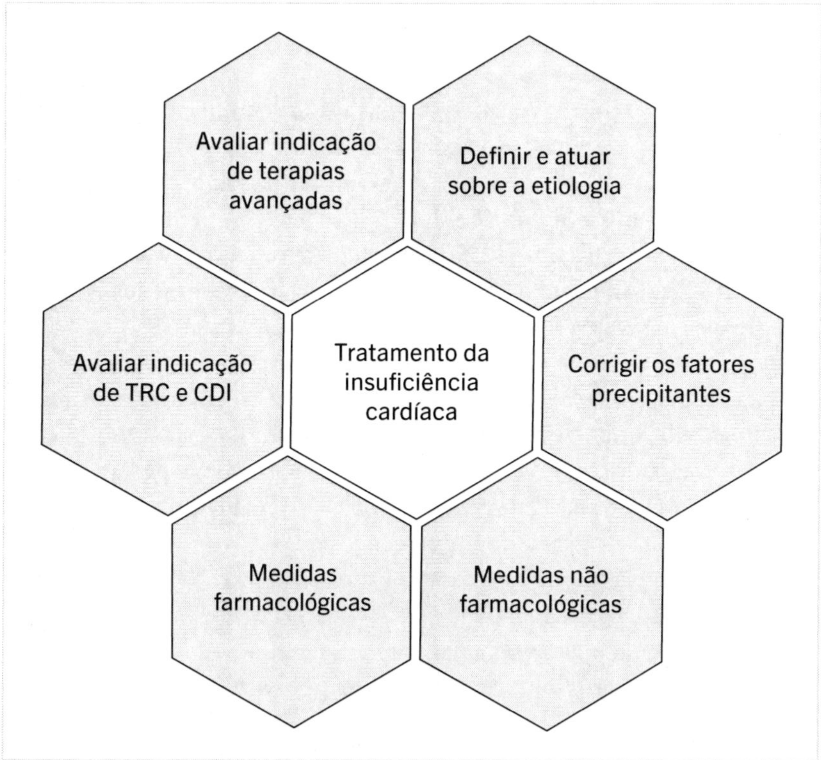

FIGURA 1 Pilares para o tratamento da insuficiência cardíaca.
CDI: cardiodesfibrilador implantável; TRC: terapia de ressincronização cardíaca.

de causas potencialmente reversíveis e otimizar os cuidados multidisciplinares.[10]

Medidas não farmacológicas

As principais medidas não farmacológicas para o tratamento da IC incluem:

- Adotar uma dieta apropriada, promover a perda de peso em pacientes obesos e realizar ajustes nutricionais com suplementação para aqueles com caquexia cardíaca.
- Cessar o tabagismo e o consumo de álcool.
- Garantir vacinação adequada.

- Realizar estratégias de reabilitação.[7]

A intervenção nutricional deve envolver uma equipe multidisciplinar, começando com a avaliação do estado nutricional, seguida pelo desenvolvimento de um plano alimentar que seja claro, simples e adaptado às condições econômicas do paciente.

A restrição hídrica deve ser individualizada, e a quantidade de sal na dieta é um tema ainda em discussão; de forma geral, recomenda-se evitar a ingestão excessiva de sódio, não excedendo 7 g por dia.[8]

A reabilitação tem papel importante na melhora da qualidade de vida dos pacientes com IC. Sabe-se que a redução da atividade física leva a piora no condicionamento físico, aumentando os sintomas e diminuindo a tolerância ao esforço. Os protocolos de exercício são bem estabelecidos e visam promover uma melhora gradual na capacidade funcional. Quando disponível, o teste cardiopulmonar define o limiar anaeróbico como ponto ideal para o treinamento aeróbio, que deve ser complementado com exercícios de resistência.[8,11]

É fundamental educar o paciente sobre suas comorbidades e realizar acompanhamento próximo com controle de peso diário para vigilância de hipervolemia, que pode auxiliar no manejo da medicação.[11]

Medidas farmacológicas

Embora metade de todos os pacientes com IC tenha mais de 75 anos, os idosos são muito pouco representados em ensaios clínicos, compreendendo aproximadamente 30% dos participantes, e indivíduos com comorbidades severas ou avançadas, frequentemente observadas em pacientes idosos do mundo real, são frequentemente excluídos.

Uma análise *post hoc* de participantes do estudo *Merit-HF* com idade ≥ 65 anos mostrou uma redução de 37% na mortalidade por todas as causas (RR 0,63; IC 95% [0,48-0,83]) entre pacientes tratados com succinato de metoprolol, com tendência de benefício em pacientes com idade ≥ 75 anos (RR 0,71; IC 95% [0,42-1,19]). O estudo *Seniors* abordou especificamente a eficácia e segurança do betabloqueador nebivolol no tratamento de indivíduos com IC com idade ≥ 70 anos. O estudo mostrou redução significativa no desfecho combinado de mortalidade por todas as causas e hospitalização cardiovascular no braço do nebivolol (HR 0,86; IC 95%

[0,74-0,99]), mas sem efeito significativo na mortalidade por todas as causas (HR 0,88; IC 95% [0,71-1,08]).

Análises *post hoc* de ensaios clínicos com betabloqueadores demonstram que a titulação para as doses-alvo pode não proporcionar benefícios incrementais em relação às doses intermediárias. Essa noção é ainda apoiada pelo estudo *Cibis-ELD*, que demonstrou que a frequência cardíaca alcançada após a titulação, e não a dose de bisoprolol, foi um preditor significativo de menor mortalidade.[8,12]

Diversos ensaios clínicos comprovaram a eficácia dos inibidores da enzima conversora de angiotensina (iECA), cuja média de idade variava entre 60 e 66 anos. Entretanto, uma análise de subgrupos do estudo *Heart outcomes prevention evaluation* (*Hope*) revelou que a redução do risco foi maior em pacientes com mais de 65 anos em comparação com o grupo mais jovem. Embora os bloqueadores dos receptores de angiotensina (BRA) tenham sido pouco estudados em pacientes idosos, uma subanálise do estudo *Candesartan in heart failure: assessment of reduction in mortality and morbidity* (*Charm-Alternative*), que incluiu 23,3% dos participantes com 75 anos ou mais, indicou que os benefícios foram semelhantes aos observados na população geral. Uma análise *post hoc* do *Val-HeFT*, na qual quase 50% dos pacientes tinham idade > 65 anos, demonstrou redução de risco semelhante no desfecho primário (morte, morte súbita, hospitalização por IC ou tratamento urgente de IC), independentemente da idade. Dessa forma, houve uma redução de risco de 11,8% ($p = 0,07$) na morbidade em pacientes com idade > 65 anos e uma redução de risco de 14,6% naqueles com idade < 65 ($p = 0,09$).

As recomendações para iECA/BRA são semelhantes às da população em geral, com ênfase na introdução em doses baixas, especialmente em pacientes com pressão arterial limítrofe, seguida de titulação progressiva. É importante realizar vigilância da função renal (aceita-se um aumento de até 50% da creatinina basal ou um valor absoluto de até 3 mg/dL) e monitorar os níveis de potássio.[6]

Pacientes idosos, especialmente aqueles com mais de 80 anos, estão sub-representados nos estudos que embasam as terapias farmacológicas para IC.[7] Essa população apresenta características específicas que influenciam a farmacocinética das medicações. O envelhecimento está associado a mudanças na composição corporal que podem impactar a distribuição e a concentração das medicações no plasma, assim como alterações do metabolismo hepático e renal, resultando em menor depuração das medicações.[7,10,13] É importante também atentar ao risco de bradicardias em pacientes com doença do nó sinusal e hipotensão ortostática.[13] Análises de subgrupos dos principais estudos que fundamentam as diretrizes sugerem que as quatro classes de terapia modificadora de doença têm eficácia consistente em pacientes idosos. Assim, habitualmente, seguem-se as mesmas terapias medicamentosas da população em geral, conforme a Figura 2, com alguns cuidados específicos.[8]

Pacientes idosos correm risco de desenvolver anemia em razão de maior prevalência de comorbidades (p. ex., disfunção renal e doenças malignas), dieta inadequada (baixa ingestão de ferro, folato, vitamina B12) e uso concomitante de medicamentos que aumentam o risco de sangramento (aspirina, anticoagulantes orais, anti-inflamatórios não esteroides). A anemia está associada a pior prognóstico na IC e é responsável pela redução da tolerância ao exercício e agravamento da isquemia miocárdica. O estudo *Fair-HF* mostrou que o tratamento com carboximaltose férrica na IC e deficiência de ferro melhora a classe da New York Heart Association, teste de caminhada de 6 minutos e qualidade de vida em pacientes com idade ≥ 69,7 e < 69,7 anos, sem diferença em eventos adversos e mortalidade entre os dois grupos. Nos estudos mais importantes com antagonistas da aldosterona (*Rales* e *Ephesus*), a idade média dos pacientes era de, respectivamente, 67 e 64 anos. No entanto, seu uso em idosos deve ser cuidadosamente monitorizado em função da disfunção renal e da interação medicamentosa subjacente.

O *Paradigm-HF* (que estudou o inibidor da neprilisina e do receptor de angiotensina – INRA) inscreveu quase 20% dos pacientes com idade ≥ 75 anos, incluindo 7% com idade ≥ 80 anos e 1,4% com idade ≥ 85 anos. Uma subanálise desse ensaio, de acordo com categorias de idade (< 55 anos, 55-64 anos, 65-74 anos e ≥ 75 anos), demonstrou redução consistente do risco no objetivo primário de mortalidade cardiovascular ou hospitalização por IC (HR global 0,80; IC 95% [0,73-0,87]; p < 0,001) independentemente da idade, com HR < 1 em todas as faixas etárias (p para interação entre faixa etária e tratamento = 0,94). A hipotensão foi mais frequente, enquanto o comprometimento renal e a hipercalemia foram menos frequentes com sacubitril/valsartana em comparação com enalapril, e esses resultados foram consistentes em todas as categorias etárias.

Isto posto, o INRA, no paciente idoso, deve ter sua dose inicial reduzida para 24/26 mg a cada 12 horas, com aumento progressivo a cada 2 a

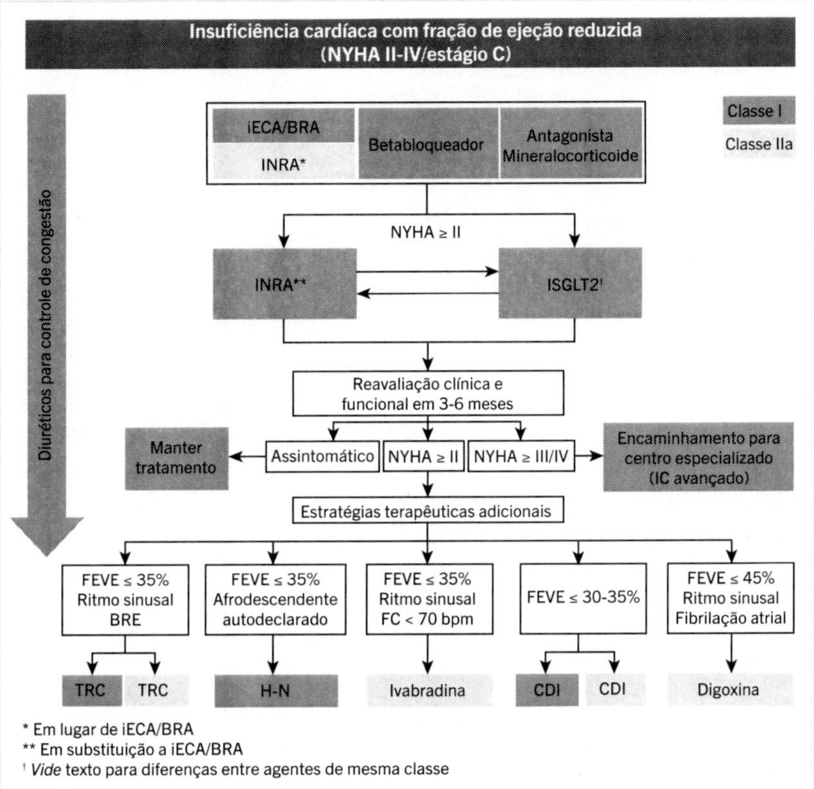

FIGURA 2 Tratamento da insuficiência cardíaca de fração de ejeção reduzida.

BRA: bloqueadores dos receptores de angiotensina II; BRE: bloqueio de ramo esquerdo; CDI: cardiodesfibrilador implantável; FEVE: fração de ejeção do ventrículo esquerdo; H-N: combinação de hidralazina e nitrato; IC: insuficiência cardíaca; iECA: inibidores da enzima conversora a angiotensina; INRA: inibidor da neprisilina e do receptor de angiogensina; iSGLT2: inibidores do cotransportador de sódio e glicose 2; NYHA: New York Heart Association; TRC: terapia de ressincronização cardíaca.

Fonte: Comitê Coordenador da Diretriz de Insuficiência Cardíaca et al., 2008.[8]

4 semanas. Esse ajuste deve ser feito mediante monitoramento da função renal e dos eletrólitos, além de vigilância de sintomas de hipotensão.[8]

Quanto aos inibidores do cotransportador de sódio-glicose-2 (iSGLT2), a subanálise do ensaio Dapa-HF com dapagliflozina segundo faixas etárias demonstrou uma redução de risco semelhante ao longo das faixas etárias, sem desequilíbrio significativo em tolerabilidade. A análise de subgrupos predefinidos no Emperor-Reduced, com empagliflozina, e no Soloist WHF, com sotagliflozina, também não encontrou evidência de heterogeneidade nos efeitos do tratamento de acordo com a idade.[12]

O uso da ivabradina é considerado seguro em pacientes idosos, enquanto o uso da digoxina deve ser evitado nessa faixa etária. Uma análise *post hoc* do estudo DIG indicou que os digitálicos podem ser menos eficazes e apresentar maior risco de eventos adversos em pacientes idosos.[12]

Em resumo, a abordagem terapêutica para idosos segue os mesmos princípios aplicados à população geral, porém as doses-alvo podem ser menores pela menor tolerância e ao maior risco de efeitos adversos. Ao iniciar a medicação, é essencial avaliar cada paciente individualmente, considerando começar com doses menores e monitorar cuidadosamente a tolerância do paciente ao tratamento.[9]

Avaliação de terapia de ressincronização e cardiodesfibrilador implantável

A terapia de ressincronização (TRC) em idosos segue as mesmas indicações dos *guidelines* para a população geral, ou seja, indicação IA para IC sintomática com FEVE ≤ 35%, ritmo sinusal, com bloqueio completo de ramo esquerdo e duração de QRS ≥ 150 ms, apesar de terapêutica otimizada. Casos de bloqueio atrioventricular com indicação de marca-passo também se beneficiam da TRC.[8]

O cardiodesfibrilador implantável (CDI) mantém suas indicações em profilaxia secundária e primária. Contudo, não são indicados em pacientes com expectativa de vida reduzida a menos de 1 ano, muito idosos, com comorbidades severas, IC avançada e refratária.[8] Assim, é importante analisar comorbidades, funcionalidade e condições geriátricas para definir quem seria um candidato adequado para essas terapias. Para pacientes mais velhos com CDI já instalado, é importante discutir a possibilidade de desativar a terapia de choque em casos avançados ou em cuidados paliativos, a fim de evitar choques dolorosos no fim da vida.[10]

Terapias avançadas

Na discussão sobre transplante cardíaco, a idade-limite para sua realização tem sido cada vez mais questionada. Estudos recentes mostraram que pacientes com mais de 60 anos apresentam menores taxas de rejeição e menor incidência de doença vascular do enxerto. Portanto, considera-se atualmente que pacientes mais idosos não devem ser rotineiramente excluídos da avaliação para transplante. O foco deve ser identificar condições clínicas e comorbidades que representem risco cirúrgico muito elevado ou redução significativa da sobrevida pós-transplante.[14]

A equipe clínica deve estar preparada para iniciar discussões sobre cuidados paliativos e diretivas antecipadas de vontade para pacientes que não são elegíveis para o transplante cardíaco ou para dispositivos de longa permanência.[10] Suporte social, psicológico e espiritual também é fundamental nessa fase, respeitando as crenças e as necessidades dos pacientes para assegurar conforto e dignidade.[9,10]

CONSIDERAÇÕES SOBRE A INSUFICIÊNCIA CARDÍACA COM FRAÇÃO DE EJEÇÃO LEVEMENTE REDUZIDA

Assim como na ICFEr, o diagnóstico da ICFElr é realizado com base na presença de sinais e sintomas de baixo débito e/ou hipervolemia associado à evidência de fração de ejeção do ventrículo esquerdo entre 41 e 49%. Níveis séricos elevados de BNP/NT-pró-BNP e alterações estruturais do miocárdio vão auxiliar no diagnóstico.

O tratamento da ICFElr consiste nas mesmas classes de medicações utilizadas na ICFEr; o que vai diferir é o grau de recomendação, em vista de a evidência científica ser menos robusta no cenário da ICFElr.

Na última atualização da Diretriz de Insuficiência Cardíaca da ESC de 2023, as classes de medicações iECA/BRA/inibidor de neprisilina, antagonista mineralocortidoide e betabloqueadores mantiveram-se como recomendação IIb, e os diuréticos para tratar sinais de hipervolemia, como classe I.

Já os inibidores de SGLT2 (dapagliflozina ou empagliflozina) entraram como recomendação I/A, com o objetivo de reduzir o risco de hospitalização por IC ou morte cardiovascular, com base nos dados do estudo *Deliver*.[15]

CONSIDERAÇÕES FINAIS

A IC apresenta incidências com aumento exponencial conforme a idade.[5] Sua fisiopatologia em idosos difere daquela observada na população geral, trazendo desafios únicos ao tratamento.

A abordagem multidisciplinar ganha maior destaque e a avaliação da fragilidade torna-se essencial, servindo como importante indicador prognóstico e de necessidades de adaptação terapêutica.

Por se tratar de doença crônica incurável, os cuidados paliativos devem ser integrados precocemente ao plano de cuidados, visando oferecer conforto e dignidade ao paciente e a sua família durante todo o processo.

Assim, a IC em idosos ressalta a necessidade de uma estratégia de tratamento individualizada e personalizada, que balanceie eficácia, tolerabilidade e qualidade de vida.

REFERÊNCIAS BIBLIOGRÁFICAS

1. Tersalvi G, Gasperetti A, Schiavone M, Dauw J, Gobbi C, Denora M, et al. Acute heart failure in elderly patients: a review of invasive and non-invasive management. J Geriatr Cardiol. 2021;18(7):560-76.
2. Crespo-Leiro MG, Metra M, Lund LH, Milicic D, Costanzo MR, Filippatos G, et al. Advanced heart failure: a position statement of the Heart Failure Association of the European Society of Cardiology. Eur J Heart Fail. 2018;20(11):1505-35.
3. McDonagh TA, et al. 2021 ESC guidelines for the diagnosis and treatment of acute and chronic heart failure: Developed by the Task Force for the diagnosis and treatment of acute and chronic heart failure of the European Society of Cardiology (ESC) with the special contribution of the Heart Failure Association (HFA) of the ESC. Eur Heart J. 2021;42(36):3599-726.
4. Roberts WC, Roberts CC, Ko JM, Filardo G, Capehart JE, Hall SA. Morphologic features of the recipient heart in patients having cardiac transplantation and analysis of the congruence or incongruence between the clinical and morphologic diagnoses. Medicine (Baltimore). 2014;93(5):211-35.
5. Plichart M, Orvoen G, Jourdain P, Quinquis L, Coste J, Escande M, et al. Brain natriuretic peptide usefulness in very elderly dyspnoeic patients: the BED study. Eur J Heart Fail. 2017;19:540-8.
6. Sanders-van Wijk S, Muzzarelli S, Neuhaus M, Kiencke S, Maeder M, Estilinbaum W, et al. Safety and tolerability of intensified, N-terminal probrain natriuretic peptide-guided compared with [34] standard medical therapy in

elderly patients with congestive heart failure: results from Time-CHF. Eur J Heart Fail. 2013;5:910-8.

7. Díez-Villanueva P, Jiménez-Méndez C, Alfonso F. Heart failure in the elderly. J Geriatr Cardiol. 2021;18(3):219-32.
8. Comitê Coordenador da Diretriz de Insuficiência Cardíaca; Rohde LEP, Montera MW, Bocchi EA, et al. Diretriz brasileira de insuficiência cardíaca crônica e aguda. Arq Bras Cardiol. 2018;111(3):436-539.
9. Maddox TM, Januzzi JL Jr, Allen LA, Breathett K, Brouse S, Butler J, et al. 2024 ACC Expert Consensus Decision Pathway for Treatment of Heart Failure With Reduced Ejection Fraction. J Am Coll Cardiol. 2024;83(15):1444-88.
10. Liu E, Lampert BC. Heart failure in older adults: medical management and advanced therapies. Geriatrics (Basel). 2022;7(2):36.
11. Marcondes-Braga FG, Moura LAZ, Issa VS, Vieira JL, Rohde LE, Simões MV, et al. Emerging topics update of the Brazilian heart failure guideline – 2021. Arq Bras Cardiol. 2021;116(6):1174-212.
12. Milinković I, Polovina M, Coats AJ, Rosano GM, Seferović PM. Medical treatment of heart failure with reduced ejection fraction in the elderly. Card Fail Rev. 2022;8.
13. Lazzarini V, Mentz RJ, Fiuzat M, Metra M, O'Connor CM. Heart failure in elderly patients: distinctive features and unresolved issues. Eur J Heart Fail. 2013;15(7):717-23.
14. Bacal F, Marcondes-Braga FG, Rohde LEP, Xavier Júnior JL, Brito FS, Moura AZ, et al. 3ª Diretriz brasileira de transplante cardíaco. Arq Bras Cardiol. 2018;111(2):230-89.
15. McDonagh TA, Metra M, Adamo M, et al. 2023 Focused update of the 2021 ESC guidelines for the diagnosis and treatment of acute and chronic heart failure: developed by the task force for the diagnosis and treatment of acute and chronic heart failure of the European Society of Cardiology (ESC) With the special contribution of the Heart Failure Association (HFA) of the ESC. Eur Heart J. 2023;44(37):3627-39.
16. Holubarsch C, Ruf T, Goldstein DJ, Ashton RC, Nickl W, Pieske B, et al. Existence of the Frank-Starling mechanism in the failing human heart: investigations on the organ, tissue, and sarcomere levels. Circulation. 1996;94(4):683-9.
17. Cohn JN, Ferrari R, Sharpe N. Cardiac remodeling: concepts and clinical implications: a consensus paper from an international forum on cardiac remodeling. Behalf of an International Forum on Cardiac Remodeling. J Am Coll Cardiol. 2000;35(3):569-82.

12

Cuidados paliativos na insuficiência cardíaca avançada

Flávia Barreto Garcez
Juliane Dantas Seabra Garcez

INTRODUÇÃO

A insuficiência cardíaca (IC) avançada é uma síndrome clínica caracterizada por sintomas persistentes e/ou refratários, disfunção ventricular progressiva e lesão de órgãos-alvo, apesar de terapêutica otimizada. Os cuidados paliativos devem ser integrados ao tratamento direcionado à doença desde o diagnóstico, com intensificação nas fases mais avançadas. Nos pacientes em piora progressiva e refratária ao tratamento da IC, a prioridade torna-se o controle de sintomas, dentre eles dispneia, fadiga, dor, ansiedade e náuseas/vômitos. Medicamentos como benzodiazepínicos e opioides são grandes aliados nesse momento da doença. Nos últimos dias ou semanas de vida, é importante considerar a desprescrição de medicamentos cardiológicos com menor efeito em sintomas (p. ex., antiagregantes plaquetários; estatinas), favorecendo aqueles com potencial impacto na qualidade de vida (p. ex., diuréticos).

AVALIAÇÃO CLÍNICA DA INSUFICIÊNCIA CARDÍACA AVANÇADA

O paciente com insuficiência cardíaca avançada apresenta sintomas graves, refratários, com descompensações frequentes e disfunção ventricular progressiva, a despeito de tratamento otimizado.[1] Alguns sistemas de classificação são usados para designar pacientes nesse estágio. A classe funcional IV da New York Heart Association (NYHA) caracteriza pacientes sintomáticos em repouso ou em atividades mínimas, e o estágio D da American Heart Association (ACC) descreve pacientes com doença avançada que requerem intervenções especializadas, em razão da refratariedade dos sintomas com terapia máxima. A Interagency Registry for Mechanically Assisted Circulation (INTERMACS) foi também desenvolvida para estratificar o risco de pacientes com IC avançada, melhor definir prognóstico e indicar o uso de dispositivo de assistência ventricular.[2] Quando usadas em conjunto, as três classificações citadas oferecem maior precisão para identificar indivíduos que estão com doença em progressão e, portanto, necessitam de encaminhamento para centro especializado que disponha de terapias avançadas, como transplante cardíaco, assistência ventricular mecânica e/ou cuidados paliativos (Quadro 1).

A técnica mnemônica *I-NEED-HELP*[3] pode ajudar a identificar pacientes que necessitam de encaminhamento a um especialista em IC para acompanhamento do quadro e decisão sobre benefício de terapias avançadas (p. ex., dispositivo de assistência ventricular), integrando história clínica, hospitalizações, intolerância medicamentosa, além de sintomas e disfunção de órgão-alvo (Quadro 2). A presença de um acompanhamento cardiológico especializado nesse estágio auxilia na definição de prognóstico e na determinação sobre o encaminhamento para equipe de cuidados paliativos.

PRINCÍPIOS DOS CUIDADOS PALIATIVOS NA INSUFICIÊNCIA CARDÍACA AVANÇADA

Como definir prognóstico em pacientes com insuficiência cardíaca avançada?

A definição de prognóstico em pacientes com IC avançada é um desafio na prática clínica. A acurácia preditiva de dados clínicos e de sintomas é frequentemente insatisfatória.[4] No entanto, sabe-se que a sobrevida estimada após a primeira hospitalização por IC é menor que 5 anos, e que a presença de declínio funcional progressivo com exacerbações agudas intermitentes indica fase avançada da doença, com risco iminente de óbito.

QUADRO 1 Critérios para definição de insuficiência cardíaca avançada

1. Sintomas de IC persistentes e graves (NYHA III ou IV).
2. Disfunção ventricular grave definida por: • FEVE < 30%, ou • IC direita isolada, ou • Alterações valvares graves não operáveis, ou • Anormalidades congênitas, ou • Valores de BNP ou NT-pró-BNP persistentemente elevados e dados mostrando disfunção diastólica grave ou anormalidades estruturais do VE, de acordo com critérios de definição de ICFEp ou ICFElr.
3. Episódios de congestão pulmonar ou sistêmica que requerem altas doses de diurético endovenoso (ou combinação de diuréticos); ou episódios de baixo débito que requerem uso de inotrópicos ou fármacos vasoativos; ou arritmias malignas que causem mais que uma visita não planejada à emergência ou hospitalização nos últimos 12 meses.
4. Capacidade para o exercício gravemente reduzida, com inabilidade para o exercício, ou baixa capacidade no teste de caminhada de 6 minutos (< 300 metros) ou VO_2 de pico (< 12-14 $mL.kg^{-1}.min.^{-1}$), estimado de origem cardíaca.

BNP: peptídeo natriurético do tipo B; FEVE: fração de ejeção ventricular esquerda; IC: insuficiência cardíaca; ICFElr: insuficiência cardíaca com fração de ejeção levemente reduzida; ICFEp: insuficiência cardíaca com fração de ejeção preservada; NT-pró-BNP: fração N-terminal do peptídeo natriurético do tipo B; NYHA: New York Heart Association; VE: ventrículo esquerdo; VO_2: consumo de oxigênio.
Fonte: adaptado de Marcondes-Braga et al.[1]

QUADRO 2 Sinais de alerta no paciente com insuficiência cardíaca avançada

I	Inotrópico dependente/intolerância à terapia otimizada*
N	NYHA III/IV persistente
E	Ejeção (fração) menor que 20%
E	Edema persistente, refratário a doses progressivas de diuréticos
D	Desfibrilador (choque apropriado recorrente)
H	Hospitalizações e visitas à emergência recorrentes nos últimos 12 meses
E	Elevação persistente de peptídeos natriuréticos
L	Lesão em órgão-alvo
P	Pressão arterial sistólica persistentemente menor que 90 mmHg

* Intolerância a betabloqueadores, inibidores de conversão de angiotensina (iECA), bloqueadores do receptor de angiotensina (iECA) e inibidor do receptor de neprilisina-angiotensina (IRNA).
NYHA: New York Heart Association.
Fonte: adaptado de Marcondes-Braga et al.;[1] Baumwol.[3]

As calculadoras de risco, como a *MagicC* (*Meta-analysis Global Group in Chronic Heart Failure*, disponível em: http://www.heartfailurerisk.org/),[5] podem auxiliar no julgamento clínico, apesar da acurácia limitada e da ausência de validação para a população brasileira.

Indicação de cuidados paliativos especializados

Sendo a IC uma doença de natureza crônica, progressiva e ameaçadora da vida, todo paciente deveria receber uma abordagem de cuidados paliativos em conjunto com o tratamento direcionado à doença. A integração precoce dos cuidados paliativos mostra-se benéfica aos pacientes com IC.[6] Nas fases iniciais, esses cuidados poderiam ser fornecidos por uma equipe interdisciplinar não especializada,[7] com foco no controle básico de sintomas, comunicação sobre prognóstico e trajetória da doença, além de elaboração das diretivas antecipadas de vontade. Já nas fases mais avançadas, alguns critérios são utilizados para selecionar o indivíduo candidato ao encaminhamento para equipe especializada em cuidados paliativos (Quadro 3), com objetivo de manejo de sintomas refratários, mediação de situações de conflito desafiadoras e cuidados de fim de vida, dentre outras demandas.[8]

QUADRO 3 Critérios principais para encaminhamento à equipe de cuidados paliativos

1. Estágio NYHA III ou IV, apesar de terapia otimizada
2. Resposta afirmativa à "pergunta-surpresa": Eu não ficaria surpreso(a) se esse(a) paciente morresse nos próximos 6-12 meses?
3. Admissões hospitalares recorrentes por IC*
4. Sintomas físicos ou psicológicos refratários, apesar de terapia otimizada

* Três admissões em 6 meses, ou 1 admissão em paciente ≥ 75 anos, indicando 50% de mortalidade em 1 ano.
IC: insuficiência cardíaca; NYHA: New York Heart Association.

Em um consenso de especialistas, outros critérios que poderiam indicar o encaminhamento para equipe de cuidados paliativos seriam:

- Choques recorrentes pelo cardioversor do desfibrilador implantável (CDI).

- Caquexia cardíaca (perda de peso ≥ 6% em 12 meses, não relacionada com edema).
- Falência orgânica múltipla.
- Solicitação de paciente/equipe/família.
- Auxílio na definição de objetivos de cuidados e/ou remoção de terapias prolongadoras de vida.[9]

CONTROLE DE SINTOMAS NO PACIENTE COM INSUFICIÊNCIA CARDÍACA AVANÇADA

A ocorrência de morte súbita por IC vem reduzindo progressivamente.[6] Portanto, a maioria dos pacientes terá uma evolução lenta e progressiva para o fim de vida, apresentando diversos sintomas que comprometem a qualidade de vida, e necessitam de abordagem específica (Quadro 4). A otimização do próprio tratamento da IC (farmacológico e ressincronização) é um componente-chave no controle desses sintomas, independentemente da fase da doença. O suporte psicológico e/ou espiritual deve ser sempre considerado, dentro das preferências de cada indivíduo.

Uso de diuréticos

O tratamento com combinação de diuréticos (tiazídicos, de alça, inibidores da anidrase carbônica) auxilia no controle de dispneia, congestão pulmonar e edema periférico. A necessidade de doses mais altas costuma ser proporcional à progressão da doença, por razões fisiopatológicas diversas (NHS, 2024). Os diuréticos de alça (p. ex., furosemida) são os mais utilizados nessa fase da doença. As vias preferenciais de administração da furosemida são oral e subcutânea (direta ou por hipodermóclise). A via endovenosa pode ser usada para pacientes com IC avançada com exacerbações agudas em cuidados hospitalares, mas a via subcutânea costuma trazer maior conforto e comodidade, sendo indicada nos últimos dias de vida ou nos cuidados domiciliares exclusivos, com menor risco de complicações locais.

Dispneia

Os opioides são utilizados para controle de dispneia, preferencialmente a morfina em doses baixas,[7] com aumento de 30 a 50% a cada semana e administração em intervalos fixos, se necessário (Quadro 4). Em caso de insuficiência renal, a frequência de administração deve ser reduzida para evitar intoxicação. Se a taxa de filtração glomerular estiver abaixo de 30 mL/minuto, outros opioides devem ser considerados.

Dor

A dor pode estar presente em mais de 80% dos pacientes com IC avançada, principalmente nas pernas, na coluna e na região torácica. Os opioides mostraram-se os únicos medicamentos eficazes no alívio da dor nessa população.[10] As doses costumam ser mais altas do que aquelas para dispneia, com ajuste de dose mais frequente (a cada 24 a 48 horas). Para cálculo das doses de resgate (escape de dor entre as doses fixas), calcular 1/6 da dose utilizada em 24 horas, ou seja, em pacientes com morfina de 4 em 4 horas, será a mesma dose feita em cada administração. Para dor de origem neuropática, os anticonvulsivantes e antidepressivos podem ser considerados.[6] Os anti-inflamatórios não hormonais são contraindicados pelo risco elevado em pacientes com IC avançada.

Edema

Embora possa cursar de forma assintomática, o edema periférico pode gerar desconforto em membros inferiores e genitália (edema periférico) e em região abdominal (congestão hepática). O uso de diuréticos, especialmente furosemida, é a principal terapia farmacológica (Quadro 4). A restrição hidrossalina na IC avançada é controversa, sem evidência clara de benefício para sintomas e/ou desfechos, podendo ser flexibilizada naqueles pacientes com desconforto ocasionado pela sensação de sede.

Ansiedade e depressão

A ansiedade pode surgir associada ou não à dispneia. Em caso de associação, o próprio tratamento da dispneia pode ser suficiente para alívio.

Caso seja necessário associar benzodiazepínicos, fazê-lo em doses mínimas, em especial naqueles pacientes em uso de opioides. O uso conjunto de benzodiazepínicos e opioides aumenta o risco de complicações graves, como depressão respiratória e coma.

QUADRO 4 Tratamento sintomático na insuficiência cardíaca avançada

Sintoma	Não farmacológico	Farmacológico
Dispneia	Ventiladores em região facial Posição sentada Exercícios respiratórios Reabilitação cardíaca	Morfina: • VO: 2,5-5 mg até 4/4 horas. • EV/SC: 1-2 mg até 4/4 horas. Oxigenoterapia se SpO_2 < 94%.
Dor	Fisioterapia Acupuntura Calor ou frio local	Opioides: • Morfina: VO (5-10 mg) ou EV/SC (2-5 mg) até 4/4 horas. • Tramadol, codeína: VO. • Fentanil, buprenorfina: TD.
Edema	Restrição hidrossalina Meia de compressão Elevação de membros	Furosemida: • VO/SC: 20-120 mg/24 horas.
Ansiedade/ depressão	Psicoterapia Terapia cognitivo--comportamental Exercício físico	Benzodiazepínicos (ansiedade): • Lorazepam/clonazepam: VO, 0,5-2 mg, 2 x/dia. • Clonazepam: SL, 0,25 mg ISRS: • Sertralina: VO, 50-200 mg. • Escitalopram: VO, 10-20 mg.
Náuseas/ vômitos	Suspender medicamentos Acupuntura Evitar gatilhos (p. ex., olfativos) Adaptações da dieta	Procinéticos:* • Metoclopramida: VO/SC, 10 mg, até 3 x/dia. Haloperidol:* • VO/SC: 0,5-1,5 mg, máximo 10 mg/24 horas. Lorazepam: • VO: 0,5-2 mg, até 2 x/dia. Ondansetrona: • VO/SL/EV: 4-8 mg, até 4 x/dia.

(continua)

QUADRO 4 Tratamento sintomático na insuficiência cardíaca avançada (*continuação*)

Sintoma	Não farmacológico	Farmacológico
Constipação	Dieta laxativa Ingesta hídrica adequada Exercícios físicos	Irritativos: • Senna: VO, 15-30 mg, 1-2 x/dia. • Bisacodil: VO, 5-20 mg, 1-2 x/dia. • Picossulfato: VO, 5-20 gotas, 1 x/dia Osmóticos: • Lactulose: VO, 10-60 mL/dia. • Macrogol: VO, 1-2 sachês/dia. Emolientes: • Docusato: VO, 60-240 mg/dia.

*O uso de haloperidol e metoclopramida deve ser feito com cautela pelo risco de prolongamento do intervalo QT.
Os medicamentos por via SC podem ser administrados na forma de infusão contínua em 24 horas. As doses iniciais dos laxativos irritativos devem ser oferecidas ao deitar. Em caso de cólica intestinal, fracionar em doses pequenas ao longo do dia, ou substituir por outro tipo de laxativo.
EV: endovenosa; ISRS: inibidores seletivos da recaptação de serotonina; SC: subcutânea; SL: sublingual; SpO_2: saturação periférica de oxigênio; TD: transdérmica; VO: via oral.

A depressão costuma ser tratada com inibidores seletivos da recaptação de serotonina (ISRS), apesar de benefício incerto. A terapia cognitivo-comportamental tem eficácia comprovada para tratamento da depressão em pacientes com IC.[11]

Náuseas e vômitos

Antes da abordagem inicial, é fundamental buscar a causa das náuseas e/ou vômitos. Nos casos de gastroparesia, os procinéticos terão maior benefício (Quadro 4). Se náuseas e/ou vômitos secundários a medicamentos (especialmente opioides) e disfunções metabólicas, o haloperidol tem papel importante. A preferência por medicamentos antieméticos sem efeito no intervalo QT (p. ex., benzodiazepínicos, ondansetrona) pode ser uma estratégia eficaz e segura para pacientes com IC avançada.

Constipação

A primeira etapa na abordagem da constipação é avaliar possíveis causas reversíveis (p. ex., medicamentos, dieta). O uso de laxativos deve ser considerado (Quadro 4), especialmente naqueles indivíduos com constipação recorrente. A administração de laxativos, especialmente os irritativos (p. ex., senna, bisacodil, picossulfato), é obrigatória em pacientes em uso contínuo de opioides. A realização de toque retal pode ser necessária se ausência de evacuações após 3 dias com laxativos orais, na presença de desconforto retal ou na suspeita de diarreia paradoxal por impactação fecal baixa. Na presença de fecaloma baixo, orienta-se a aplicação retal de supositórios glicerinados, osmóticos retais (p. ex., sorbitol + laurilsulfato de sódio) ou enema fosfatado. Pacientes com paraparesia ou muito debilitados podem necessitar de medicamentos retais com maior frequência. O alvo do tratamento da constipação é uma frequência de evacuações a cada 1 a 3 dias.

Cuidados nos últimos dias de vida

Os pacientes com IC avançada em últimos dias/semanas de vida apresentam-se com uma ou mais de:

- Múltiplas admissões hospitalares sem causa reversível.
- Congestão pulmonar progressiva em terapia otimizada.
- Falência orgânica múltipla.
- Refratariedade ao tratamento.
- Hipotensão sustentada.

Nessa fase, os sintomas ativos tendem a se tornar mais intensos, com potencial indicação de medicamentos para sedação paliativa (p. ex., midazolam).

Além do controle de sintomas, a desprescrição de medicamentos deve ser considerada, incluindo aqueles previamente direcionados ao tratamento da IC. Considerando o curto tempo de sobrevida, a prioridade volta-se para medicamentos que interferem no controle de sintomas a curto prazo (Figura 1).

O uso do CDI nos últimos dias de vida pode trazer grande desconforto, sem benefício clínico.[12] A desativação do CDI nesse momento deve ser con-

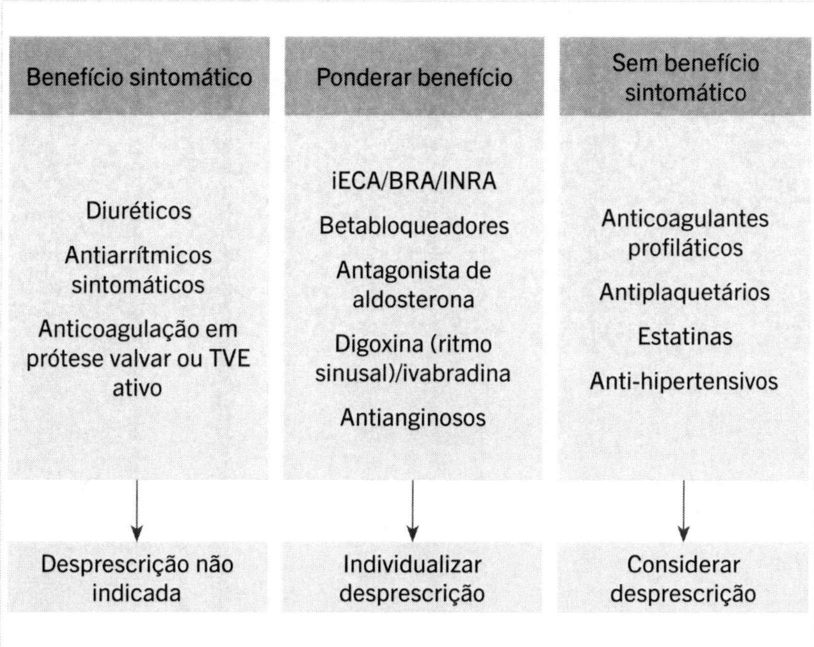

FIGURA 1 Preferências de desprescrição em pacientes com insuficiência cardíaca avançada nas últimas semanas e/ou dias de vida.
Fonte: adaptada de Sharkey et al.[8]

siderada se desejo do paciente (atual ou expresso em diretivas antecipadas de vontade), na fase ativa de morte, ou no momento da descontinuação de terapias antiarrítmicas. As funções de marca-passo podem ser mantidas para auxiliar no controle de sintomas. Para auxiliar na tomada de decisão, o indivíduo deve ser informado de que o procedimento de desativação é indolor, não invasivo e reversível. Após o óbito, o CDI deve ser removido naqueles pacientes encaminhados para cremação.

CONSIDERAÇÕES FINAIS

Apesar das evidências de benefício clínico, a integração dos cuidados paliativos à assistência do paciente com IC ainda é insuficiente.[13] A imprevisibilidade clínica e a incerteza quanto ao prognóstico, a limitação de conhecimento na área e a falta de priorização desse modelo de cuidado por parte dos especialistas que cuidam do paciente com IC são possíveis razões para essa discrepância.[6]

Ao longo de toda a trajetória da IC, em especial na fase avançada, a assistência adequada ao paciente passa pelo controle de sintomas, comunicação de prognósticos, definição de objetivos de cuidado e manejo efetivo dos últimos dias de vida. A interação entre cardiologistas/clínicos e profissionais especializados em cuidados paliativos deve promover essa integração, em todos os cenários de cuidado.

REFERÊNCIAS BIBLIOGRÁFICAS

1. Marcondes-Braga FG, Vieira JL, Souza JD de, Calado G, Ayub-Ferreira SM, Bacal F, et al. Tópicos emergentes em insuficiência cardíaca: abordagem contemporânea da insuficiência cardíaca avançada. Arq Bras Cardiol. 2020;115(6):1193-6.
2. Crespo-Leiro MG, Metra M, Lund LH, Milicic D, Costanzo MR, Filippatos G, et al. Advanced heart failure: a position statement of the Heart Failure Association of the European Society of Cardiology. Eur J Heart Fail. 2018;20(11):1505-35.
3. Baumwol J. "I Need Help": a mnemonic to aid timely referral in advanced heart failure. J Heart Lung Transplant. 2017;36(5):593-4.
4. Goodlin SJ. Palliative care in congestive heart failure. J Am Coll Card. 2009;54:386-96.
5. Pocock SJ, Ariti CA, McMurray JJV, Maggioni A, Køber L, Squire IB, et al. Predicting survival in heart failure: a risk score based on 39 372 patients from 30 studies. Eur Heart J. 2013;34(19):1404-13.
6. Hill L, Prager Geller T, Baruah R, Beattie JM, Boyne J, de Stoutz N, et al. Integration of a palliative approach into heart failure care: a European Society of Cardiology Heart Failure Association position paper. Eur J Heart Fail. 2020;22(12):2327-39.
7. Sobanski PZ, Alt-Epping B, Currow DC, Goodlin SJ, Grodzicki T, Hogg K, et al. Palliative care for people living with heart failure: European Association for Palliative Care Task Force expert position statement. Cardiovasc Res. 2020;116(1):12-27.
8. Sharkey C, Erhayiem B, El-Khoury B, Chauhah A, Beech N. National Health System (NHS) – Palliative care in end stage heart failure pocketbook. 2021. Disponível em: https://www.nottsapc.nhs.uk/media/3gvbware/palliative-care-in-end-stage-heart-failure.pdf. Acesso em: 19 jun. 2024.
9. Chang YK, Allen LA, McClung JA, Denvir MA, Philip J, Mori M, et al. Criteria for referral of patients with advanced heart failure for specialized palliative care. J Am Coll Cardiol. 2022;80(4):332-44.

10. Goodlin SJ, Wingate S, Albert NM, Pressler SJ, Houser J, Kwon J, et al. Investigating pain in heart failure patients: the Pain assessment, incidence, and nature in heart failure (Pain-HF) Study. J Card Fail. 2012;18(10):776-83.
11. Freedland KE, Carney RM, Rich MW, Steinmeyer BC, Rubin EH. cognitive behavior therapy for depression and self-care in heart failure patients. JAMA Intern Med. 2015;175(11):1773.
12. Matlock DD, Stevenson LW. Life-saving devices reach the end of life with heart failure. Prog Cardiovasc Dis. 2012;55(3):274-81.
13. Gelfman LP, Blum M, Ogunniyi MO, McIlvennan CK, Kavalieratos D, Allen LA. Palliative care across the spectrum of heart failure. JACC Heart Fail. 2024;12(6):973-89.

13

Manejo do diabetes no idoso com doença cardiovascular

Beatriz Augusta Pozzolo
José Renato G. Amaral

INTRODUÇÃO

O diabetes é uma doença de importância global, com incidência e prevalência anuais em ascensão, embora ainda extremamente subdiagnosticada. Segundo a Organização Pan-Americana da Saúde, em 2022 aproximadamente 62 milhões de pessoas viviam com diabetes nas Américas, o triplo em relação às três décadas anteriores.[1] Dados de 2019 da Sociedade Brasileira de Diabetes (SBD) indicam que, no Brasil, a prevalência de diabetes era de 16,8%, com projeção de aumentar em ao menos 50% nas próximas décadas. Em 2017, o diabetes representou a terceira causa de mortalidade em conjunto com doenças renais, um aumento expressivo em relação à 11ª posição que ocupava em 1990.[2]

As doenças cardiovasculares, por sua vez, são a primeira causa de óbito no Brasil e no mundo, mesmo após esforços para aumentar a eficiência dos tratamentos dessas condições. O diabetes contribui de forma importante para o surgimento e pior prognóstico dessas doenças. Um estudo sueco[3] com mais de 200 mil pacientes com diabetes demonstrou que dentre os fatores de risco selecionados (alto nível de LDL, hemoglobina glicada elevada, albuminúria, hipertensão arterial sistêmica e tabagismo), o descontrole da hemoglobina glicada foi o maior preditor de acidente vascular cerebral (AVC) e infarto do miocárdio.

Essa íntima relação entre essas duas condições – diabetes e doenças cardiovasculares – é o motivo pelo qual o conhecimento e tratamento com as melhores drogas disponíveis pode alterar desfechos de internação, mortalidade e qualidade de vida.

DIABETES E CARDIOPATIA

Durante o processo patológico do diabetes, a absorção deficiente de glicose pelas células leva a toxicidade tecidual, disfunção endotelial e alterações no metabolismo celular. Ademais, provoca outras alterações orgânicas que culminam em inflamação crônica e trombogênese. A toxicidade celular leva a alterações microvasculares e macrovasculares.[4] No coração, a complicação macrovascular corresponde à doença arterial coronariana, e as complicações microvasculares mais comuns são as neuropatias autonômicas, que geram arritmias e hipotensão postural, além de, por si só, aumentar o risco de infarto agudo do miocárdio e insuficiência cardíaca.[5]

A manifestação macrovascular se inicia com a aterosclerose, doença multissistêmica cuja manifestação mais emblemática é justamente o infarto agudo do miocárdio. A aterosclerose, em indivíduos diabéticos, é iniciada de forma mais precoce e intensa, afetando pacientes de todo o espectro da doença (desde casos controlados com dieta até pacientes em uso de insulina).[6]

Em adição à aterogênese mais acelerada e precoce, o diabetes é reconhecido como a comorbidade que mais aumenta o risco de complicações macrovasculares em comparação com outros fatores de risco clássicos. O risco de infarto pode chegar ao triplo se comparado ao de indivíduos sem a doença, o que pode ser decorrente do aumento de fatores da coagulação, alteração do metabolismo de lipoproteínas, alterações plaquetárias e de fatores aterogênicos, além da própria hiperinsulinemia.[7] De forma recíproca, a doença cardiovascular, potencializada pelo diabetes, é também a principal causa de morbidade e mortalidade nos portadores de diabetes.[8]

Além da doença coronariana, o diabetes parece também ter papel no aumento da hospitalização por insuficiência cardíaca, mesmo em indivíduos com hemoglobina glicada dentro da faixa terapêutica preconizada.[7] O diabetes é também a maior causa de doença renal crônica no mundo, o que, por si só, é fator de risco para doenças cardiovasculares, bem como uma das principais causadoras de albuminúria, que também se associa de forma independente ao risco cardiovascular.[7,9] Ademais, a hipertensão arterial sistêmica, condição classicamente relacionada a diversas doenças cardiovasculares, também parece ser potencializada pelo diabetes *mellitus*, (DM),por meio de alterações estruturais glomerulares.[10]

O DM ainda pode gerar cardiopatia por mecanismo não isquêmico ou hipertensivo, e sim como resultado da própria doença. A condição, conhecida como cardiomiopatia diabética, decorre de hipertrofia ventricular esquerda, lipotoxicidade miocárdica, apoptose de células miocárdicas e estresse oxidativo.[11]

ESTRATIFICAÇÃO DE RISCO CARDIOVASCULAR EM INDIVÍDUOS COM DIABETES *MELLITUS* TIPO 2

Conforme já explicado, os riscos de complicações cardiovasculares, como doença arterial coronariana, fibrilação atrial e insuficiência cardíaca, são consideravelmente maiores em indivíduos portadores de diabetes *mellitus* tipo 2 (DM2),[3,5] resultando numa redução média de expectativa de vida de 4 a 10 anos.[12]

Diante disso, as associações científicas têm elaborado diretrizes para o manejo desses pacientes; em 2017, as Sociedades Brasileiras de Diabetes (SBD), de Cardiologia (SBC) e de Endocrinologia e Metabologia (SBEM) publicaram a mais recente diretriz brasileira sobre prevenção de doenças cardiovasculares em pacientes com diabetes.[13] O Quadro 1 demonstra a classificação proposta por essa diretriz, baseada em idade, sexo, estratificadores de risco (Quadro 2) e doença aterosclerótica subclínica ou clínica (Quadro 3). Para além da estimativa de prognósticos, a estratificação de risco cardiovascular é importante para a definição dos níveis desejáveis de LDL-colesterol para cada subgrupo de pacientes (*vide* Capítulo 4, "Dislipidemia no idoso: diagnóstico e tratamento"), bem como as devidas intervenções para diminuição de risco.

Classicamente, as calculadoras de risco cardiovascular, como a da SBC e a da American Heart Association, já incluem o diabetes entre os fatores de risco, porém sem informações específicas como duração de doença e presença de albuminúria.[14] Na última versão da diretriz da Sociedade Europeia de Cardiologia (ESC), em 2023,[9] foi proposto um modelo mais detalhado para estratificação do risco cardiovascular no DM2. O primeiro passo é avaliar se já há doença aterosclerótica conhecida ou lesão grave de órgão-alvo, definida como taxa de filtração glomerular < 45 mL/min/1,73 m^2, taxa de filtração glomerular entre 45 e 59 e microalbuminúria 30 a 300 mg/g, proteinúria > 300 mg/g ou presença de doença microvascular em 3 sítios diferentes. Caso algum desses critérios esteja presente, o paciente é automaticamente classificado como muito alto risco cardiovascular.[9]

No restante dos pacientes, é proposto que seja calculado o algoritmo SCORE2-Diabetes, que visa estimar o risco cardiovascular em 10 anos. Esse escore estratifica os pacientes em 4 categorias:

- Muito alto risco.
- Alto risco.
- Risco moderado.
- Baixo risco cardiovascular.

As variáveis consideradas são idade, sexo, colesterol total, HDL, tabagismo e pressão arterial sistólica, além de variáveis específicas do diabetes: idade ao diagnóstico, hemoglobina glicada e taxa de filtração glomerular.[15]

De acordo com a porcentagem calculada são estratificados os pacientes:

- ≥ 20% são considerados de muito alto risco.
- 10 a 20% são considerados alto risco.
- 5 a 10% são considerados risco moderado.
- < 5% baixo risco.[9]

A calculadora está disponível no aplicativo ESC CVD Risk Calculation. No aplicativo é estabelecida idade mínima de 40 anos e máxima de 69, o que limita seu uso na população geriátrica. Em contrapartida, o maior detalhamento das variáveis de risco pode ajudar a refinar a estratificação nos adultos de meia-idade e nos idosos mais jovens.

QUADRO 1 Risco de DAC no portador de diabetes *mellitus* tipo 2

Categoria de risco	Taxa de evento de DAC em 10 anos (%)	Idade (anos)	Condição
Baixo	< 10	Homem < 38	Sem ER, DASC ou DACL
		Mulher < 46[3]	
Intermediário	10-20	Homem 38-49	
		Mulher 46-56	
Alto	20-30	Homem > 49	ER, DASC sem DACL
		Mulher > 56 anos ou qualquer idade se ER ou DASC	
Muito alto	> 30	Qualquer idade se DACL	DACL

DAC: doença arterial coronariana; DACL: doença aterosclerótica clínica; DASC: doença aterosclerótica subclínica; ER: estratificadores de risco.
Fonte: adaptado de Faludi et al.[13]

QUADRO 2 Estratificadores de risco (ER)

Idade > 49 anos para homens ou > 56 anos para mulheres[3]
Duração do diabetes superior a 10 anos[4]*
História familiar de doença arterial coronariana prematura[5]†
Presença de síndrome metabólica definida pelo IDF[6]‡
Hipertensão arterial tratada ou não tratada[7]
Tabagismo vigente[8]§
Taxa de filtração glomerular estimada abaixo de 60 mL/min/1,73 m^2
Albuminúria > 30 mg/g de creatinina[10]
Neuropatia autonômica[11]
Retinopatia diabética[12,13]

* Válido para pacientes com início do diabetes após os 18 anos de idade.
† História familiar de doença coronariana prematura é definida pela presença de eventos coronarianos em parentes de primeiro grau (pai, mãe ou irmãos) antes dos 55 anos de idade para homens ou 65 anos para mulheres.
‡ A definição da IDF de síndrome metabólica consiste em: circunferência abdominal ≥ 94 cm para homens e ≥ 80 cm para mulheres, e dois ou mais dos seguintes critérios: triglicérides ≥ 150 mg/dL para homens e mulheres; (HDL-colesterol < 40 mg/dL em homens e < 50 mg/dL em mulheres; pressão arterial ≥ 130/85 mmHg ou tratamento para hipertensão; e glicemia em jejum ≥ 110 mg/dL; tabagismo vigente é definido quando o último episódio ocorreu em menos de 1 ano antes do momento da estratificação.
IDF: International Diabetes Federation.
Fonte: adaptado de Faludi et al.[13]

QUADRO 3 Doença aterosclerótica subclínica e clínica

Doença aterosclerótica subclínica	
Escore de cálcio arterial coronário > 10 U Agatston	Síndrome coronariana aguda
Placa carotídea (espessura íntima média > 1,5 mm)	Infarto agudo do miocárdio ou angina instável
Angiotomografia coronária computadorizada com presença de placa	Angina estável ou antecedente de infarto agudo do miocárdio
Índice tornozelo braquial < 0,9	Acidente vascular cerebral aterotrombótico ou ataque isquêmico transitório
Aneurisma da aorta abdominal	Revascularização coronariana, carotídea ou periférica
	Insuficiência vascular periférica ou amputação de membros
	Doença aterosclerótica grave (estenose > 50%) em qualquer território vascular Doença aterosclerótica grave (estenose > 50%) em qualquer território vascular

Fonte: adaptado de Faludi et al.[13]

TRATAMENTO

Medidas não farmacológicas

Medidas não farmacológicas têm demonstrado efeito para redução de complicações microvasculares[16] e macrovasculares. Entretanto, o estudo do grupo Look Ahead só encontrou diferenças em eventos cardiovasculares no acompanhamento de 16,7 anos,[17] visto que o estudo inicial de 2013, que contou com um acompanhamento de 9,6 anos, não havia demonstrado benefícios na redução de eventos macrovasculares.[18] Esses resultados sugerem que o efeito dessas medidas é mais visível a longo prazo.

É indiscutível, no entanto, que a diminuição da porcentagem de gordura corporal melhora o controle do diabetes *mellitus*, e que intervenções como exercício físico atuam em outros fatores de risco cardiovascular e na prevenção e tratamento de sarcopenia e fragilidade, estas últimas também associadas a maior risco cardiovascular.[19]

Diversas estratégias nutricionais podem ser adotadas para o controle glicêmico. A restrição calórica intensa, isoladamente, já mostra bons resultados para esse fim, embora nem sempre seja tão bem tolerada.[20] Jejum intermitente e jejum intermitente com tempo reduzido também têm resultados promissores em perda de peso e melhora metabólica,[21] contudo são estratégias problemáticas em idosos diabéticos, pelo risco de hipoglicemia. Uma das dietas mais conhecidas para a prevenção de doenças cardiovasculares em geral, a dieta do Mediterrâneo, rica em gorduras insaturadas, mantém papel de destaque na intervenção dietética de pacientes diabéticos.[9] Outras estratégias incluem as dietas Dash (*dietary approach to stop hypertension*) e cetogênica, entre outras. Por fim, uma dieta com maior riqueza em proteínas (30% de proteína, 40% carboidratos e 30% gordura) parece ser superior a uma dieta padrão nesse perfil de pacientes, com o benefício adicional de prevenção de fragilidade.[22]

O exercício físico também mostra benefícios em risco cardiovascular e efeitos metabólicos. Pequenas quantidades de exercício físico já mostram efeito considerável,[23] com a ressalva de que o efeito é dose-dependente, isto é, indivíduos mais ativos têm maior redução de risco.[24] É recomendado que a atividade física seja adaptada ao paciente e aumentada progressivamente. Outra intervenção recentemente recomendada, de evidência IIb pela última diretriz da ESC, é a utilização de dispositivos de monitorização de atividade física, pois podem ajudar no estímulo à realização de exercícios físicos.[9]

Medidas farmacológicas

Tiazolidinedionas

A pioglitazona é uma droga conhecida por aumentar o risco de insuficiência cardíaca, edema e ganho de peso. Porém, parece ter efeito positivo sobre desfechos como morte por causa cardiovascular, infarto não fatal e AVC não fatal.[25] Entretanto, a rosiglitazona, outra droga dessa classe, foi proibida por aumentar o risco cardiovascular.[7]

Análogos de GLP-1

Os análogos de GLP-1 têm-se mostrado ótimas opções no tratamento do indivíduo com DM2, especialmente em pacientes com sobrepeso ou obesidade. A eficácia desses agentes em diminuir a hemoglobina glicada parece maior do que a da insulina.[26] Diversos ensaios clínicos comprovam o efeito desses agentes em minimizar o risco de complicações ateroscleróticas, mesmo com pouco tempo de uso.[27] Tais benefícios parecem ser advindos de redução da albuminúria, pressão arterial, inflamação, diminuição dos lipídios circulantes e aumento da estabilidade da placa aterosclerótica.[28]

A última diretriz da ESC recomenda essa classe, conjuntamente com os inibidores de SGLT2, como primeira opção para pacientes com DM2 e doença aterosclerótica.[9] Contudo, parece haver risco aumentado de eventos adversos gastrointestinais e retinopatia[29] e, ao contrário dos inibidores de SGLT2, os análogos de GLP-1 não apresentam benefício em insuficiência cardíaca, com potenciais eventos adversos como taquiarritmias.[28]

QUADRO 4 Análogos de GLP-1

Indicação	Contraindicação	Efeitos colaterais	Drogas disponíveis
Indivíduos diabéticos com doença aterosclerótica e/ou com sobrepeso ou obesidade	• Diabetes tipo 1 • História de pancreatite. • História pessoal/ familiar de carcinoma medular de tireoide ou neoplasia endócrina múltipla.	• Náuseas, vômitos, diarreia, gastroparesia. • Pancreatite aguda. • Colelitíase/ colecistite.	• Semaglutida VO 3-14 mg/dia. Dose mínima efetiva 7 mg. • Semaglutida subcutânea 0,25-1 mg SC/ semana. Dose mínima efetiva 0,5 mg. • Liraglutida subcutânea 0,6-1,8 mg/dia. Dose mínima efetiva 1,2 mg. • Dulaglutida subcutânea 0,75-4,5 mg/ semana.

SC: subcutâneo; VO: via oral.
Fonte: Dungan et al.[30]

Inibidores do cotransportador de sódio-glicose-2

Os inibidores do cotransportador de sódio-glicose-2 (iSGLT2), conforme citado anteriormente, são, em conjunto com os agonistas de GLP-1, a primeira opção para indivíduos com diabetes e doença aterosclerótica. O *Empa-REG* demonstrou que a empagliflozina reduziu mortes por causas cardiovasculares e hospitalizações por insuficiência cardíaca.[31] Efeito similar foi encontrado com a canagliflozina, que demonstrou reduzir o risco de infarto agudo do miocárdio, AVC e morte cardiovascular.[32] A dapagliflozina, por sua vez, demonstrou redução de hospitalizações por insuficiência cardíaca, sem os demais benefícios da empagliflozina mencionados anteriormente.[7]

Uma metanálise dos principais artigos lançados sobre os iSGLT2 demonstrou que esse benefício é mais evidente em indivíduos com doença aterosclerótica estabelecida,[33] porém a última recomendação é também utilizá-los em casos com alto risco cardiovascular.[9] Outros benefícios dos iSGLT2 incluem reduzir a progressão de doença renal, como detalhado no Capítulo 14, "Manejo da doença renal crônica no idoso com doença cardiovascular".

QUADRO 5 Inibidores do cotransportador de sódio-glicose-2

Indicação	Contraindicação	Efeitos colaterais	Drogas disponíveis
Indivíduos diabéticos com alto risco cardiovascular.	• Taxa de filtração glomerular < 25-30 mL/min/1,73 m². • Diabetes tipo 1. • Cetoacidose diabética prévia.	• Infecções geniturinárias. • Cetoacidose euglicêmica. • Injúria renal aguda. • Hipovolemia. • Perda óssea/fraturas. • Risco de amputação de membros inferiores.	• Canagliflozina 100-300 mg/dia em jejum. • Dapagliflozina 10 mg/dia. • Empagliflozina 10-25 mg/dia.

Fonte: DeSantis;[34] Heerspink et al.[35]

Metformina

A metformina é descrita classicamente como a primeira escolha no tratamento farmacológico do DM2. Embora tal recomendação possa, segundo as últimas referências, parecer obsoleta para os pacientes de alto risco cardiovascular, vale lembrar que a maioria dos pacientes nos quais foram estudados novos agentes como os análogos do GLP-1 ou os iSGLT2 já fazia uso de metformina. A Diretriz Brasileira[13] mantém a metformina como primeira opção, e nenhuma diretriz recomenda suspender a metformina para introduzir outras drogas se o controle glicêmico estiver adequado.[9]

Algumas publicações apontam para seu benefício na redução de infarto agudo do miocárdio em pacientes portadores de DM2,[36] enquanto outras não demonstram esse benefício.[37] No entanto, existe substrato fisiológico que leva a crer que a metformina tem benefício cardiovascular; a metformina ativa a proteína quinase ativada por AMP (AMPK), o que levaria à diminuição do estresse oxidativo, respostas inflamatórias e, consequentemente, aterogênese.[38] A metformina segue, portanto, como boa opção no tratamento de indivíduos cardiopatas com diabetes, por se tratar de droga segura, com amplo uso e custo extremamente vantajoso em relação às outras opções.

Outras drogas sem benefício cardiovascular comprovado

Sulfonilureias não parecem ter benefício cardiovascular adicional, porém também não há evidências de danos à saúde cardíaca.[9] Uma consideração a ser feita sobre essas drogas, principalmente no contexto de pacientes idosos, é sobre seus efeitos colaterais, que podem incluir ganho de peso e hipoglicemia. Em indivíduos idosos, a SBD recomenda não utilizar glibenclamida, e, caso se opte por utilizar uma sulfonilureia, deve-se dar preferência à gliclazida MR.[39]

Os inibidores da dipeptidil peptidase 4 (DPP-4) também não demonstram grandes alterações na saúde cardiovascular.[9] Para a população idosa, essas drogas têm sido indicadas principalmente em indivíduos mais frágeis, dado seu efeito neutro no peso e risco baixo de hipoglicemia.[39]

A insulina pode ser utilizada em indivíduos idosos, porém sem o benefício adicional das drogas mencionadas anteriormente. Porém, o efeito anabólico pode ser benéfico para muitos pacientes, principalmente os frágeis e se forem utilizadas insulinas de ação ultralonga, reduzindo, assim, o risco de hipoglicemia.[39]

CONSIDERAÇÕES FINAIS

No tratamento da pessoa idosa, é sempre fundamental individualizar o tratamento. Indivíduos saudáveis têm meta de hemoglobina glicada < 7,5%, frágeis < 8%, e, em muito comprometidos, o objetivo é evitar hipoglicemia e hiperglicemia sintomática. Embora promissores, os inibidores de SGLT-2 e análogos de GLP-1 podem não ser opções viáveis para muitos pacientes, principalmente se frágeis ou sarcopênicos, ou mesmo robustos, caso não haja recursos financeiros para mantê-los.[39]

A metformina segue como a primeira opção para o tratamento do DM2, e sempre convém lembrar que há poucos estudos que fizeram comparações entre drogas (substituindo uma por outra supostamente melhor), de modo que variáveis como baixo ou alto peso, robustez ou fragilidade e poder aquisitivo, além do risco cardiovascular propriamente, devem ser levadas em conta na escolha do tratamento farmacológico.

O tratamento não farmacológico segue essencial para o bom controle glicêmico, de peso e de risco de complicações.

Em conclusão, é importante considerar o perfil do paciente que usará a medicação e realizar o controle glicêmico de forma adequada e consistente, pois isso é o que trará os maiores benefícios para desfechos cardiovasculares, independentemente da droga utilizada.[3]

REFERÊNCIAS BIBLIOGRÁFICAS

1. Organização Pan-Americana da Saúde (Opas). Número de pessoas com diabetes nas Américas mais do que triplica em três décadas. 2022 Nov 11. Disponível em: https://www.paho.org/pt/noticias/11-11-2022-numero-pessoas-com-diabetes-nas-americas-mais-do-que-triplica-em-tres-decadas. Acesso em: 24 jul. 2024.
2. Sociedade Brasileira de Diabetes (SBD). Dados Epidemiológicos do Diabetes. 2021 Jun. Disponível em: https://diabetes.org.br/wp-content/uploads/2021/06/SBD-Dados_Epidemiologicos_do_Diabetes-_High_Fidelity.pdf. Acesso em: 24 jul. 2024.
3. Rawshani A, Rawshani A, Franzén S, Sattar N, Eliasson B, Svensson AM, et al. Risk factors, mortality, and cardiovascular outcomes in patients with type 2 diabetes. N Engl J Med. 2018;379(7):633-44.
4. Rodriguez-Araujo G, Nakagami H. Pathophysiology of cardiovascular disease in diabetes mellitus. Cardiovasc Endocrinol Metab. 2018;7(1):4-9.

5. Inzucchi SE, Sherwin RS. Diabetes mellitus tipo 1. In: Goldman L, Schafer AI (eds.). Goldman Cecil medicina adaptado à realidade brasileira. 24.ed. Rio de Janeiro: Elsevier; 2015. p.1709-10.
6. Inzucchi SE, Sherwin RS. Diabetes mellitus tipo 2. In: Goldman L, Schafer AI (eds.). Goldman Cecil medicina adaptado à realidade brasileira. 24.ed. Rio de Janeiro: Elsevier; 2015. p.1722.
7. Schmidt AM. Diabetes mellitus and cardiovascular disease: emerging therapeutic approaches. Arterioscler Thromb Vasc Biol. 2019;39(4):558-68.
8. Matheus AS, Tannus LR, Cobas RA, Palma CC, Negrato CA, Gomes MB. Impact of diabetes on cardiovascular diseases: an update. Int J Hypertens. 2013;2013:653789.
9. Marx N, Federici M, Schütt K, Müller-Wieland D, Ajjan RA, et al. 2023 ESC guidelines for the management of cardiovascular disease in patients with diabetes: developed by the task force on the management of cardiovascular disease in patients with diabetes of the European Society of Cardiology (ESC). Eur Heart J. 2023;44(39):4043-140.
10. Leon BM, Maddox TM. Diabetes and cardiovascular disease: epidemiology, biological mechanisms, treatment recommendations and future research. World J Diabetes. 2015;6(13):1246-58.
11. Boudina S, Abel ED. Diabetic cardiomyopathy, causes and effects. Rev Endocr Metab Disord. 2010;11(1):31-9.
12. Chan JCN, Lim L-L, Wareham NJ, Shaw JE, Orchard TJ, Zhang P, et al. The Lancet Commission on diabetes: using data to transform diabetes care and patient lives. Lancet. 2021;396(10267):2019-82.
13. Faludi AA, Izar MCO, Saraiva JFK, Bianco HT, Chacra APM, Bertoluci MC, et al. Diretriz brasileira baseada em evidências sobre prevenção de doenças cardiovasculares em pacientes com diabetes: posicionamento da Sociedade Brasileira de Diabetes (SBD), da Sociedade Brasileira de Cardiologia (SBC) e da Sociedade Brasileira de Endocrinologia e Metabologia (SBEM). Arq Bras Cardiol. 2017;109(6 Suppl 1):1-31.
14. Wong ND, Sattar N. Cardiovascular risk in diabetes mellitus: epidemiology, assessment and prevention. Nat Rev Cardiol. 2023;20:685-95.
15. Score2-Diabetes Working Group and the ESC Cardiovascular Risk Collaboration. Score2-Diabetes: 10-year cardiovascular risk estimation in type 2 diabetes in Europe. Eur Heart J. 2023;44(28):2544-56.
16. Look Ahead Research Group. Effect of a long-term behavioural weight loss intervention on nephropathy in overweight or obese adults with type 2 diabetes: a secondary analysis of the Look Ahead randomised clinical trial. Lancet Diabetes Endocrinol. 2014;2:801-9.
17. Look Ahead Research Group. Effects of intensive lifestyle intervention on all-cause mortality in older adults with type 2 diabetes and overweight/obesity: results from the Look Ahead Study. Diabetes Care. 2022;45:1252-9.

18. Wing RR, Bolin P, Brancati FL, Bray GA, Clark JM, Coday M, et al. Cardiovascular effects of intensive lifestyle intervention in type 2 diabetes. N Engl J Med. 2013;369:145-54.
19. Veronese N, Sigeirsdottir K, Eiriksdottir G, Marques EA, Chalhoub D, Phillips CL, et al. Frailty and risk of cardiovascular diseases in older adults: the Age Gene/Environment Susceptibility – Reykjavik study. Rejuvenation Res. 2017;20:517-24.
20. Malandrucco I, Pasqualetti P, Giordani I, Manfellotto D, De Marco F, Alegiani F, et al. Very-low-calorie diet: a quick therapeutic tool to improve β cell function in morbidly obese patients with type 2 diabetes. Am J Clin Nutr. 2012;95:609-13.
21. Wei S, Li C, Wang Z, Chen Y. Nutritional strategies for intervention of diabetes and improvement of β-cell function. Biosci Rep. 2023;43(2):BSR20222151.
22. Coelho-Junior HJ, Calvani R, Picca A, Tosato M, Landi F, Marzetti E. Protein intake and frailty in older adults: a systematic review and meta-analysis of observational studies. Nutrients. 2022;14(13):2767.
23. Hupin D, Roche F, Gremeaux V, Chatard J-C, Oriol M, Gaspoz J-M, et al. Even a low-dose of moderate-to-vigorous physical activity reduces mortality by 22% in adults aged ≥ 60 years: a systematic review and meta-analysis. Br J Sports Med. 2015;49:1262-7.
24. Sluik D, Buijsse B, Muckelbauer R, Kaaks R, Teucher B, Tj A, et al. Physical activity and mortality in individuals with diabetes mellitus: a prospective study and meta-analysis. Arch Intern Med. 2012;172:1285-95.
25. Liao HW, Saver JL, Wu YL, Chen TH, Lee M, Ovbiagele B. Pioglitazone and cardiovascular outcomes in patients with insulin resistance, pre-diabetes and type 2 diabetes: a systematic review and meta-analysis. BMJ Open. 2017;7(1):e013927.
26. Abd El Aziz MS, Kahle M, Meier JJ, Nauck MA. A meta-analysis comparing clinical effects of short- or long-acting GLP-1 receptor agonists versus insulin treatment from head-to-head studies in type 2 diabetic patients. Diabetes Obes Metab. 2017;19(2):216-27.
27. Gerstein HC, Sattar N, rOSENSTOet al. Cardiovascular and renal outcomes with efpeglenatide in type 2 diabetes. N Engl J Med. 2021;385:896-907.
28. Ussher JR, Drucker DJ. Glucagon-like peptide 1 receptor agonists: cardiovascular benefits and mechanisms of action. Nat Rev Cardiol. 2023;20:463-74.
29. Coon SA, Crannage EF, Kerwin LC, Guyton JE. Semaglutide once-weekly: improved efficacy with a new safety warning. Expert Rev Clin Pharmacol. 2018;11:1061-72.
30. Dungan K, DeSantis A, Nathan DM, Rubinow K. Glucagon-like peptide 1-based therapies for the treatment of type 2 diabetes mellitus. UpToDate. Updated Feb 5, 2024.
31. Zinman B, Wanner C, Lachin JM, Fitchett D, Bluhmki E, Hantel S, et al.; for the EMPA-REG Outcome Investigators. Empagliflozin, cardiovascular outcomes, and mortality in type 2 diabetes. N Engl J Med. 2015;373(22):2117-28.

32. Neal B, Perkovic V, Mahaffey KW, de Zeeuw D, Fulcher G, Erondu N, et al.; for the Canvas Program Collaborative Group. Canagliflozin and cardiovascular and renal events in type 2 diabetes. N Engl J Med. 2017;377(7):644-57.
33. McGuire DK, Shih WJ, Cosentino F, Charbonnel B, Cherney DZ, Dagogo-Jack S, et al. Association of SGLT2 inhibitors with cardiovascular and kidney outcomes in patients with type 2 diabetes: a meta-analysis. JAMA Cardiol. 2021;6:148-58.
34. DeSantis A. Sodium-glucose cotransporter 2 inhibitors for the treatment of hyperglycemia in type 2 diabetes mellitus. UpToDate. Updated Jan 9, 2024.
35. Heerspink HJL, Stefánsson BV, Correa-Rotter R, Chertow GM, Greene T, Hou FF, et al.; for the Dapa-CKD Trial Committees and Investigators. Dapagliflozin in patients with chronic kidney disease. N Engl J Med. 2020;383(15):1436-46.
36. Han Y, Xie H, Liu Y, Gao P, Yang X, Shen J. Effect of metformin on all-cause and cardiovascular mortality in patients with coronary artery diseases: a systematic review and an updated meta-analysis. Cardiovasc Diabetol. 2019;18:96.
37. Griffin SJ, Leaver JK, Irving GJ. Impact of metformin on cardiovascular disease: a meta-analysis of randomised trials among people with type 2 diabetes. Diabetologia. 2017;60:1620-9.
38. Bu Y, Peng M, Tang X, Xu X, Wu Y, Chen AF, Yang X. Protective effects of metformin in various cardiovascular diseases: Clinical evidence and AMPK-dependent mechanisms. J Cell Mol Med. 2022;26(19):4886-903.
39. Moura F, Salles JEN, Fernando Valente, Almeida-Pititto B, Fonseca RMC, Cavalcanti S. Abordagem do paciente idoso com diabetes mellitus. Diretriz Oficial da Sociedade Brasileira de Diabetes – 2023.

14

Manejo da doença renal crônica no idoso com doença cardiovascular

Rosilene Motta Elias
Susan Soares Carvalho

DOENÇA RENAL CRÔNICA: CONCEITO, EPIDEMIOLOGIA E CLASSIFICAÇÃO

A doença renal crônica (DRC) é definida de acordo com as diretrizes internacionais como alteração na estrutura e/ou função dos rins com duração maior que 3 meses. Não há regeneração do parênquima renal, e com a fibrose dos néfrons remanescentes a função vai deteriorando progressivamente, o que determina o caráter irreversível da doença. A função renal é avaliada por meio da taxa de filtração glomerular (TFG), medida ou calculada por meio de fórmulas. A TFG classifica a DRC em estágios 1 (≥ 90 mL/minuto), 2 (60 a 89 mL/minuto), 3a (45 a 59 mL/minuto), 3b (30 a 44 mL/minuto), 4 (15 a 29 mL/minuto) e 5 (< 15 mL/minuto). Além disso, um marcador de lesão, a albuminúria, define também o estadiamento da doença em A1, A2 e A3, conforme perda urinária ajustada pela creatinina urinária < 30 mg/g, 30 a 300 mg/g e > 300 mg/g, respectivamente[1] (Figura 1).

As principais doenças que levam à perda de função renal progressiva e necessidade de terapia renal substitutiva são o diabetes *mellitus* e a hipertensão arterial. Com o aumento da expectativa de vida associada à maior presença de obesidade, o número de pacientes com DRC, incluindo aqueles com necessidade dialítica, vem aumentando. A DRC pode ser considerada um problema de saúde pública em todo o mundo e atinge cerca de 10 a 12% da população. Estima-se que, com o aumento da incidência da DRC

KDIGO: prognóstico de DRC por TFG				Categorias de albuminúria persistente Descrição e alcance		
				A1	A2	A3
				Normal a leve	Moderadamente aumentado	Gravemente aumentado
				< 30 mg/g < 3 mg/mmol	30-300 mg/g 3-30 mg/mmol	> 300 mg/g > 30 mg/mmol
Categorias da TFG (mL/min/1,73 m²) Descrição e alcance	G1	Normal ou alto	≥ 90			
	G2	Ligeiramente diminuído	60-89			
	G3a	Diminuição média a moderada	45-59			
	G3b	Moderadamente ou gravemente diminuído	30-44			
	G4	Gravemente diminuído	15-29			
	G5	Insuficiência renal	< 15			

FIGURA 1 Classificação da doença renal crônica, segundo KDIGO.

DRC: doença renal crônica; KDIGO: *Kidney Disease: Improving Global Outcomes*; TFG: taxa de filtração glomerular.

Fonte: Levin et al.[1]

mais recentemente, 700 milhões de pessoas no mundo são acometidas.[1] O fato de a DRC ser praticamente assintomática nos estágios iniciais tem um lado bom, na medida em que constata a natureza adaptativa dos néfrons, o que permite a manutenção das funções excretoras e hormonais renais e não leva a consequências imediatas para as pessoas acometidas. Entretanto, esse fato também leva a atraso no diagnóstico e na falha de detecção precoce da DRC, culminando em atraso no início de medidas protetivas que visam lentificar a perda de função renal.

A DRC, principalmente nos estágios mais avançados, é considerada um importante fator de risco cardiovascular. Dessa forma, reconhecer a DRC é crucial para diversas especialidades médicas. O manejo da DRC, incluindo suas particularidades, no indivíduo idoso e o tratamento de complicações da doença serão discutidos em detalhes neste capítulo. O indivíduo idoso precisa ser visto de maneira distinta, uma vez que o diagnóstico de DRC pode ser mais difícil e o manejo de cada uma das complicações muitas vezes não é baseado em estudos exclusivos para essa população e é extrapolado de estudos com populações mais jovens.

RIM DO IDOSO: ALTERAÇÕES FISIOLÓGICAS/ HISTOLÓGICAS E DIAGNÓSTICO DE DOENÇA RENAL CRÔNICA

O envelhecimento populacional é um fenômeno crescente em todo o mundo, e em paralelo se observa aumento na incidência da DRC nessa faixa etária. Uma das razões é a maior prevalência de doenças como hipertensão, diabetes, cardiopatias e neoplasias. Em adição às doenças citadas, outros fatores de risco para DRC são: a obesidade, o tabagismo, o uso crônico de anti-inflamatórios não esteroidais (AINE) e o avançar da idade. Sobre este último é importante distinguir se a alteração renal é resultante do envelhecimento fisiológico ou uma condição patológica.

O rim do idoso sofre alterações anatômicas e funcionais, sendo um dos marcos a redução do número de néfrons. Além da glomeruloesclerose, outras mudanças estruturais da senilidade são a atrofia tubular, a fibrose intersticial e a aterosclerose. Há também vasoconstrição renal pronunciada, e a capacidade de concentração ou diluição urinária é prejudicada com o envelhecimento.[2]

Quanto à alteração funcional, há um declínio da TFG que começa aos 30 a 40 anos de idade e se torna mais proeminente em adultos com mais de 70 anos. A estimativa exata da magnitude do declínio da função renal com o envelhecimento saudável ainda não está bem estabelecida.[2] Independentemente da idade, a nova diretriz do *Kidney Disease: Improving Global Outcomes*[1] (KDIGO) define a DRC como uma TFG abaixo de 60 mL/min/1,73 m^2, o que pode resultar em um diagnóstico superestimado em pessoas de faixa etária elevada. Há um questionamento se idosos com TFG de 45 a 59 mL/min/1,73 m^2 sem a presença de albuminúria deveriam ser classificados como pacientes com DRC.[2]

Para medir a TFG nos idosos, além dos erros potenciais associados à coleta inadequada de amostras de urina de 24 horas, o uso da creatinina representa uma desvantagem devido à perda progressiva de massa muscular nessa população. Assim, a cistatina C passa a ser uma opção para avaliação da função renal, ainda com limitações, como o alto custo e a tendência a um resultado superestimado da TFG na obesidade. As diretrizes atuais recomendam a utilização da equação *Chronic Kidney Disease Epidemiology Collaboration* (CKD-EPI) para estimar a filtração glomerular com a combinação dos valores de creatinina e cistatina C como uma abordagem mais precisa.[1]

Quanto à albuminúria, atualmente é usada a relação albumina/creatinina em amostra isolada de urina, que pode apresentar limitações em casos de sarcopenia na senilidade. A albuminúria é um importante marcador de lesão endotelial e progressão da doença renal, e, quanto maior o seu valor, maior a mortalidade.[1]

DOENÇA RENAL CRÔNICA E DOENÇA CARDIOVASCULAR NO IDOSO

A doença cardiovascular (DCV) constitui a principal causa de morbidade e mortalidade na população com DRC, especialmente naqueles em diálise. A mortalidade aumenta com o avançar da idade e se houver presença de diabetes. Fatores como uremia, anemia, sobrecarga de volume, distúrbios do metabolismo mineral ósseo, inflamação e aumento do estresse oxidativo podem servir para precipitar uma descompensação funcional de lesões cardiovasculares preexistentes ou induzir ao aparecimento delas.[3]

Dentre as DCV que acometem os pacientes com DRC, destacam-se a hipertrofia ventricular esquerda, a insuficiência cardíaca (IC) e a doença isquêmica. Por sua vez, a DCV está associada ao aumento do risco de progressão da DRC.[3] Portanto, a monitorização contínua e medidas preventivas e terapêuticas devem ser instituídas desde as fases iniciais da DRC.

MANEJO DA DOENÇA RENAL CRÔNICA NO IDOSO COM DOENÇA CARDIOVASCULAR

A condução da DRC requer uma abordagem ampla e multidisciplinar, visando não apenas ao tratamento dos sintomas, mas ao manejo conservador abrangente, já que os idosos com DRC, em geral, têm progressão mais lenta.[4]

O Ministério da Saúde do Brasil[5] recomenda que todo paciente com estágio 4 ou 5 seja encaminhado ao nefrologista. Outras situações são:

- Injúria renal aguda.
- Albuminúria significante (relação albumina/creatinina ≥ 300 mg/g, que é equivalente a aproximadamente proteinúria ≥ 500 mg/24 horas).
- Perda de função rápida ou sem causa aparente.
- Cilindrúria hemática e hematúria mantidas.
- Hipertensão refratária.
- Alterações persistentes no potássio sérico.
- Doença renal hereditária.

É importante o não nefrologista estar atualizado sobre o manejo da DRC para retardar sua progressão e referenciar quando necessário, já que o encaminhamento tardio está associado ao aumento da morbidade e mortalidade.[6]

Orientação dietética

Pacientes com DRC têm alto risco de anormalidades nutricionais, por isso é importante entender as necessidades de consumo proteico e energético. Um nutricionista especializado é o profissional recomendado para a avaliação e a orientação individualizada. Diretriz do *Kidney Disease Outcomes Quality Initiative*[7] (KDOQI) recomenda para pacientes com DRC 3-5 fora de diálise uma ingestão proteica de 0,55 a 0,60 g/kg/dia (0,6 a 0,8 g/kg/dia para pacientes com diabetes). Para pacientes em diálise a recomendação é de 1 a 1,2 g/kg/dia. A ingestão calórica deve ser de 25 a 30 kcal/kg/dia.

Não há recomendação diferente para idosos nas diretrizes. Deve-se procurar um equilíbrio entre a restrição proteica recomendada para lentificar a progressão da DRC e a suplementação nos casos de franca sarcopenia. As recomendações para alimentos ricos em fósforo e potássio devem ser feitas também pela nutricionista. Atualmente, o foco principal está nos alimentos ultraprocessados, ricos em aditivos à base de fósforo e potássio e em geral muito consumidos pelo idoso pela maior palatabilidade e menor custo.

Em relação ao consumo de sal, a sugestão é não exceder 2 g de sódio por dia ou o equivalente a < 5 g de cloreto de sódio. Essa restrição pode ser reavaliada em pessoas com doença renal perdedora de sal, desnutrição ou quando há exposição a condições climáticas extremamente quentes.[1] É importante mencionar alguns alimentos proibidos, como carambola, biri-biri ou azedinha, pelo risco de intoxicação.

Meta glicêmica

O manejo da glicemia em idosos é um desafio, pois é crucial prevenir complicações agudas e crônicas, mas também se deve levar em consideração os efeitos adversos potenciais. Convém lembrar que a anemia e a uremia limitam a interpretação do valor da hemoglobina glicada (HbA1c), necessitando de monitoramento mais frequente da glicemia capilar.

As diretrizes clínicas atuais recomendam abordagem individualizada ao estabelecer metas glicêmicas em idosos com múltiplas comorbidades. Nos idosos saudáveis o alvo é de HbA1c < 7,5%. Ao considerar fatores como expectativa de vida, função cognitiva e riscos de hipoglicemia, a meta é evitar os extremos da glicemia, considerando glicemia em jejum até 180 mg/dL.[8]

Para os idosos frágeis com baixo peso e com HbA1c < 10%, é recomendado inicialmente o uso dos inibidores da DPP-IV em monoterapia, por não causarem perda de peso e hipoglicemia. Alternativamente, podem ser usadas a gliclazida ou a metformina em doses baixas. Em pacientes idosos em uso de insulina NPH e que apresentem hipoglicemias frequentes ou graves, é recomendado o uso de análogo de duração longa ou ultralonga.[8]

Vale ressaltar que a conduta visa não apenas ao controle glicêmico, visto que os idosos com diabetes tipo 2 e nefropatia são mais propensos ao óbito por DCV do que progredir para estágios mais avançados da DRC. Assim, avaliar iniciar tratamento com inibidores de SGLT2 (ISGLT2) para redução de hospitalização por IC, morte cardiovascular e progressão da DRC[1] e acrescentar, se possível, o antagonista do receptor de GLP1 (GLP1-RA), principalmente se índice de massa corpórea > 27 kg/m^2.[8]

Atualmente, têm-se discutido 4 pilares do tratamento da doença renal do diabetes para redução do desfecho cardiovascular, que incluem inibidores da enzima conversora da angiotensina (iECA) ou bloqueador de receptor da angiotensina (BRA), ISGLT2, GLP1-RA e antagonista do receptor mineralocorticoide (ARM), com destaque para a finerenona[1] (indicações, *vide* Quadro 1).

Meta pressórica

A recomendação para pacientes com DRC é manter a pressão arterial sistólica (PAS) < 120 mmHg. Não há recomendação específica para pacientes idosos, mas naqueles frágeis, com expectativa de vida limitada ou com histórico de quedas e fraturas, pode-se aumentar o risco de eventos adicionais se as metas de PAS forem alcançadas.

No arsenal terapêutico deve-se incluir, de acordo com a tolerância do paciente e a concentração de potássio, agentes como iECA ou BRA, por seu efeito protetor renal e cardíaco. Mais recentemente, foram incluídos nesse arsenal os ISGLT2 e ARM.[1] Estes agentes têm papel importante também em pacientes com IC e devem ser adicionados com o cuidado de observar a função renal (pode haver uma queda inicial) e o potássio sérico. Infecções fúngicas genitais oportunistas podem aparecer como evento adverso ao uso do ISGLT2.

Se necessária for a suspensão dos iECA e dos BRA, essa decisão deve ser revista tão logo se corrija o motivo que indicou a conduta. Esse conceito também vale para o uso de diuréticos em descompensação de quadro de IC. Os estudos mostram que os diuréticos são benéficos a despeito da piora da função renal, em geral transitória.[9] Em outro cenário, um cuidado adicional com o uso de diuréticos em idoso deve ser tomado pelo risco de desidratação e queda (principalmente na instituição da terapia).

Distúrbios hidreletrolíticos

Os distúrbios hidreletrolíticos (DHE) podem ocorrer em idosos com DRC e DCV devido às alterações histológicas e funcionais do rim senil, doenças de base, capacidade cognitiva, uso de medicações e função renal. Os DHE mais comuns na prática clínica são os distúrbios do sódio e do potássio.

Adultos mais velhos tendem à hiponatremia em razão da diminuição da capacidade renal de excretar água livre, uso de diuréticos (atenção a hidroclorotiazida) e síndrome da secreção inapropriada do hormônio antidiurético, frequentemente associada a IC. Em contrapartida, também há problemas em conservar a água e reposta reduzida à sede, o que impacta em maior propensão à desidratação e consequentemente hipernatremia.[2]

A homeostase do potássio também é alterada no envelhecimento. A hipocalemia pode ser causada pela hipersecreção de aldosterona, perda renal excessiva de potássio e uso de diuréticos, em especial diurético de alça, contribuindo para arritmias cardíacas e fraqueza muscular.[2]

A hipercalemia pode ser fatal e está associada à hiperglicemia, obstipação, desidratação, acidose metabólica, uso de medicamentos e DRC. Com o advento das novas drogas trocadoras de potássio, como o ciclossilicato de zircônio sódico hidratado, é possível manter as medicações modificadoras de desfechos renais e cardiovasculares como BRA/iECA, ARM e betabloqueador, com o acompanhamento do potássio sérico.[1]

A otimização do manejo da DRC e DCV, incluindo o ajuste adequado de medicamentos, a modulação da ingestão de água, sódio e potássio na dieta e a identificação e tratamento de condições subjacentes, com o cuidado na oferta de fluidos endovenosos, são componentes-chave na prevenção e tratamento desses distúrbios em idosos.

Acidose

A acidose metabólica crônica pode contribuir para a osteopenia e a inflamação. Porém, o impacto do uso do bicarbonato de sódio na progressão da DRC não demonstrou benefício claro. Assim o KDIGO[1] recomenda iniciar o tratamento com bicarbonato oral quando a concentração sérica estiver abaixo de 18 mmol/L, e monitorizar efeitos colaterais, como edema e descontrole pressórico.

Anemia

A anemia é uma condição que pode ser habitual em idosos. Na doença renal, está frequentemente relacionada à deficiência relativa de eritropoetina.[10] Na IC, a deficiência de ferro é um achado comum, sendo preditor de pior prognóstico mesmo na ausência de anemia.[11] Antes de atribuir às causas mais comuns, é importante descartar causas secundárias, como: sangramentos, uso de medicamentos (p. ex., metformina que causa redução da vitamina B12) ou carência nutricional.

A anemia nessa população está associada ao aumento de hospitalizações, transfusões e morte. Embora a concentração de ferritina seja frequentemente elevada em pacientes com DRC, ainda pode haver deficiência de ferro. O KDIGO[10] recomenda um teste de ferro intravenoso para pacientes com índice de saturação de transferrina 30% e ferritina 500 ng/mL, apesar da suplementação oral. A superioridade da suplementação endovenosa de ferro se dá pelo menor risco de efeitos colaterais, melhor absorção e maior aderência ao tratamento.

Um agente estimulador da eritropoietina deve ser iniciado quando a hemoglobina estiver abaixo de 10 g/dL, com faixa alvo de 10 a 11 g/dL. Esses levam, em geral, de 4 a 6 semanas para que os resultados sejam observados. Dentre seus efeitos colaterais, vale ressaltar o aumento da pressão arterial e a predisposição a eventos tromboembólicos.[10]

Doença mineral óssea da DRC

A doença mineral óssea da DRC (DMO-DRC) compreende alterações no cálcio, fósforo, paratormônio, fosfatase alcalina e 25(OH)vitamina D séricos, além de calcificação vascular. No idoso, em particular, o risco de hiperfosfatemia é menor. Em contrapartida e por diversas razões, o risco de hipovitaminose D aumenta e há necessidade de suplementação para um nível preconizado mínimo de 30 ng/mL. Sugere-se cuidado ao orientar a prescrição dessa suplementação para evitar o risco de toxicidade.[11]

Calcificações vasculares são comuns no paciente idoso com DRC. O hiperparatireoidismo e a osteoporose comumente ocorrem juntos nesses indivíduos e aumentam o risco de fraturas, levando a hospitalização e maior risco de morte.[11]

Depressão/sono

Para os idosos com DRC e DCV, essas condições podem exacerbar os sintomas umas das outras, impactando na qualidade do sono e aumentando o risco de depressão. Além disso, a presença concomitante de doenças crônicas e depressão está associada a desfechos clínicos adversos, principalmente por influenciar negativamente na adesão ao tratamento.

Os distúrbios do sono mais comuns são:

- Insônia (dentre os motivos, questionar sobre a presença de ortopneia e/ou nictúria).
- Apneia do sono e síndrome das pernas inquietas.

A mudança de estilo de vida, os sintomas e a preocupação com a progressão das doenças levam a sentimento de desesperança e isolamento social, fatores de risco para o desenvolvimento da depressão.

A abordagem precisa ser multidisciplinar. A escolha do tratamento medicamentoso requer cuidados como:

- Ajuste da dose para a função renal (normalmente antipsicóticos não são necessários).
- Checar interação medicamentosa e efeitos colaterais, como tendência a hiponatremia, mais relatados com inibidores seletivos da recaptação de serotonina.[12]
- Verificar a presença de hipotensão postural.

Associado, intervenções psicossociais, estratégias de autocuidado com exercícios físicos assistidos e práticas de relaxamento são fundamentais para melhorar o bem-estar geral.

A apneia do sono pode ser investigada por meio de polissonografia, domiciliar ou em laboratório do sono. Apneia do sono grave confere aumento do risco cardiovascular e leva ao sono fragmentado e não reparador, piorando sintomas de sonolência e depressão.[13] A síndrome das pernas inquietas em pacientes com DRC tem causa multifatorial que envolve o metabolismo do ferro e distúrbios do metabolismo mineral e ósseo.[14]

Evitar progressão

O acompanhamento clínico dos idosos deve ser baseado no princípio de "não causar danos". Diante disso, o KDIGO[1] recomenda o tratamento da dislipidemia em ≥ 50 anos com DRC não dialítica (TFG < 60 mL/min/1,73 m^2). O uso de agentes hipouricemiantes é recomendado em casos de hiperuricemia sintomática, ainda sem evidências para tratar com o objetivo de evitar progressão da DRC.[1]

Quanto ao contraste iodado, os fatores de risco para o desenvolvimento de nefrotoxicidade são DRC, desidratação, diabetes e uso de AINE. O surgimento de agentes iso e hipo-osmolares diminuiu a incidência de lesão renal; assim, a decisão sobre seu uso deve avaliar o risco-benefício do exame. A pré-hidratação e a N-acetilcisteína foram questionadas nos últimos ensaios clínicos e não tiveram comprovação dos benefícios. Para realização da ressonância magnética, se TFG < 30 mL/min/1,73 m^2, a solicitação também precisa ser individualizada pela chance de ocorrer fibrose nefrogênica; caso necessário, optar por gadolínio do grupo II ou III.[1]

Os AINE são medicamentos nefrotóxicos, e a prescrição traz risco de declínio da TFG de ≥ 30% em indivíduos com TFG < 60 mL/min/1,73 m^2, portanto evitar se possível.[2] É interessante também orientar a participação em programas para cessar o tabagismo. E, sempre no atendimento ao idoso com DRC, fazer a revisão das medicações para suspensão ou ajuste de doses quanto à função renal.

Indicar ou não diálise, tipos e transplante renal

O número de pessoas maiores de 65 anos com doença renal em diálise está crescendo. Os fatores de risco para progressão da DRC entre idosos incluem baixa TFG, proteinúria elevada, injúria renal aguda, albumina sérica baixa e presença de IC. Várias ferramentas prognósticas foram desenvolvidas para estimar a taxa de progressão da DRC entre idosos e o risco de mortalidade após o início da diálise. As mais usadas são os escores de BANSAL e REIN, respectivamente.[14]

A diálise é indicada quando há evidências de falência renal avançada, com sintomas como uremia, hiperpotassemia, acidose metabólica e/ou sobrecarga de volume, que não podem ser controlados com medidas conservadoras. Dentre as modalidades de diálise, hemodiálise (HD) e diálise peritoneal (DP), idealmente se deve respeitar a escolha do paciente caso não haja contraindicações, já que estudos observacionais sugerem que a mortalidade de pacientes incidentes em HD e DP é semelhante.[15] Quanto ao transplante renal, embora possa oferecer melhor qualidade de vida e sobrevida em comparação com a diálise, é necessário considerar os riscos cirúrgicos, o uso de imunossupressores e o acompanhamento pós-transplante.

Uma vez em diálise crônica, os idosos com maior risco de resultados desfavoráveis são aqueles maiores de 80 anos, com alteração cognitiva, múltiplas comorbidades e DCV isquêmica.[15] É sabido que o benefício de sobrevida relatado em diálise não está necessariamente associado à melhoria da qualidade de vida, já que idosos dialíticos têm maior probabilidade de passar mais tempo em ambiente hospitalar. Portanto, a decisão de iniciar a diálise deve levar em consideração a expectativa de vida, os riscos e benefícios de cada modalidade de diálise, o bem-estar e as preferências do paciente.

CONSIDERAÇÕES FINAIS

Diante do aumento da expectativa de vida e do aumento da prevalência de indivíduos idosos com DRC e DCV, é necessário realizar uma atualização contínua em medidas que visem reduzir a taxa de progressão, tratar as comorbidades e reduzir o risco cardiovascular. Um resumo das medidas recomendadas nesse sentido está no Quadro 1.

QUADRO 1 Medidas recomendadas para pacientes idosos com DRC e DCV

Idoso com DRC e DCV	Recomendações
Estadiamento DRC	Dosagem de creatinina sérica (cálculo da TFG pelo CKD-EPI) e albuminúria em amostra de urina isolada.
Orientação dietética	Ingestão proteica: DRC 3-5 0,55-0,60 g/kg/dia e 0,6-0,8 g/kg/dia se DM. Em diálise 1-1,2 g/kg/dia. Reavaliar metas, se sarcopenia. Sal: 2 g de sódio ou 5 g de sal/dia Consumo de água de acordo com tolerância e função cardíaca
Meta glicêmica	Idosos não frágeis HbA1c $< 7,5\%$; idosos frágeis HbA1c em torno de 8%. DRC+ IC: ISGLT2 se TFG ≥ 20 mL/min/1,73m^2. DRD: acrescentar GLP1-RA se TFG > 15 mL/min/1,73 m^2 e finerenona se TFG > 25 mL/min/1,73 m^2 e RAC > 30 mg/g e K $\leq 4,8$, seriar K para ajuste da dose. Suspender medicamentos se início de TRS.
Meta pressórica	PAS < 120 mmHg, atenção para idosos frágeis. Considerar uso de iECA ou BRA e evitar descontinuar.
DHE	Seriar Na e K. Atenção aos medicamentos em uso, avaliar manutenção de tratamento otimizado e considerar uso de novos trocadores de K – ciclossilicato de zircônio sódico hidratado.
Acidose	Manter bicarbonato venoso > 18 mmol/L.
Anemia	Hb entre 10 e 11 g/dL. Repor ferro venoso se índice de saturação de transferrina 30% e ferritina 500 ng/mL. Afastar causas secundárias de anemia.
DMO	Seriar Ca, P, PTH, FA e 25OHvit D. Avaliar densitometria óssea e risco de fratura.
Depressão/sono	Atenção à interação medicamentosa. Avaliar se presença de apneia do sono e síndrome das pernas inquietas.

(continua)

QUADRO 1 Medidas recomendadas para pacientes idosos com DRC e DCV (*continuação*)

Idoso com DRC e DCV	Recomendações
Evitar progressão	DLP: uso de estatina para DRC 3-5 não dialítico. AU: tratar se hiperuricemia sintomática (gota ou). Exames contrastados: usar contrastes menos nefrotóxicos se risco superar benefício do exame de imagem. Evitar AINE. Cessar TBG. Ajuste de dose de medicação para FR.
Diálise/ transplante	Caso não haja contraindicação, a escolha do tratamento deve ser feita pelo paciente. Considerar aplicar escores de progressão de DRC (BANSAL) e mortalidade (REIN).

25OHvitD: 25(OH)-vitamina D; AINE: anti-inflamatório não esteroidal; AU: ácido úrico; BRA: bloqueador de receptor de aldosterona; Ca: cálcio; DCV: doença cardiovascular; DLP: dislipidemia; DM: diabetes *mellitus*; DRC: doença renal crônica; DRD: doença renal diabética; GLP1-RA: agonista do receptor do glucagon-*like* peptídeo 1; FA: fosfatase alcalina; Hb: hemoglobina; HbA1C: hemoglobina glicada; IC: insuficiência cardíaca; iECA: inibidor da enzima conversora da angiotensina; ISGLT2: inibidor de cotransportador sódio-glicose-2; K: potássio; Na: sódio; P: fósforo; PTH: paratôrmonio; RAC: relação albumina/creatinina urinárias; TFG: taxa de filtração glomerular; TRS: terapia renal substitutiva.

REFERÊNCIAS BIBLIOGRÁFICAS

1. Levin A, Ahmed SB, Carrero JJ, Foster B, Francis A, Hall RK, et al. Executive summary of the KDIGO 2024 clinical practice guideline for the evaluation and management of chronic kidney disease: known knowns and known unknowns. Kidney Int. 2024;105(4):684-701.
2. Noronha IL, Santa-Catharina GP, Andrade L, Coelho VA, Jacob-Filho W, Elias RM. Glomerular filtration in the aging population. Front Med (Lausanne). 2022;9:769329.
3. Ammirati AL, Canziani MEF. Fatores de risco da doença cardiovascular nos pacientes com doença renal crônica. Braz J Nephrol. 2009;31(1 Suppl 1):43-8.
4. Verberne WR, Geers AB, Jellema WT, Vincent HH, van Delden JJ, Bos WJ. Comparative survival among older adults with advanced kidney disease managed conservatively versus with dialysis. Clin J Am Soc Nephrol. 2016;11(4):633-40.

5. Brasil. Doença renal crônica (DRC) em adultos. Ministério da Saúde do Brasil. Disponível em: https://www.gov.br/saude/pt-br/assuntos/saude-de-a-a-z/d/drc. Acesso em: ago. 2024.
6. Winkelmayer WC, Liu J, Chertow GM, Tamura MK. Predialysis nephrology care of older patients approaching end-stage renal disease. Arch Intern Med 2011;171:1371-8.
7. Ikizler TA, Cuppari L. The 2020 Updated KDOQI clinical practice guidelines for nutrition in chronic kidney disease. Blood Purif. 2021;50(4-5):667-71.
8. Abordagem do paciente idoso com diabetes mellitus. Diretriz da Sociedade Brasileira de Diabetes – 2023. 2022. Disponível em: https://diretriz.diabetes.org.br/abordagem-do-paciente-idoso-com-diabetes-mellitus/. Acesso em: 25 jul. 2024.
9. Mullens W, Damman K, Harjola VP, Mebazaa A, Brunner-La Rocca HP, Martens P, et al. The use of diuretics in heart failure with congestion: a position statement from the Heart Failure Association of the European Society of Cardiology. Eur J Heart Fail. 2019;21(2):137-55.
10. Ku E, Del Vecchio L, Eckardt KU, Haase VH, Johansen KL, Nangaku M, et al; for Conference Participants. Novel anemia therapies in chronic kidney disease: conclusions from a Kidney Disease: Improving Global Outcomes (KDIGO) Controversies Conference. Kidney Int. 2023;104(4):655-80.
11. Kidney Disease: Improving Global Outcomes (KDIGO) CKD-MBD Update Work Group. KDIGO 2017 clinical practice guideline update for the diagnosis, evaluation, prevention, and treatment of chronic kidney disease-mineral and bone disorder (CKD-MBD). Kidney Int Suppl (2011). 2017;7(1):1-59.
12. Costa M, Marins N. Hiponatremia associada a antidepressivos: uma revisão. Jornal Brasileiro de Psiquiatria. 2018;67(1):52-8.
13. Zoccali C, Roumeliotis S, Mallamaci F. Sleep apnea as a cardiorenal risk factor in CKD and renal transplant patients. Blood Purif. 2021;50(4-5):642-8.
14. Neves PD, Graciolli FG, Oliveira IB, Bridi RA, Moysés RM, Elias RM. Effect of mineral and bone metabolism on restless legs syndrome in hemodialysis patients. J Clin Sleep Med. 2017;13(1):89-94.
15. Farrington K, Covic A, Nistor I, Aucella F, Clyne N, De Vos L, et al. Clinical practice guideline on management of older patients with chronic kidney disease stage 3b or higher (eGFR<45 mL/min/1.73 m2): a summary document from the European Renal Best Practice Group. Nephrol Dial Transplant. 2017;32(1):9-16.
16. Anker SD, Comin Colet J, Filippatos G, Willenheimer R, Dickstein K, Drexler H, et al. Ferric carboxymaltose in patients with heart failure and iron deficiency. New England Journal of Medicine. 2009;361(25):243648.
17. Berger JR, Jaikaransingh V, Hedayati SS. End-stage kidney disease in the elderly: approach to dialysis initiation, choosing modality, and predicting outcomes. Adv Chronic Kidney Dis. 2016;23(1):36-43.

15

Sexualidade no idoso com doença cardiovascular

Alexandre Elias Romanos
Vilson Cardoso de Oliveira Júnior
Milton Roberto Furst Crenitte

INTRODUÇÃO

A sexualidade é algo extremamente amplo, e já há um consenso na literatura de que sua expressão envolve não apenas o ato sexual, mas as relações, os toques, os carinhos e os afetos. Nesse sentido, no contexto de doenças cardiovasculares, há a possibilidade do surgimento de queixas relacionadas a sua expressão, como disfunção erétil vascular ou dispneia associada ao esforço da atividade sexual.

Entretanto, profissionais da saúde que assistem pessoas nessas condições podem presumir que a sexualidade não esteja presente ou até mesmo ter receio de orientar alguma intervenção para a prática sexual, pelo suposto risco de desfechos como síndrome coronariana aguda.

Além disso, da mesma forma que a gerontologia e a geriatria avançaram muito nas últimas décadas sobre o mito da velhice "assexuada", ainda há que avançar sobre outra presunção: a de que todas as pessoas idosas seriam cisgênero e heterossexuais.

Dessa forma, por um lado é possível que pessoas da comunidade LGBTQIA+ apresentem exposição a alguns riscos cardiovasculares de maneira particular, e, por outro, as calculadoras de risco existentes e validadas na maior parte das vezes não levam em conta tais diversidades sexuais e de gênero.

Assim, os objetivos deste capítulo serão discutir sobre a relação entre doenças cardiovasculares (DCV) e disfunções sexuais, referenciar a segurança para liberação de pacientes com DCV para a prática sexual e propor reflexão sobre saúde cardiovascular em pessoas idosas LGBTQIAPN+.

IMPACTOS DA DOENÇA CARDIOVASCULAR NA VIVÊNCIA DA SEXUALIDADE

As DCV são amplamente estudadas, com atualizações de prevenção e tratamento frequentes, mas pouco se fala da associação e dos impactos dessas síndromes em relação à sexualidade. Existe pouco material sobre as sequelas físicas e psicológicas que podem ocorrer nesse grupo de pacientes, além de pouca abordagem dos profissionais sobre o tema.

Nos próximos tópicos serão abordados a avaliação do risco cardiovascular e os grupos que serão liberados ou não para a atividade sexual, mas é importante lembrar que o diagnóstico de DCV ou de infarto agudo do miocárdio (IAM) traz grande impacto emocional e psicológico ao paciente, e sabe-se que a disfunção sexual após um IAM pode acometer grande parte dos indivíduos.[1,2]

Estudos apontam que todos os adultos relatam atividade sexual em menor frequência e menos satisfatória após um IAM,[3-5] e diversos fatores justificam esses dados, como o diagnóstico de uma doença severa que, por vezes, coloca o paciente pela primeira vez em contato com a possibilidade de finitude, ou também o receio, não só dele, mas também de sua parceria, de ocasionar um novo evento isquêmico no ato sexual.

Existe também um conceito social de que se deve priorizar o cuidado da saúde e uma visão da sexualidade como algo fútil, apesar de ser bem estabelecido o impacto positivo em qualidade de vida, controle de ansiedade e de doenças crônicas que a expressão saudável da sexualidade exerce, portanto é extremamente necessária a orientação e a desmistificação desses tabus, mas infelizmente a maioria dos profissionais não fala sobre sexo com seus pacientes após um evento isquêmico.[3,6]

Além do impacto psicológico relacionado a eventos coronarianos e cardíacos, existe também a necessidade, por vezes, de reabilitação cardiopulmonar por sequelas funcionais do coração pós-evento e a otimização de medicações, que podem inclusive impactar na atividade sexual.

Para reduzir o prejuízo sexual em pessoas com DCV é necessário que exista um canal aberto de comunicação com o profissional de saúde e o conhecimento sobre riscos, impactos e tratamentos adequados, sempre respeitando sua biografia e desconstruindo preconceitos e medos sobre o tema.

AVALIAÇÃO DE RISCO CARDIOVASCULAR PARA PRÁTICAS SEXUAIS

Resposta cardiovascular da atividade sexual

A resposta sexual, de acordo com Master e Johnson, consiste em 4 fases: excitação, platô, orgasmo e resolução.

A excitação é caracterizada pelo momento de interesse e ímpeto de sensações eróticas e pela obtenção da ereção, no homem, e da lubrificação vaginal, na mulher. Para além disso, a tensão sexual se exprime em uma reação corporal generalizada e em miotonias.

Na segunda fase, o platô, há aumento da excitação, que ocorre logo antes do orgasmo. Nesse momento, a resposta vasocongestiva local do órgão sexual primário se encontra no auge em ambos os sexos, com ingurgitamento máximo do pênis e alteração da anatomia do canal vaginal, denominado plataforma orgásmica. É aí então que acontece o orgasmo, momento mais intenso de prazer sexual, levando a contrações rítmicas dos músculos do assoalho pélvico no ritmo de 0,8 por segundo e causando a liberação de esperma em pessoas com pênis.

Após o orgasmo, ocorre a resolução, fase final da resposta sexual em que as respostas sexuais locais cessam e todo o corpo volta ao seu estado normal, preparando-se para uma nova resposta. No caso dos homens, esse período refratário pode levar de horas a dias, e tende a aumentar com o envelhecimento. As mulheres, pelo contrário, não vivenciam o período refratário, e podem retornar a um novo orgasmo rapidamente.

Essa resposta sexual depende de estimulação do sistema nervoso autônomo e da liberação de óxido nítrico. Durante as fases de excitação e platô há um aumento da atividade parassimpática e por conseguinte redução da atividade simpática. Ocorre a liberação de óxido nítrico na circulação, que permite a vasocongestão dos órgãos sexuais e sintomas indiretos como a ruborização facial. No momento do orgasmo, contudo, há uma mudança para a estimulação simpática, permitindo dessa maneira a ocorrência do orgasmo e a ejaculação. Essa resposta ocorre também nas vias simpáticas torácicas, levando a uma sobrecarga do sistema cardiovascular nessa terceira fase.

Sobre esse fenômeno foi realizado um estudo por Master e Johnson em 1966. Pacientes foram monitorizados em ambiente controlado, e foi medida a alteração de frequência cardíaca (FC), pressão arterial e frequência respiratória durante a atividade sexual. Os resultados encontrados mostram um aumento de FC, que varia entre 140 e 180 bpm, aumento de pressão arterial em até 80 mmHg na pressão arterial sistólica e em 50 mmHg na pressão arterial diastólica e aumento da frequência respiratória e volume corrente pulmonares. Por essa razão, pacientes com angina estável podem relatar desconforto torácico imediatamente ou logo após o ato sexual.[7]

Outro estudo de 1976, realizado pelos mesmos autores, testou as alterações fisiológicas da atividade sexual em um contexto domiciliar, retirando assim o fator de ansiedade e estresse causados por um ambiente laboratorial e controlado. Nesse estudo, a FC média encontrada foi de 117 bpm, uma pressão arterial estimada de 162 x 89 mmHg e consumo de MET de 2 a 3 durante o período pré-orgásmico e de 3 a 4 durante o orgasmo.

A FC encontrada era menor que a de atividades rotineiras da vida diária dos indivíduos, e o consumo de MET equivalente a subir uma ladeira ou um lance de escadas.[8]

Em relação ao consumo de oxigênio durante a atividade sexual, o que se percebeu é que as respostas cardiovasculares encontradas não diziam respeito ao esforço físico em si, mas à resposta autonômica ocasionada pelo orgasmo. Realizar atividade sexual em decúbito ventral de maneira mais passiva quando comparada a uma posição mais ativa fisicamente pouco influencia nas variações de pressão arterial, FC e consumo de oxigênio. Pacientes em posição mais passiva apresentavam uma média de FC de 114 bpm e de PA de 163 x 81 mmHg, enquanto em posições mais ativas apresentavam uma média de FC de 117 bpm e de PA de 161 x 77 mmHg.[9]

Dessa maneira, infere-se que a resposta cardiovascular durante a atividade sexual está diretamente relacionada ao condicionamento para atividades físicas do paciente, tendo implicação de baixo consumo de oxigênio e, sabidamente, sendo muito pouco relacionada com IAM. Pessoas com cardiopatia têm aumento do risco relativo de um infarto em 2,5% apenas durante cerca de até 2 horas após a atividade sexual, sendo, assim, um gatilho transitório. Após esse período, o risco relativo volta a ser o mesmo de indivíduos sem cardiopatia. Pensando em risco absoluto, portanto, há um aumento bastante pequeno, de cerca de 0,1%.

Em estudo que tentou avaliar a correlação direta da causa de pessoas que tiveram IAM, apenas 0,7% dos pacientes tinham como fator correlacional a atividade sexual. Fatores como estresse psicológico, raiva e atividade física causam maior aumento no risco absoluto que a atividade sexual.

Pensando em drogas que poderiam reduzir o risco de novos infartos, como os antiagregantes plaquetários e os betabloqueadores, sabe-se que há redução do risco absoluto de novos infartos relacionados, por exemplo, à resposta autonômica pela manhã ou em episódios de raiva, mas não apresentam redução de risco absoluto quando relacionadas à atividade sexual.

MET

Conclui-se, portanto, que a realização de atividades físicas regulares e a aptidão física do paciente em MET estão diretamente relacionadas com o risco de IAM durante a relação sexual. Pessoas que têm a capacidade de exercer atividades físicas de 4 ou mais MET de consumo, como subir uma ladeira ou um lance de escadas, podem realizar atividade sexual sem riscos adicionais.

Tendo isso em mente, o estudo de *Determinants of myocardial infarction onset study* apresenta que indivíduos que realizam atividades físicas regulares em níveis de 6 MET ou mais modificaram a associação entre sexo e IAM. No estudo foi realizado um programa de atividade física regular de duração de 16 semanas, alterando-se assim a resposta simpática e diminuindo a FC de 127 para 120 bpm em média, mostrando assim a importância da atividade física na modulação da resposta cardiovascular durante o ato sexual.[10]

Avaliação clínica: o que fazer em cada categoria de risco?

Diante de um paciente cardiopata, é necessário avaliar se o indivíduo pode realizar atividades sexuais, devendo-se estratificá-lo em baixo, médio ou alto risco.

Baixo risco

- Sem sintomas e menos de 3 fatores de risco cardiovascular (excluindo gênero).
- Hipertensão arterial sistêmica controlada.
- Revascularização coronariana bem-sucedida.
- Doença valvar moderada.
- Disfunção ventricular/IC NYHA classes I e II.

Esses pacientes, apesar de apresentarem DCV estabelecida, encontram-se controlados da doença de base e, dessa maneira, estão aptos e podem ser encorajados à prática sexual. Nos estudos realizados não há referência de pacientes portadores de pericardite, prolapso mitral e FA com resposta ventricular controlada. Esses pacientes devem ser avaliados individualmente de acordo com o quadro clínico que apresentam.

Risco intermediário

- Sem sintomas e mais de 3 fatores de risco cardiovascular (excluindo gênero).
- Sedentarismo é considerado fator de risco.
- Angina estável com sintomas moderados a intensos.
- IAM recente (até 8 semanas) sem intervenção.
- IC com fração de ejeção (FE) < 40% mesmo que assintomático.
- IC com NYHA classe III.
- Doença aterosclerótica (acidente vascular cerebral isquêmico – AVCi –, ataque isquêmico transitório – AIT –, doença arterial periférica).

Nesse caso, os pacientes apresentam alterações cardiovasculares que devem ser mais bem entendidas e definidas antes de uma decisão mais assertiva. Deve-se realizar exames complementares de estratificação, como exames não invasivos ou cineangiocoronariografia em pacientes com doença arterosclerótica, melhor definição da estrutura e funcionalidade miocárdica em pacientes com IC, testes de estresse miocárdico, por exemplo, e realizar os ajustes medicamentosos necessários para o controle da doença do paciente. Após essa investigação inicial e ajuste farmacológico, deve-se definir o paciente como baixo risco e assim liberá-lo para o coito, ou alto risco, sendo *a priori* contraindicada a prática sexual.

Alto risco

- Angina instável ou refratária.
- Hipertensão arterial sistêmica não controlada.
- IC NYHA classe IV.
- IAM tratado ou não com menos de 2 semanas.
- Arritmias de alto risco.
- Cardiomiopatia hipertrófica com sintomas severos.
- Doença valvar moderada a avançada (principalmente estenose aórtica).

Os pacientes que se encontram em alto risco estão contraindicados à realização de atividade sexual. Eles se encontram descompensados de suas doenças de base e devem realizar o controle delas para, então, serem reestratificados e posteriormente liberados.

Estratificação de risco pós-procedimentos

Após um infarto ou a realização de um procedimento invasivo, os pacientes devem passar um período sem a realização de esforços físicos mais intensos, e é comum a dúvida quanto à possibilidade de realização de atividade sexual ou não. Aqueles que passaram por um IAM e não realizaram nenhum procedimento invasivo devem aguardar 8 semanas para a liberação de atividade sexual. Ainda assim, como é um indivíduo com risco cardiovascular elevado, é necessário que se realize um teste funcional para avaliar a presença de isquemia antes da liberação.

Já os que realizaram intervenção percutânea bem-sucedida devem fazer repouso de 2 semanas antes de poderem realizar atividade sexual. E, por fim, pessoas que realizaram revascularização miocárdica cirúrgica devem aguardar de 6 a 8 semanas para atividades físicas mais intensas, justamente pela necessidade de aguardar o tempo de cicatrização do procedimento cirúrgico, podendo ser liberados após esse período.

Uso de inibidores de 5-fosfodiesterase

Como primeira linha de tratamento para a disfunção erétil, os inibidores de 5-fosfodiesterase empregam papel fundamental. Elaborados inicialmente para o tratamento de angina e hipertensão pulmonar, seu grande efeito colateral inicial de facilitador de ereções penianas tornou a droga um marco para esse tipo de disfunção. Seu mecanismo de ação consiste na inibição da degradação de óxido nítrico, e, dessa maneira, permitem a vasodilatação necessária para que ocorra a ereção.

Seus representantes disponíveis no Brasil são a sildenafila, a tadalafila e a vardenafila, cujos efeitos colaterais costumam ser transitórios e de leve intensidade. É de suma importância orientar os pacientes sobre eles, tendo em vista que a vasocongestão generalizada pode mimetizar sintomas que, quando não conhecidos, causam desconforto e preocupação.

Os efeitos colaterais mais comuns relacionados com a vasodilatação são: cefaleia, rubor facial, epigastralgia e congestão nasal. Dor e mialgia podem estar presentes com o uso de tadalafila. As três medicações disponíveis são seguras do ponto de vista cardiovascular e não demonstram efeitos negativos sobre a função cardíaca ou manifestações em pacientes com insuficiência coronariana estável. O uso também não aumentou a incidência de acidentes vasculares, não causaram alterações significativas da pressão arterial sistólica e diastólica nem na frequência cardiovascular. Na insuficiência cardíaca (IC) congestiva, a sildenafila, além de bem tolerada, aumentou a capacidade dos indivíduos ao exercício físico.

Portanto, sabe-se que os inibidores da 5-fosfodiesterase são seguros para uso em pessoas com DCV, desde que estejam aptas e devidamente estratificadas para a realização de práticas sexuais, como já discutido. É importante, na consulta geriátrica, avaliar o risco de hipotensão postural, principalmente quando ocorrerem interações com anti-hipertensivos, presença de cardiomiopatia hipertrófica e o uso concomitante de bloqueadores alfa-adrenérgicos.

Já as contraindicações absolutas dizem respeito ao histórico de priapismo prévio (ereção por um período igual ou maior a 4 horas) e ao uso concomitante de nitratos. Aqueles que fizeram uso de sildenafila ou vardenafila não devem ter a coadministração de nitrato por um período de 24 horas para sildenafila e de 48 horas para tadalafila, pelo risco de hipotensão arterial grave.

DISFUNÇÕES SEXUAIS COMO MARCADORES DE DOENÇAS CARDIOVASCULARES

Quando se trata de disfunções sexuais, existe grande leque de possibilidades: perda de libido, desejo hipoativo, dispareunia, disfunção erétil (DE), ejaculação precoce, dentre outras. Até o momento não fica evidente o impacto das disfunções sexuais femininas em associação com DCV, mas o mesmo não acontece no caso dos homens.

Atualmente já é bem estabelecida a relação de DE de etiologia vascular com o risco aumentado de eventos coronarianos e cerebrovasculares. Como as artérias penianas são de pequeno calibre, a obstrução de seu lúmen pode ocorrer antes da angina *pectoris*, tornando, assim, a DE um marcador precoce de doença aterosclerótica.[11]

A aterosclerose é uma das principais causas de DE, de tal forma que indivíduos que desenvolvem disfunção erétil têm risco aumentado para o desenvolvimento de outras manifestações da doença aterosclerótica como acidente vascular encefálico (AVE) e doença arterial coronariana (DAC), mesmo após o ajuste para fatores tradicionalmente relacionados à DCV.[12]

Além das evidências de correlação da ocorrência e gravidade da DCV com a DE vascular, há também o fato de que a maioria das causas das doenças coronarianas, como diabetes *mellitus* (DM), hipertensão arterial sistêmica (HAS), dislipidemia, obesidade, tabagismo e síndrome metabólica, além do tratamento medicamentoso dessas doenças, também está associada à ocorrência de DE.[13,14]

Não há na literatura uma temporalidade entre a ocorrência de DE e a DCV, mas a relação entre elas já é bem estabelecida, portanto é adequado que uma avaliação cardiológica e coronariana seja realizada quando uma DE vascular for diagnosticada e, principalmente, se o paciente apresentar riscos para um evento isquêmico. Além disso, esse momento pode ser também uma "janela de oportunidades" para estimular o homem às mudanças de estilo de vida, reforçando a mensagem de que o tratamento e a prevenção da aterosclerose atuam de forma positiva nos mecanismos de ereção.

AVALIAÇÃO E RISCOS CARDIOVASCULARES NAS PESSOAS IDOSAS LGBTQIAPN+

O estabelecimento do processo de saúde e doença deve ser analisado por seus determinantes sociais. Para além de fatores individuais, como aspectos biológicos e comportamentais dos indivíduos, aspectos socioeconômicos, culturais e a forma como o estado entende determinadas populações interferem no risco de adoecimento. Pensando na população LGBTQIAPN+, existe o conceito de estresse de minoria. Indivíduos da sigla passam por fatores estressores ao longo da vida – tais quais preconceitos, fobias internalizadas, marginalização e violências das mais diversas possíveis – que geram uma inflamação crônica no organismo, levando ao maior risco de problemas de saúde mental, mas sabidamente que também aumentam a incidência de sobrepeso e obesidade, hipertensão, diabetes e de fatores de riscos modificáveis.

Além disso, indivíduos LGBT encontram socialização e acolhimento em ambientes em que o uso de substâncias como álcool e tabaco é mais prevalente, tendo maior risco de utilizá-los, e, pelas diversas barreiras que encontram no seu cuidado em saúde, costumam acessar menos os serviços, realizar menos exames de rastreio e ter um controle pior de sua saúde.

Existe a necessidade, portanto, de maior acolhimento dessa população no atendimento em saúde, sendo possível, assim, a realização de estratégias de promoção de saúde, exames de rastreio, controle de fatores de risco modificáveis e redução do risco cardiovascular.

Calculadoras de risco cardiovascular em pessoas trans

O cálculo do risco cardiovascular em diversos dos métodos utilizados necessita que se avalie o sexo do paciente, feminino ou masculino. Porém, é quase certo que todas as calculadoras de risco cardiovascular foram desenvolvidas apenas com pessoas cisgênero, não contemplando a existência de pessoas trans, que usualmente utilizam a terapia hormonal como uma das estratégias de reafirmação do gênero pelo qual elas se identificam.

Nesse sentido, com o objetivo de utilizar alguma ferramenta como essas, leva-se em consideração o tempo sob o novo estímulo hormonal. Caso o paciente em questão tenha iniciado a hormonioterapia há menos de 5 a 10 anos, considera-se, para título de calculadoras de risco cardiovascular, o gênero designado ao nascimento. Contudo, caso o paciente tenha mais de 5 anos de hormonioterapia, considera-se aquele com qual o indivíduo se identifica e para que realiza a terapia hormonal.

Além disso, tanto o uso de estrogênio quanto o de testosterona podem interferir temporariamente no perfil lipídico, aumentando níveis de LDL e triglicerídeos e reduzindo os níveis de HDL. Contudo, após um período de cerca de 3 meses os valores tendem a retornar para a normalidade.

CONSIDERAÇÕES FINAIS

Da mesma forma que a sexualidade não se extingue com o envelhecimento, ela também não acaba a partir de uma condição cardiovascular. Nesse sentido mais amplo, pode ser expressa desde o ato sexual em si, mas também com toques, afetos, carícias, entre tantas infinitas possibilidades em que cada um irá decidir sobre o que é o melhor para si.

Nesse contexto, o profissional da saúde que assiste pessoas idosas deve se capacitar para o acolhimento e abordagem dessas questões em seus atendimentos, seja na permissão, em orientações específicas, sugestões de melhorias ou até mesmo em estratégias mais intensivas para a garantia da vivência segura e prazerosa da sexualidade de todos os seus pacientes.

Além disso, foi discutido que, além de avançar sobre o mito da "velhice assexuada", há que caminhar para a expressão da diversidade sexual nessa fase da vida, entendendo também que diversos modelos utilizados tanto na cardiologia quanto na geriatria foram baseados no envelhecimento de pessoas cisgênero e heterossexuais, e, assim, seriam insuficientes para o entendimento pleno das particularidades do envelhecimento de pessoas LGBTQIAPN+.

Por fim, os fatores de risco cardiovasculares também desempenham impacto negativo na sexualidade da população, e, assim, o discurso dos profissionais da saúde pode encontrar uma "brecha" para as orientações de mudanças no estilo de vida e, dessa forma, aumentar a adesão a uma vida mais saudável. Em outras palavras, parar de fumar ou iniciar uma atividade física pode ser mais fácil quando se entender que a sexualidade depende disso.

REFERÊNCIAS BIBLIOGRÁFICAS

1. Dhabuwala CB, Kumar A, Pierce JM. Myocardial infarction and its influence on male sexual function. Arch Sex Behav. 1986;15:499.
2. Papadopoulos C, Shelley SI, Piccolo M, Beaumont C, Barnett L. Sexual activity after coronary bypass surgery. Chest. 1986;90:681.
3. Papadopoulos C, Beaumont C, Shelley SI, Larrimore P. Myocardial infarction and sexual activity of the female patient. Arch Intern Med. 1983;143:1528.
4. Drory Y, Kravetz S, Weingarten M. Comparison of sexual activity of women and men after a first acute myocardial infarction. Am J Cardiol. 2000;85:1283.
5. Oskay U, Can G, Camc G. Effect of myocardial infarction on female sexual function in women. Arch Gynecol Obstet. 2015;291:1127.
6. Papadopoulos C, Larrimore P, Cardin S, Shelley SI. Sexual concerns and needs of the postcoronary patient's wife. Arch Intern Med. 1980;140:38.
7. Masters WH, Johnson VE. Human sexual response. Boston: Little, Brown, and Co; 1966.
8. Palmeri ST, Kostis JB, Casazza L, Sleeper LA, Lu M, Nezgoda J, et al. Heart rate and blood pressure response in adult men and women during exercise and sexual activity. Am J Cardiol. 2007;100(12):1795-801.
9. Hellerstein HK, Friedman EH. Sexual activity and the postcoronary patient. Arch Intern Med. 1970;125(6):987-99.
10. Steinke EE, Jaarsma T, Barnason SA, Byrne M, Doherty S, Dougherty CM, et al.; Council on Cardiovascular and Stroke Nursing of the American Heart Association and the ESC Council on Cardiovascular Nursing and Allied Professions (CCNAP). Sexual counseling for individuals with cardiovascular disease and their partners: a consensus document from the American Heart Association and the ESC Council on Cardiovascular Nursing and Allied Professions (CCNAP). Circulation. 2013;128(18):2075-96.
11. Souza CA, Cardoso FL, Silveira RA, Wittkopf PG. Importância do exercício físico no tratamento da disfunção erétil. Rev Bras Cardiol. 2011;24(3):180-5
12. Araujo AB, Hall SA, Ganz P, Chiu GR, Rosen RC, Kupelian V, et al. Does erectile dysfunction contribute to cardiovascular disease risk prediction beyond the Framingham risk score? J Am Coll Cardiol. 2010;55(4):350-6.
13. Bacon CG, Mittleman MA, Kawachi I, Giovannucci E, Glasser DB, Rimm EB. Sexual function in men older than 50 years of age: results from the health professionals follow-up study. Ann Intern Med. 2003;139(3):161-8.
14. Bal K, Oder M, Sahin AS, Karatas CT, Demir O, Can E, et al. Prevalence of metabolic syndrome and its association with erectile dysfunction among urologic patients: metabolic backgrounds of erectile dysfunction. Urology. 2007;69(2):356-60.

SEÇÃO II

Emergência

16

Crises hipertensivas

André Luis Veiga de Oliveira
Luiz Flávio Andrade Prado

INTRODUÇÃO

A crise hipertensiva (CH) responde por cerca de 0,5% de todos os atendimentos de emergência hospitalar, e as emergências hipertensivas (EH) por 25% de todos os casos de CH. O acidente vascular encefálico isquêmico (AVEi) e o edema agudo de pulmão (EAP) são as situações mais encontradas nas EH.[1] Em particular, o manejo das CH em idosos requer o pronto entendimento da fisiopatologia da doença, as alterações fisiológicas entre elas e o mecanismo de ação e efeitos colaterais dos medicamentos disponíveis.[2]

DEFINIÇÃO

Elevação da pressão arterial sistólica ≥ 180 mmHg e/ou pressão diastólica ≥ 120 mmHg pode ocasionar lesão aguda cardíaca, cerebral e microvascular.[3-5] A maioria dos pacientes com pressão arterial (PA) significantemente elevada não apresenta injúria aguda de órgão-alvo (IAOA). Embora alguns proponham o início imediato da terapia anti-hipertensiva nesse cenário, pode haver mais risco do que benefício de um regime agressivo.[6]

Tanto o nível absoluto da PA quanto a velocidade de aumento determinam o risco de lesões orgânicas mediada por hipertensão.[7] Muitos pacientes com hipertensão arterial crônica apresentam elevações importantes da PA durante meses ou anos sem efeitos aparentes, enquanto aumentos repentinos que são mais modestos (p. ex., para um nível de 160/100 mmHg em um paciente previamente normotenso ou com disfunção ventricular) podem causar lesões graves, particularmente à vasculatura cerebral.[7]

Várias terminologias são descritas, incluindo hipertensão aguda grave, urgência hipertensiva, EH, hipertensão maligna, hipertensão acelerada e CH.[5] É fundamental diferenciar tais definições para orientar o manejo adequado e minimizar os potenciais danos iatrogênicos.[5]

Hipertensão aguda grave

Pacientes com elevação importante da PA sem IAOA. O termo "urgência hipertensiva" em pacientes assintomáticos não é necessariamente útil, pois pode levar a ansiedade indevida nos pacientes e aumento dos custos com cuidados de saúde em situação de baixa morbidade associada.[5]

Emergência hipertensiva

Pacientes com elevação importante da PA associada a IAOA. Órgãos-alvo incluem retina, cérebro, coração, grandes artérias e rins (Quadro 1). Algumas apresentações específicas incluem:[6]

- Hipertensão maligna: elevação da PA (comumente > 200/120 mmHg) associada a retinopatia bilateral avançada (hemorragias, manchas algodonosas, papiledema).
- Encefalopatia hipertensiva: elevação da PA associada a letargia, convulsões, cegueira cortical e coma na ausência de outras explicações.
- Microangiopatia trombótica hipertensiva: elevação da PA associada a hemólise e trombocitopenia na ausência de outras causas e melhora com terapia redutora da PA.
- Outras apresentações de EH incluem elevação aguda da PA associada a hemorragia cerebral, acidente vascular cerebral agudo, síndrome coronariana aguda, edema pulmonar cardiogênico, aneurisma/dissecção da aorta.

QUADRO 1 Classificação das emergências hipertensivas

Emergências hipertensivas
Cerebrovasculares: • Encefalopatia hipertensiva. • Acidente vascular encefálico isquêmico. • Acidente vascular encefálico hemorrágico. • Hemorragia subaracnóidea.
Cardiocirculatórias: • Dissecção aguda de aorta. • Edema agudo de pulmão com insuficiência ventricular esquerda. • Síndromes coronarianas agudas.
Renais/comprometimento de múltiplos órgãos: • Hipertensão acelerada/maligna. • Hipertensão MDO. • Crises adrenérgicas graves. • Crise do feocromocitoma. • Dose excessiva de drogas ilícitas (cocaína, *crack*, LSD). • Hipertensão na gestação. • Eclâmpsia. • Pré-eclâmpsia com sinais de gravidade. • Síndrome "HELLP". • Hipertensão grave em final de gestação.

HELLP: *hemolysis, elevated liver enzymes, low platelets*; LSD: dietilamida do ácido lisérgico; MDO: múltiplos danos aos órgãos-alvo.
Fonte: adaptado de Barroso et al.[8]

AVALIAÇÃO CLÍNICA E INVESTIGAÇÃO DIAGNÓSTICA

A PA deve ser medida em ambos os braços e coxa usando técnica apropriada e dispositivos validados.[8] A história e o exame físico em pacientes que apresentam EH devem identificar sinais e sintomas e situações que caracterizam IAOA, e, dessa forma, podem ser necessários determinados estudos laboratoriais e de imagem:[6]

- Traumatismo cranioencefálico agudo.
- Sintomas neurológicos generalizados, como agitação, delírio, estupor, convulsões ou distúrbios visuais.

- Sintomas neurológicos focais que podem ser causados por AVEi ou hemorrágico.
- Hemorragias retinianas, exsudatos (manchas algodonosas) ou papiledema quando a fundoscopia direta é realizada, pois são consistentes com retinopatia hipertensiva grau III ou IV.
- Náuseas e vômitos, que podem ser um sinal de aumento da pressão intracraniana.
- Desconforto ou dor no peito, que pode ser decorrente de isquemia miocárdica ou dissecção aórtica.
- Dor nas costas aguda e intensa, que pode ser causada por dissecção aórtica.
- Dispneia, que pode ser causada por edema pulmonar.
- Uso de medicamentos que podem produzir um estado hiperadrenérgico, como cocaína, anfetamina(s), fenciclidina ou inibidores da monoamina oxidase, ou descontinuação recente de clonidina ou, menos comumente, de outros agentes anti-hipertensivos.

Ademais, os exames complementares devem ser direcionados para avaliar os cenários em associação com sintomas ou sinais clínicos específicos, conforme o Quadro 2.[3,5]

TRATAMENTO

Conceito central é o fenômeno da autorregulação de fluxo sanguíneo, que garante que órgãos e tecidos recebam fluxo sanguíneo constante em uma ampla faixa de níveis pressóricos. Isso é extremamente importante para órgãos de alto fluxo e baixa resistência como o cérebro e os rins. A hipertensão crônica desloca a curva de autorregulação do fluxo sanguíneo cerebral para a direita (ou seja, para níveis de PA mais elevados), o que confere predisposição à hipoperfusão cerebral em valores relativamente elevados (normais) de PA. Esse princípio orienta o ritmo da redução da PA em casos de hipertensão aguda grave.[5,7]

O tipo de acometimento deve direcionar a escolha do tratamento e meta e ritmo de redução da PA. É essencial uma avaliação e monitoramento cuidadoso do equilíbrio entre benefícios e riscos da redução rápida/excessiva da PA e o agravamento da injúria orgânica. Embora este último seja

QUADRO 2 Avaliação diagnóstica de hipertensão aguda grave

Teste habituais:
• Eletrocardiografia de repouso 12 derivações.
• Hemograma completo, fibrinogênio, esfregaço periférico.
• Creatinina, ureia, eletrólitos, desidrogenase lática, haptoglobina.
• Análise de urina (com análise microscópica de células sanguíneas, leucócitos, cilindros).
Testes específicos:
• Troponina (se suspeita de insuficiência cardíaca ou síndrome coronariana aguda).
• BNP ou NT-pró-BNP.
• Radiografia de tórax ou ultrassonografia pulmonar (avaliar congestão ou sobrecarga hídrica).
• Ecocardiografia (insuficiência cardíaca, síndrome coronariana aguda, dissecção)
• Angiotomografia de tórax e abdome (doenças aórticas agudas).
• Tomografia ou ressonância de crânio (envolvimento de sistema nervoso central).
• Ultrassonografia renal (alteração renal ou suspeita de estenose de artérias renais).
• Toxicológico (uso de metanfetaminas ou cocaína).

Fonte: adaptado de Elliot e Varon;[6] Peixoto;[7] Barroso et al.[8]

muitas vezes foco de preocupação, o dano potencial de excesso e redução rápida da PA são reais e potencialmente fatais.[7] O Quadro 3 apresenta um comparativo das recomendações das principais sociedades.

HIPERTENSÃO ARTERIAL GRAVE ("URGÊNCIA HIPERTENSIVA")

Pacientes com hipertensão arterial grave geralmente não necessitam de internação, e medicamentos intravenosos são desencorajados nesse contexto. Os níveis pressóricos devem ser confirmados após 20 a 30 minutos de ambiente calmo, controle de dor ou ansiedade, se necessários.[5,6] Se esses

QUADRO 3 Comparação das diretrizes no manejo de emergência hipertensiva

Crise hipertensiva	ESC/ESH European Society of Cardiology (ESC)/European Society of Hypertension (ESH) *guidelines/position*	American Heart Association (AHA)/American College of Cardiology (ACC) *guidelines*.	National Institute for Health and Care Excellence (NICE) *guidelines*.
Termos usados	Urgência e emergência	Urgência e emergência inseridas como crises.	Hipertensão grave, hipertensão acelerada (hipertensão maligna).
Valor PA (diagnóstico)		> 180/120 mmHg	≥ 180/120 mmHg (e frequentemente > 220/120 mmHg)
Condições	**ESC/ESH *guidelines***	**AHA *guidelines***	**NICE *guidelines***
Hipertensão maligna/hipertensão acelerada sem encefalopatia hipertensiva	Reduzir a pressão arterial média (PAM) 20-25% durante várias horas. Medicamento de escolha: labetalol ou nicardipina.	Não explicitamente definido	
Encefalopatia hipertensiva	Reduza o MAP 20-25% de uma vez com labetalol ou nicardipina	Não explicitamente definido. Para todas as emergências hipertensivas, com poucas exceções, reduzir a pressão arterial em no máximo 25% na primeira hora, depois para 160/100-110 mmHg nas próximas 2-6 horas e depois ao normal mais de 24-48 horas.	

(continua)

QUADRO 3 Comparação das diretrizes no manejo de emergência hipertensiva (*continuação*)

Condições	ESC/ESH *guidelines*	AHA *guidelines*	NICE *guidelines*
AVC isquêmico	• Se PA > 220/120 mmHg ou se considerado paratrombolítico. • Terapia e PA > 185/110 mmHg. • Reduzir a PAM em 15% em 1 hora.	Diminuir a PAS para < 185 mmHg e PAD < 110 mmHg antes do início de trombólise IV. Manter PA < 180/105 mmHg nas primeiras 24 horas após trombose intravenosa. Se PA > 220/120 mmHg, reduzir PAM 15% em 24 horas.	Redução da PA para 185/110 mmHg considerado em pessoas que são candidatas à trombólise IV. Apenas tratamento anti-hipertensivo; se sobrepuser com outro, emergência hipertensiva.
Hemorragia intracerebral	Se PAS > 180 mmHg, imediato, redução para faixa de 130-180 mmHg (especialmente se PA inicial ≥ 220 mmHg) com labetalol ou nicardipina.	A redução da PA para < 140 mmHg pode ser potencialmente nociva.	Se dentro das primeiras 6 horas e PAS 150-220 mmHg, reduz PA rapidamente. Se além de 6 horas após o AVC, considere os mesmos alvos se PAS > 220 mmHg. Considerar risco de dano caso a caso.

(*continua*)

QUADRO 3 Comparação das diretrizes no manejo de emergência hipertensiva (*continuação*)

Condições	ESC/ESH *guidelines*	AHA *guidelines*	NICE *guidelines*
Síndrome coronariana aguda (SCA), edema agudo de pulmão/ insuficiência cardíaca hipertensiva	Reduzir a PAS para < 140 mmHg imediatamente em ambas as condições. SCA tratada com nitroglicerina, labetalol. Edema pulmonar tratado com nitroglicerina ou nitroprussiato (com diurético de alça).	SCA tratada com esmolol ou labetalol, nitroglicerina, nicardipina. Edema pulmonar tratado com clevidipina, nitroglicerina ou nitroprussiato.	
Dissecção aguda de aorta	Reduzir a PAS para < 120 mmHg e frequência cardíaca para < 60 bpm com esmolol e nitroprussiato ou nitroglicerina ou nicardipina.	Reduzir a PAS para < 120 mmHg dentro de 20 minutos com esmolol ou labetalol.	
Crise de feocromocitoma / crise adrenérgica	Tratar com fentolamina, nitroprussiato e urapidil ou nicardipina usada no perioperatório.	Reduzir a PAS para < 140 mmHg durante a primeira hora. Fentolamina e labetalol são úteis.	

AVC: acidente vascular cerebral; PA: pressão arterial; PAM: pressão arterial média; PAS: pressão arterial sistólica; SCA: síndrome coronariana aguda.

ou outros fatores precipitantes não forem suficientes, um anti-hipertensivo oral pode ser administrado, com o objetivo de reduzir gradualmente a PA ao longo de 24 a 48 horas.

É razoável escolher um agente oral com início de ação mais rápido, como captopril (25 a 50 mg) ou clonidina (0,1 a 0,3 mg).[5-6] Medicamentos podem ser administrado a cada 30 minutos até atingir a meta desejada. Os pacientes geralmente recebem alta uma vez que os sintomas melhoram, o que muitas vezes coincide com uma diminuição da PA para um nível abaixo de 160 a 180/100 a 110 mmHg.[5]

A correção de fatores precipitantes e o tratamento com medicamentos de ação prolongada em conformidade com as diretrizes[1-3,6] devem ser iniciados, restabelecidos ou ajustados, e o acompanhamento deve ser agendado em 1 a 7 dias[5] e as metas pressóricas, conforme recomendado pelas diretrizes, devem ser atingidas em 6 a 12 semanas.

EMERGÊNCIA HIPERTENSIVA

Pacientes com EH devem ser hospitalizados. Exceto pela redução aguda da PA no acidente vascular encefálico, não existem ensaios clínicos randomizados sobre o manejo dessas condições.[2,6]

Como orientação inicial, deve-se primeiro estabelecer quais órgãos são afetados para determinar se (i) requerem alguma intervenção específica além da redução da PA e (ii) há uma causa precipitante do aumento agudo da PA, que pode afetar o plano de tratamento.[2] Assim, a decisão deve ser estruturada sobre a magnitude e o tempo de redução da PA, bem como sobre o tipo de tratamento medicamentoso que pode ser apropriado.[2]

A despeito de as intervenções serem abordadas, considerando o sistema ou o órgão-alvo acometido, as recomendações gerais de redução da PA nas EH devem ser:[2,5,6]

- PA média ≤ 25% na primeira hora.
- PA 160/100-110 mmHg nas próximas 2 a 6 horas.
- PA 135/85 mmHg em um período de 24 a 48 horas subsequente.

Os principais medicamentos disponíveis no Brasil são descritos no Quadro 4.

QUADRO 4 Medicamentos usados por via parenteral para o tratamento das emergências hipertensivas (disponível no Brasil)

Fármaco	Modo de administração e dosagem	Início	Duração	Indicações	Eventos adversos e precauções
Nitroprusseto de sódio (vasodilatador arterial e venoso estimula a formação de GMPc)	Infusão contínua 0,25-10 mg/kg/minuto IV	Imediato	1-2 minutos	Maioria das emergências hipertensivas	• Intoxicação por cianeto, hipotensão grave, náuseas, vômitos. • Cuidado na insuficiência renal e hepática e pressão intracraniana alta. • Proteger da luz.
Nitroglicerina (vasodilatador arterial e venoso)	Infusão contínua IV 5-15 mg/hora	2-5 minutos	3-5 minutos	Insuficiência coronariana, insuficiência ventricular esquerda com EAP	Cefaleia, taquicardia reflexa, taquifilaxia, *flushing*, meta-hemoglobinemia
Metoprolol (bloqueador beta-adrenérgico seletivo)	5 mg IV (repetir 10/10 minutos, se necessário até 20 mg)	5-10 minutos	3-4 horas	• Insuficiência coronariana. • Dissecção aguda de aorta (em combinação com NPS).	Bradicardia, BAV avançado, insuficiência cardíaca, broncoespasmo

(continua)

QUADRO 4 Medicamentos usados por via parenteral para o tratamento das emergências hipertensivas (disponível no Brasil)

Fármaco	Modo de administração e dosagem	Início	Duração	Indicações	Eventos adversos e precauções
Esmolol (bloqueador beta-adrenérgico seletivo de ação ultrarrápida)	Ataque: 500 mcg/kg infusão intermitente IV 25-50 mcg/kg/minuto ↑ 25 mcg/kg/min cada 10-20min. Máximo 300 mcg/kg/minuto	1-2 minutos	1-20 minutos	• Dissecção aguda de aorta (em combinação com NPS). • Hipertensão pós-operatória grave.	Náuseas, vômitos, BAV 1º grau, broncoespasmo, hipotensão
Hidralazina (vasodilatador de ação direta)	10-20 mg IV ou 10-40 mg IM 6/6 horas	10-30 minutos	3-12 horas	Eclâmpsia	• Taquicardia, cefaleia, vômitos. • Piora da angina e do infarto. • Cuidado com pressão intracraniana elevada
Diazóxido (vasodilatador da musculatura lisa arteriolar)	Infusão IV 10-15 minutos 1-3 mg/kg máximo 150 mg	1-10 minutos	3-18 horas	Encefalopatia hipertensiva	Retenção de sódio, água, hiperglicemia e hiperuricemia

(continua)

QUADRO 4 Medicamentos usados por via parenteral para o tratamento das emergências hipertensivas (disponível no Brasil)

Fármaco	Modo de administração e dosagem	Início	Duração	Indicações	Eventos adversos e precauções
Enalaprilato (iECA)	Infusão intermitente IV 5 mg 6/6 horas até 20 mg	15 minutos	4-6 horas	Insuficiência ventricular esquerda com EAP	Hipotensão, insuficiência renal, gestação.
Furosemida (diurético de alça)	20-60 mg IV (repetir após 30 minutos)	2-5 minutos	30-90 minutos	• Insuficiência ventricular esquerda com EAP. • Situações de hipervolemia como DRC, GNDA.	Hipopotassemia.

BAV: bloqueio atrioventricular; DRC: doença renal crônica; EAP: edema agudo de pulmão; GNDA: glomerulonefrite difusa aguda; iECA: inibidor da enzima de conversão da angiotensina; IV: intravenoso; NPS: nitroprusseto de sódio; SNPS: sistema nervoso parassimpático; SNS: sistema nervoso simpático.

Fonte: adaptado de Barroso et al.[8]

CONSIDERAÇÕES FINAIS

Na população geriátrica, os tratamentos podem resultar em benefícios maiores dado o risco absoluto mais elevado, mas podem ser compensados por efeitos adversos atribuíveis à idade e às alterações nos sistemas cardiovasculares e outros sistemas orgânicos. O manejo de crises hipertensivas em pacientes idosos deve integrar um conjunto abrangente de estratégias farmacológicas, dependendo das principais alterações fisiopatológicas relacionadas ao envelhecimento, fatores de risco preexistentes, comorbidades coexistentes, velocidade de progressão da doença e extensão do envolvimento de órgãos. A incapacidade de gerir com sucesso essas crises nos idosos está associada a morbilidade e mortalidade significativas.

Instituir tratamento adequado conforme recomendações das principais sociedades é fundamental, porém o monitoramento de eventos adversos secundária à terapêutica torna-se imprescindível para o ajuste do tratamento considerando a heterogeneidade funcional desses indivíduos e a autonomia para as atividades diárias.

REFERÊNCIAS BIBLIOGRÁFICAS

1. Vilela-Martin JF, Vaz-de-Melo RO, Kuniyoshi CH, Abdo AN, Yugar-Toledo JC. Hypertensive crisis: clinical-epidemiological profile. Hypertens Res. 2011;34(3):367-71.
2. Alshami A, Romero C, Avila A, Varon J. Management of hypertensive crises in the elderly. J Geriatr Cardiol. 2018;15(7):504-12.
3. Unger T, Borghi C, Charchar F, Khan NA, Poulter NR, Prabhakaran D, et al. 2020 International Society of Hypertension Global Hypertension Practice Guidelines. Hypertension. 2020;75(6):1334-57.
4. Mancia G, Kreutz R, Brunström M, Burnier M, Grassi G, Januszewicz A, et al. 2023 ESH guidelines for the management of arterial hypertension The Task Force for the management of arterial hypertension of the European Society of Hypertension: endorsed by the International Society of Hypertension (ISH) and the European Renal Association (ERA). J Hypertens. 2023;41(12):1874-2071.
5. Kulkarni S, Glover M, Kapil V, Abrams SML, Partridge S, McCormack T, et al. Management of hypertensive crisis: British and Irish Hypertension Society Position document. J Hum Hypertens. 2023;37(10):863-79.
6. Elliot WJ, Varon J. Evaluation and treatment of hypertensive emergencies in adults. In: UpToDate, 2023. Disponivel em: https://www.uptodate.com/

contents/evaluation-and-treatment-of-hypertensive-emergencies-in-adults. Acesso em: 4 maio 2024.

7. Peixoto AJ. Acute severe hypertension. N Engl J Med. 2019;381(19):1843.
8. Barroso WKS, Rodrigues CIS, Bortolotto LA, Mota-Gomes MA, Brandão AA, Feitosa AD de M, et al. Diretrizes Brasileiras de Hipertensão Arterial – 2020. Arquivos Brasileiros de Cardiologia. 2021;116(3):516-658.

17

Síndrome coronariana aguda

José Roberto de Oliveira Silva Filho
Lucas Lentini Herling de Oliveira
Stella de Aguiar Trigueirinho

APRESENTAÇÃO

A doença isquêmica do coração é a principal causa de mortalidade no Brasil e no mundo. Após os 65 anos, suas características são peculiares. Entre os 65 e os 79 anos, a incidência de casos passa a ser igual entre os sexos, com uma nova modificação da tendência após os 80 anos, quando mulheres passam a ser mais acometidas.[1]

Alterações senis do sistema cardiovascular também alteram a distribuição dos mecanismos fisiopatológicos da síndrome coronariana aguda (SCA), aumentando o número de casos devidos a causas outras que não a oclusão coronariana completa por rotura de placa.[2] A disfunção endotelial, a redução da frequência cardíaca máxima e a alteração do relaxamento ventricular esgotam mais precocemente a reserva coronariana e aumentam eventos de angina instável (AI), infarto sem supradesnivelamento do segmento ST (IAMsSST) e infartos do tipo II. Além disso, o tratamento deve ser adaptado às características dessa população, com maior risco de sangramentos.

QUADRO CLÍNICO

A pedra angular para o reconhecimento sintomático da SCA é a angina, que pode não ser o sintoma-chave em idosos. Nessa faixa etária, há maior prevalência de equivalentes anginosos, como dispneia, dispepsia e dor em membros. Após os 80 anos, a dispneia passa a ser o sintoma mais referido. Outras apresentações que devem levar à suspeita de SCA são alterações do estado mental, desenvolvimento súbito de edema agudo de pulmão e síncope.

Com essa ampla diversidade de apresentações possíveis, é importante caracterizar a impressão subjetiva do paciente. Valorizar sintoma semelhante a evento isquêmico prévio é fundamental.

DIAGNÓSTICO

O diagnóstico da SCA se baseia no tripé história clínica, alterações eletrocardiográficas e marcadores de necrose miocárdica. Idealmente, todo paciente com dor torácica ou suspeita de SCA deve ser investigado com eletrocardiograma (ECG) nos primeiros 10 minutos de sua admissão ao serviço de saúde.

Por definição, pode-se subclassificar as SCA conforme sua apresentação eletrocardiográfica: com ou sem supradesnivelamento do segmento ST (elevação do segmento ST > 1 mm em derivações contíguas, em V2 e V3 > 1,5 mm para mulheres e > 2 mm para homens acima de 40 anos). Ao olhar o ECG, inicialmente se deve procurar desnivelamento do segmento ST, a fim de diagnosticar uma oclusão coronariana aguda, neste caso com quadro clínico compatível. Não se deve esperar o resultado de troponina para iniciar o tratamento. Nas SCA sem supradesnivelamento do segmento ST (SCAsSST), ainda é possível dividir em AI e IAMsSST, sendo o último com o diagnóstico confirmado por meio da troponina elevada.

Desde a 4ª Definição Universal de Infarto, em 2018, a troponina ultrassensível (tropoUS) é o marcador de escolha para o diagnóstico de SCA.[3] Com o avanço da sensibilidade do exame, é possível descartar um infarto agudo do miocárdio (IAM) com apenas uma medida de tropoUS, caso o paciente se apresente após mais de 3 horas do início da dor. Pacientes com apresentações mais precoces ou quadro de alta suspeição devem ser seguidos com ECG e dosagens seriadas de tropoUS com zero e 1 hora da admissão. O resultado de tropoUS positiva e com variação ± 20% na dosagem subsequente confirma necrose vigente.[3] Ainda assim, quadros de dor torácica com alta probabilidade clínica e/ou eletrocardiográfica podem ter troponina negativa e devem ser interpretados como AI.

É importante ressaltar que nem toda oclusão coronariana aguda se manifesta com supra-ST. Padrões como de Winter (infradesnivelamento de ST com T apiculada nas derivações precordiais), por exemplo, também são manifestações de oclusão coronariana aguda. Além disso, outros padrões de alto risco devem ser valorizados como SCAsSST, juntamente com o quadro clínico. São padrões de alto risco: alterações dinâmicas do segmento ST, inversão de onda T (simétrica), o surgimento de novos bloqueios intraventriculares, o supradesnivelamento de ST na derivação aVR quando associado a infradesnivelamento do segmento ST de 6 ou mais derivações e o padrão de Wellens (associado a suboclusão da artéria descendente anterior).

Sinais de eventos prévios como alterações de repolarização e bloqueios de ramo podem gerar dúvidas diagnósticas. A comparação do ECG atual com ECG prévios é particularmente importante nessa faixa etária, quando disponíveis. Se o ECG inicial não é diagnóstico, é fundamental prosseguir na investigação com derivações complementares - V7-V8 e V3R-V4R - e dosagem da tropoUS.

Após a avaliação inicial, caso não tenha encontrado uma SCAcSST ou sem supra-ST evidente, a Diretriz Brasileira de SCAsSST recomenda a aplicação do *Heart Score* para estratificação de quadros de dor torácica sem diagnóstico definido. O escore avalia variáveis clínicas e o valor da troponina, como evidenciado no Quadro 1.[4] Um escore ≤ 3 pontos denota baixo risco nas próximas semanas e permite reavaliação ambulatorial precoce. Esses pacientes têm risco < 1% de MACE (desfecho composto de morte, infarto e acidente vascular cerebral - AVC) em um período de 6 semanas. Os pacientes que apresentarem *Heart Score* > 3 pontos devem ser avaliados para internação e/ou estratificação não invasiva no pronto-socorro (PS), conforme exibido na Figura 1.[4]

Pacientes com supradesnivelamento de segmento ST (SCAcSST) devem ser imediatamente encaminhados à terapia de reperfusão coronariana, que pode ser realizada por meio da fibrinólise ou no procedimento de cineangiocoronariografia (CATE), tema que será discutido neste capítulo.

Na SCAsSST geralmente não há urgência para ir para o CATE. O momento do procedimento deverá ser de acordo com a estratificação de risco, conforme o Quadro 2.

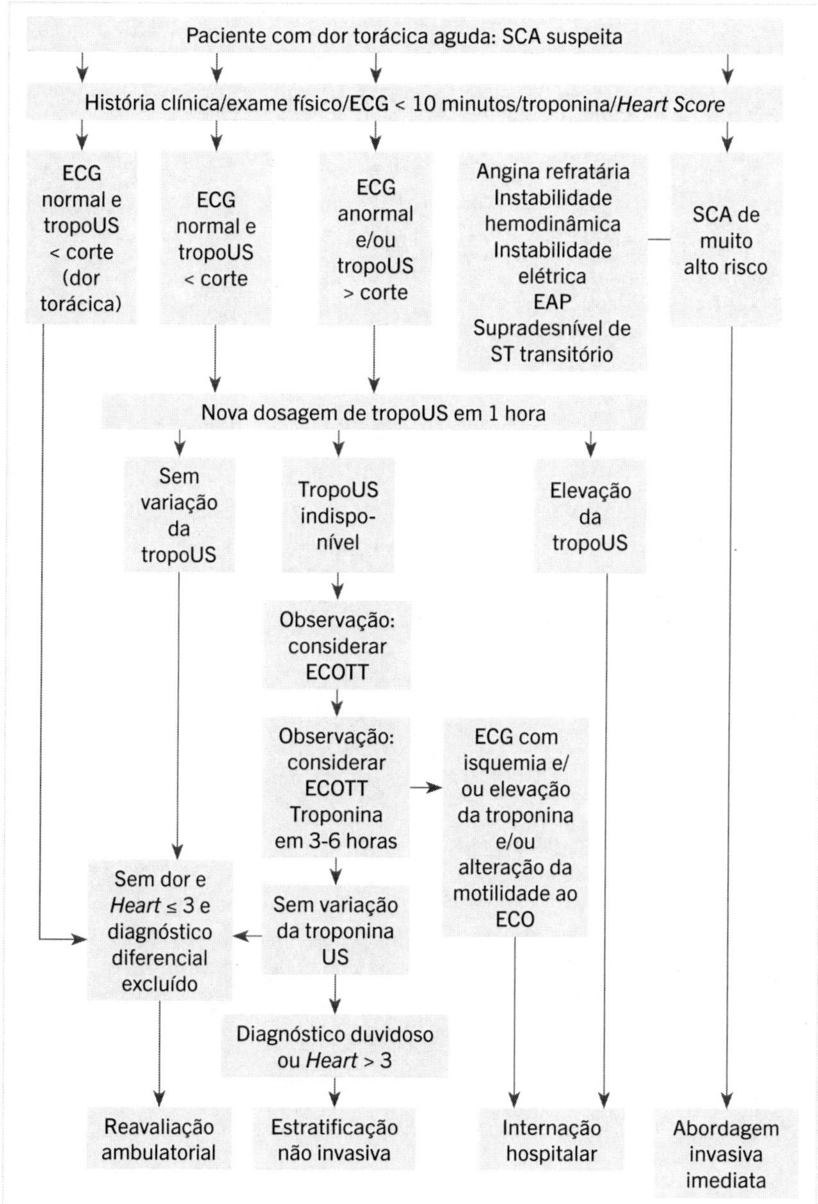

FIGURA 1 Fluxograma da abordagem da dor torácica.

EAP: edema agudo de pulmão; ECG: eletrocardiograma; ECO: ecocardiograma; ECOTT: ecocardiograma transtorácico; SCA: síndrome coronariana aguda; tropoUS: troponina ultrassensível.

Fonte: adaptada de Nicolau et al., 2021.[4]

QUADRO 1 *Heart Score*

História 2 = altamente suspeita 1 = moderadamente suspeita 0 = pouco/nada suspeita	**Risco (fatores*)** 2 = > 3 ou história de doença aterosclerótica 1 = 1 ou 2 0 = nenhum
Eletrocardiograma 2 = depressão significativa do segmento ST 1 = distúrbios de repolarização inespecíficos 0 = normal	**Troponina** 2 = > 3x o limite superior 1 = 1 a 3x o limite superior 0 = < limite superior
Anos (idade) 2 = > 65 anos 1 = ≥ 45 anos e ≤ 65 anos 0 = < 45 anos	*** Fatores de risco:** hipercolesterolemia, diabetes, hipertensão, obesidade (IMC > 30 kg/m^3), tabagismo (atual ou interrupção há 3 meses), história familiar de DAC precoce.

DAC: doença arterial coronariana; IMC: índice de massa corporal.
Fonte: Nicolau et al., 2021.[4]

QUADRO 2 Tempo para a estratificação invasiva na SCAsSST

Muito alto risco (< 2 horas)	Alto risco (< 24 horas)	Risco intermediário
Arritmias ventriculares persistentes (p. ex., TV/FV), dor refratária, complicações mecânicas, insuficiência cardíaca aguda ou instabilidade hemodinâmica/ choque cardiogênico	• SCAsSST. • Angina instável com Grace > 140. • Alterações dinâmicas do segmento ST, não persistentes.	Demais casos Angina instável de risco intermediário.

FV: fibrilação ventricular; SCAcSST: síndrome coronariana aguda sem supradesnivelamento do segmento ST; TV: taquicardia ventricular.
Fonte: adaptado de Nicolau et al., 2021.[4]

Os casos de AI de risco moderado ou dor torácica com *Heart Score* > 3 podem, muitas vezes, ser estratificados, de forma não invasiva, conforme o Quadro 3.

QUADRO 3

Método	Vantagens	Desvantagens
Angiotomografia de coronárias	• Avaliação anatômica comparável ao CATE. • Descarta SCA em pacientes com lesões discretas a moderadas. • Permite avaliação não invasiva de fluxo coronariano.	• Possível limitação de avaliação luminal associada a calcificações intensas ou *stents* prévios • Melhor qualidade de exame em ritmo sinusal e com FC < 70 bpm
Cintilografia	• Na vigência de dor torácica, não necessita de fase de estresse.	• Custo elevado • Menor disponibilidade • Necessidade de dieta de preparo
Ecocardiograma com estresse	• Mais acessível. • Baixo custo. • Permite avaliação conjunta de outros parâmetros fundamentais para prognóstico, como FEVE.	• Examinador dependente. • Não é capaz de diferenciar disfunções prévias (DAC crônica) de agudas (SCA). • Exige uso de dobutamina.*

* Contraindicações à dobutamina: arritmias ventriculares, síndromes de pré--excitação, hipertensão não controlada e estenose aórtica grave.
CATE: cineangiocoronariografia; DAC: doença arterial coronariana; FC: frequência cardíaca; FEVE: fração de ejeção do ventrículo esquerdo; SCA: síndrome coronariana aguda.

TRATAMENTO DA FASE AGUDA – MEDICAÇÕES COM REDUÇÃO DE MORTALIDADE

Infarto com supradesnivelamento do segmento ST

Na SCAcSST, a reperfusão coronariana deve ser o mais breve possível, objetivando minimizar o tempo e a área de necrose. A escolha entre a terapia fibrinolítica e a percutânea baseia-se na disponibilidade dos recursos. Os tempos para a realização da terapia de reperfusão são importantes, pois cada minuto de atraso acarreta pior prognóstico a longo prazo.[5]

- Tempo ideal em serviço com hemodinâmica: até 90 minutos da admissão (tempo porta-balão), idealmente menos de 60 minutos.
- Tempo porta-agulha (fibrinólise): até 60 minutos, idealmente em menos de 30 minutos.
- Tempo ideal em centros sem acesso imediato à hemodinâmica (tempo porta-balão):
  - Transferência < 120 minutos, encaminhar o paciente para o centro de referência.
  - Transferência > 120 minutos, realizar fibrinólise no serviço de origem, salvo contraindicações (tempo porta-agulha). Encaminhar o paciente para angioplastia em segundo momento (estratégia farmacoinvasiva).
- Observação: nas primeiras 3 horas do *ictus* do evento, a terapia fibrinolítica e a percutânea são equiparáveis;[6] após esse período, torna-se menor a eficácia do fibrinolítico.

Estratégia farmacoinvasiva

Caso o paciente seja elegível à fibrinólise (*vide* contraindicações no Quadro 5), deve-se realizar a dupla antiagregação plaquetária (DAPT) com ácido acetilsalicílico (AAS)[6] e clopidogrel,[7] além de anticoagulação plena com enoxaparina/heparina não fracionada.

Entre os fibrinolíticos disponíveis, alteplase ou tenecteplase devem ser preferidos, considerando que a estreptoquinase se associa a maiores taxas de complicações não relacionadas a sangramento e menores taxas de sucesso. As doses devem ser ajustadas conforme o Quadro 4.

A enoxaparina deverá ser utilizada via endovenosa (EV), 30 mg, antes do início da fibrinólise, seguida após 15 minutos da dose subcutânea (SC) preconizada (p. ex., 1 mg/kg, SC, de 12/12 horas). Nos pacientes acima de 75 anos a dose EV de enoxaparina não é indicada e a dose das administrações SC são reduzidas para 0,75 mg/kg, sem exceder 75 mg por dose.

Após a infusão, deve-se avaliar os critérios de reperfusão nos próximos 90 minutos:

- Melhora da dor.
- Redução do supradesnivelamento de ST > 50%.
- Pico precoce de marcador de necrose miocárdica (< 24 horas).

QUADRO 4 Dose de fibrinolíticos na SCAcSST

Medicação	Dose	Considerações
Tenecteplase	População geral: 0,5 mg/kg (até 50mg) em *bolus* Idosos: 0,25 mg/kg	Ao utilizar 50% da dose em pacientes idosos, deve-se realizar o ataque de clopidogrel 300 mg independentemente de idade
Alteplase	População geral: 15 mg em *bolus* + 0,75 mg/kg (até 50 mg) em 30 min + 0,5 mg/kg (até 35 mg) em 1 h Idosos: 50% da dose*	Doses variáveis, com necessidade de infusão em bomba
Estreptoquinase	1.500.000 UI em 1 hora	Risco de hipotensão e anafilaxia (principalmente se uso prévio) Menor taxa de sucesso comparado aos demais fibrinolíticos Menor efetividade em pacientes expostos previamente (formação de anticorpos)

* A dose reduzida em idosos é extrapolação de estudos realizados com tenecteplase.
SCAcSST: síndrome coronariana aguda sem supradesnivelamento do segmento ST.

A presença de tais critérios relaciona-se com a reperfusão completa ou parcial da coronária acometida. Mesmo havendo sucesso com a fibrinólise, todos os pacientes devem ser encaminhados para realização de angiografia em até 24 horas (idealmente). A estratégia farmacoinvasiva, independentemente da presença de critérios de reperfusão, reduz taxas de reinfarto e isquemia recorrente. Nos casos em que não houve critérios de reperfusão coronariana, deve-se encaminhar o paciente para angioplastia de resgate por falha terapêutica na fibrinólise. É importante ressaltar que, mesmo que o transporte desse paciente demore mais de 120 minutos, isso não deve mudar a conduta para uma angioplastia de resgate o quanto antes.

A principal complicação da terapia fibrinolítica é o sangramento, sendo o sítio mais comum o trato gastrointestinal. O sistema nervoso central também apresenta risco aumentado, com alta morbidade associada. Considerando que o risco de sangramento é aumentado em idosos, foi proposta a redução da dose de tenecteplase para 50% da dose habitual nessa população.[6,8] A dose reduzida apresentou desfecho não inferior à angioplastia primária com perfil de segurança para sangramentos maiores, incluindo intracranianos. Desse modo, em pacientes idosos, a tenecteplase em dose ajustada torna-se o fibrinolítico de escolha, quando disponível.

QUADRO 5 Contraindicações à terapia fibrinolítica

Contraindicações absolutas	Contraindicações relativas
• Sangramento ativo. • Lesões intracranianas (tumores, aneurismas ou malformações arteriovenosas). • AVC hemorrágico. • AVC isquêmico há < 1 ano. • Suspeita de dissecção de aorta. • Hipertensão grave descontrolada.	• TCE há < 1 mês. • Cirurgia de médio a grande porte há < 1 mês. • Úlcera péptica ou HDA/HDB há < 3 semanas. • Uso de anticoagulantes. • Hipertensão grave controlada. • Gestação. • Punção lombar há < 3 semanas.

AVC: acidente vascular cerebral; HDA: hemorragia digestiva alta; HDB: hemorragia digestiva baixa; TCE: trauma cranioencefálico.

Angioplastia primária

Após o tratamento bem-sucedido da lesão culpada, em pacientes estáveis, pode-se estender o exame para realizar, na mesma ocasião, o tratamento de outras lesões não culpadas (estenose > 50 ou 70% a depender da definição ou comprovada por exames complementares). A abordagem completa reduziu a mortalidade total em 1 ano e novos IAM, sem aumentar a taxa de complicações.[9] As lesões não culpadas podem ser tratadas no primeiro cateterismo, durante a internação ou em até 45 dias do evento, após a alta hospitalar. No congresso da Sociedade Europeia de Cardiologia de 2024, foi apresentado o resultado de uma metanálise do grupo EARTH-STEMI, que avaliou dados individuais de 7 estudos com pacientes idosos com SCAcSST. Os dados dos estudos COMPLETE e FIRE também foram incluídos, sendo o último trial voltado para pacientes acima de 75 anos, com SCAsSST na maioria dos casos. Os resultados da metanálise estão de acordo com os estudos prévios, mostrando redução do desfecho composto de morte, IAM e revascularização guiada por isquemia.

Por outro lado, nos casos de choque cardiogênico, deve-se realizar o tratamento somente da artéria culpada e, após estabilização, tratar as demais lesões.[10]

A identificação da artéria culpada, de forma geral, pode ser realizada pela análise angiográfica. No entanto, novas tecnologias de imagem intracoronariana (tomografia de coerência óptica e ultrassonografia) surgem para auxiliar a identificação e otimizar a angioplastia. A incorporação dessas tecnologias reduz complicações como trombose e progressão de lesões peri-*stent*.

Outras ferramentas para prevenção de complicações associadas ao cateterismo são:[11]

- Punção radial – reduz sangramentos.
- Uso de contraste iso/hiposmolar – reduz lesão renal aguda (LRA).
- Ajuste de medicações para peso e função renal – reduz LRA e sangramentos.
- Uso de *stents* farmacológicos e antiagregantes plaquetários – reduzem trombose de *stents*.

Tratamento adjuvante

Dupla antiagregação plaquetária

O AAS em combinação com um segundo antiagregante do grupo dos antagonistas do P2Y12 ou dos tienopiridínicos é fundamental para a redução de mortalidade. A idade, isoladamente, não é fator impeditivo para a escolha de antiplaquetários mais potentes[12] ou indicação para redução de dose de ataque de clopidogrel.[13,14]

A intensidade e a duração da DAPT devem ser ponderadas conforme os riscos trombótico e de sangramento de cada paciente. Idealmente, deverá ser mantida durante 3 a12 meses para posterior descalonamento (Quadro 6). Deverão ser consideradas características dos indivíduos (comorbidades, indicação de anticoagulação, eventos hemorrágicos prévios, entre outros), bem como da angioplastia (geração e número de *stents*, por exemplo).

Anticoagulação

Deverá ser realizada até o tratamento da lesão culpada com heparina de baixo peso molecular ou heparina não fracionada. Após angioplastia, não há necessidade de manutenção, exceto na vigência de outra indicação (p. ex., fibrilação atrial ou trombo intracavitário).

QUADRO 6 Doses e considerações sobre os principais antiagregantes plaquetários

Medicação	Dose	Considerações
AAS	• Ataque: 162-325 mg. • Manutenção: 81-100 mg/dia.	Resultados conflitantes quanto à redução de sangramento com uso de formulações revestidas.
Clopidogrel	• Ataque: 600 mg (angioplastia); 300 mg (fibrinólise). • 75 mg (se > 75 anos e submetido à fibrinólise). • Manutenção: 75 mg/dia.	• Agente menos associado a sangramento.[13] • Único liberado para uso associado à fibrinólise. • Até 40% dos pacientes apresentam resistência genética à medicação.
Ticagrelor	• Ataque: 180 mg. • Manutenção: 90 mg 12/12 horas.	• Dispneia é o efeito colateral mais associado à descontinuação da medicação. • Pode ser iniciado após 24 horas da fibrinólise, no lugar do clopidogrel.
Prasugrel	• Ataque: 60 mg. • Manutenção: 10 mg/dia.	• Ataque somente em sala de hemodinâmica (pós-avaliação de anatomia coronariana). • Contraindicado em pacientes com AVC/AIT prévio. • *Dose reduzida em 50% se acima de 75 anos ou peso < 60 kg (recomendação do fabricante, mas sem evidência robusta em estudos clínicos com essa dose).*

AAS: ácido acetilsalicílico; AIT: ataque isquêmico transitório; AVC: acidente vascular cerebral.

Nos casos em que o paciente necessita de anticoagulação por longo prazo, a preferência é pelos anticoagulantes orais diretos (DOAC) e clopidogrel pelo período de 12 meses. Caso não seja possível o DOAC, por custo ou contraindicação (p. ex., válvula mecânica), o paciente deverá ser anticoagulado com varfarina e manter associação com clopidogrel pelo período proposto de até 1 ano.

Síndrome coronariana aguda sem supradesnivelamento do segmento ST

Estratégia invasiva

É recomendada para pacientes com diagnóstico IAMsSST ou AI de alto risco.[15] A estratificação de risco e tempo para o CATE foram mencionados anteriormente. Em idosos ≥ 75 anos, o estudo SENIOR-RITA (2024) mostrou que a estratégia invasiva precoce não reduziu mortalidade ou infarto em 1 ano quando comparada ao tratamento conservador, reforçando a importância da individualização da conduta com base em fragilidade e expectativa de vida. Alguns estudos apresentaram resultados conflitantes em relação a adotar uma estratégia conservadora em comparação com a invasiva. O mais importante trial, SENIOR RITA, não mostrou redução de mortalidade, mas de IAM não fatal na população idosa, frágil e com múltiplas comorbidades.[16]

Antiagregação plaquetária

Pacientes com SCAsSST devem receber DAPT. Atualmente é preferível aguardar o CATE antes de iniciar o segundo antiplaquetário, caso esteja indicado em < 24 horas. Até 50% dos pacientes com SCAsSST apresentam doença multiarterial; assim, caso o paciente tenha indicação cirúrgica após conhecer sua anatomia coronariana, não é necessário aguardar o período de *washout* dessas medicações. Se o paciente for receber a DAPT antes do CATE, as opções são clopidogrel e ticagrelor; caso o paciente tenha sua anatomia conhecida e realizada a angioplastia, o prasugrel também se torna uma opção viável.

Anticoagulação

Deve ser realizada a anticoagulação plena até tratamento específico da lesão coronariana ou até o oitavo dia. Nos extremos de peso é possível

QUADRO 7 Enoxaparina e suas doses terapêuticas

Medicação	Dose na SCAsSST
Enoxaparina	• 1 mg/kg, SC, de 12/12 horas • Se ≥ 75 anos: 0,75 mg/kg, SC, de 12/12 horas • Se TFG < 30 mL/minuto: 1 mg/kg/dia • Se TFG < 15 mL/minuto: contraindicado (considerar heparina não fracionada) • Se > 150 kg: utilizar com cautela, considerar ajuste com anti-Xa

SC: via subcutânea; SCAsSST: síndrome coronariana aguda sem supradesnivelamento do segmento ST.

utilizar a dosagem do fator anti-Xa para ajuste individualizado de sua dose. Normalmente a coleta é realizada 4 horas após a terceira dose de enoxaparina.

Estratégia cirúrgica

Após o CATE, pode-se deparar com uma anatomia coronariana triarterial ou com lesão de tronco coronariano esquerdo, que podem favorecer a abordagem cirúrgica de revascularização miocárdica em detrimento da estratégia percutânea, especialmente na população diabética ou com disfunção ventricular. O paciente também deverá ter uma avaliação de risco perioperatório, e nesse cenário o escore de risco STS geralmente é o mais recomendado para cirurgias cardíacas. Além disso, deve-se avaliar a funcionalidade do paciente, a expectativa de vida e aplicar escore de fragilidade (p. ex., *Essential Frailty Toolset* – EFT, um dos mais utilizados na cardiogeriatria). A partir dessa avaliação global, tendo conhecimento do risco cirúrgico, assim como da funcionalidade e fragilidade, pode-se definir a melhor estratégia terapêutica após discussão com o *Heart Team* e, *a posteriori*, em decisão compartilhada com paciente e familiares.

Caso o paciente tenha recebido o segundo antiagregante, este deverá ser suspenso para a realização da cirurgia cardíaca, sendo o clopidogrel suspenso por 5 dias, o ticagrelor 5 dias (avaliada a segurança após 3 dias de suspensão no estudo *Rapid-CABG*) e o prasugrel por 7 dias. O AAS deverá ser mantido.

TRATAMENTO DA FASE AGUDA

QUADRO 8 Medicações adjuntas – sem impacto em mortalidade na síndrome coronariana aguda

Medicação	Dose	Considerações
O_2 suplementar	Evitar hiperóxia, principalmente em portadores de DPOC.	• Indicado somente se SpO_2 < 90%. • Preferir suporte com VNI em pacientes com importante congestão pulmonar.
Nitratos	• Dinitrato de isossorbida – 5 mg até 3 x – a cada 5 minutos. • Nitroglicerina – dose titulável em bomba de infusão.	• Contraindicada se uso de sildenafila (< 24 horas)/ tadalafila (< 48 horas) ou infarto de VD. • Pode causar hipotensão.
Betabloqueadores	Metoprolol: • VO 50-100 mg 12/12 horas. • IV 5 mg até 3 x – a cada 5 minutos. Atenolol: • VO 25-50 mg 12/12 horas. • IV 5 mg até 2 x – a cada 5 minutos.	• Pode aumentar o risco de choque cardiogênico em pacientes predispostos* quando administrados nas primeiras 24 a 48 horas. • Contraindicados na suspeita de uso de cocaína. • Em casos nos quais se optou por início precoce, avaliar iniciar com doses mais baixas e progredir titulação.
Morfina	2-4 mg a cada 5 minutos até o controle adequado da dor refratária às demais medidas.	• Pode reduzir o efeito antiplaquetário de inibidores de P2Y12 e tienopiridínicos. • Risco de intoxicação, individualizar dose.

* Fatores de risco: disfunção ventricular aguda, vasodilatação significativa, pressão arterial limítrofe, congestão, idade > 70 anos.

DPOC: doença pulmonar obstrutiva crônica; IV: intravenoso; SpO_2: saturação periférica de oxigênio; VD: ventrículo direito; VNI: ventilação não invasiva; VO: via oral.

Tratamento conservador

Ainda há pouca evidência sobre a melhor ferramenta na tomada de decisões entre tratamentos invasivos e conservadores para a população idosa. Escores de risco, com frequência, não permitem a individualização do processo de envelhecimento de cada paciente. Desse modo, recorre-se à avaliação geriátrica ampla, com a utilização de escores de fragilidade, preferencialmente aqueles validados nos cenários da cardiogeriatria (como o EFT), para a definição da melhor estratégia terapêutica.

Tratamento pós-infarto

Após a SCA, as taxas de depressão na comunidade geriátrica aumentam significativamente, com sintomas depressivos acometendo até 50% da população. Dessa forma, rastreamento e tratamento de condições relacionadas à saúde mental devem fazer parte do cuidado.[17]

Além disso, o encaminhamento para reabilitação cardíaca é fundamental, mesmo em pacientes frágeis, aumentando a qualidade de vida e promovendo a manutenção da independência para atividades apresentadas previamente, independentemente da função ventricular após o evento.[18]

REFERÊNCIAS BIBLIOGRÁFICAS

1. Tsao CW, Aday AW, Almarzooq ZI, Anderson CAM, Arora P, Avery CL, et al. Heart disease and stroke statistics – 2023 update: a report from the American Heart Association. Circulation. 2023;147(8).
2. Badimon L, Bugiardini R, Cubedo J. Pathophysiology of acute coronary syndromes in the elderly. Int J Cardiol. 2016;222:1105-9.
3. Thygesen K, Alpert JS, Jaffe AS, Chaitman BR, Bax JJ, Morrow DA, et al. Fourth universal definition of myocardial infarction (2018). Circulation. 2018;138(20).
4. Nicolau JC, Feitosa Filho GS, Petriz JL, Furtado RHM, Précoma DB, Lemke W, Lopes RD, et al. Diretrizes da Sociedade Brasileira de Cardiologia sobre angina instável e infarto agudo do miocárdio sem supradesnível do segmento ST – 2021. Arq Bras Cardiol. 2021;117(1):181-264.
5. Foo CY, Bonsu KO, Nallamothu BK, Reid CM, Dhippayom T, Reidpath DD, et al. Coronary intervention door-to-balloon time and outcomes in ST-elevation myocardial infarction: a meta-analysis. Heart. 2018;104(16):1362-9.

6. Armstrong PW, Gershlick AH, Goldstein P, Wilcox R, Danays T, Lambert Y, et al. Fibrinolysis or primary PCI in ST-segment elevation myocardial infarction. N Engl J Med. 2013;368(15):1379-87.
7. Randomised trial of intravenous streptokinase, oral aspirin, both, or neither among 17 187 cases of suspected acute myocardial infarction: ISIS-2. Lancet. 1988;332(8607):349-60.
8. Addition of clopidogrel to aspirin in 45,852 patients with acute myocardial infarction: randomized placebo-controlled trial. Lancet. 2005;366(9497):1607-21.
9. Biscaglia S, Guiducci V, Escaned J, Moreno R, Lanzilotti V, Santarelli A, et al. Complete or culprit-only PCI in older patients with myocardial infarction. N Engl J Med. 2023;389(10):889-98.
10. Thiele H, Akin I, Sandri M, Fuernau G, de Waha S, Meyer-Saraei R, et al. PCI Strategies in patients with acute myocardial infarction and cardiogenic shock. N Engl J Med. 2017;377(25):2419-32.
11. Damluji AA, Forman DE, Wang TY, Chikwe J, Kunadian V, Rich MW, et al. Management of acute coronary syndrome in the older adult population: a scientific statement from the American Heart Association. Circulation. 2023;147(3).
12. Tarantini G, Ueshima D, D'Amico G, Masiero G, Musumeci G, Stone GW, et al. Efficacy and safety of potent platelet P2Y12 receptor inhibitors in elderly versus nonelderly patients with acute coronary syndrome: a systematic review and meta-analysis. Am Heart J. 2018;195:78-85.
13. Dose comparisons of clopidogrel and aspirin in acute coronary syndromes. N Engl J Med. 2010;363(10):930-42.
14. Gimbel M, Qaderdan K, Willemsen L, Hermanides R, Bergmeijer T, de Vrey E, et al. Clopidogrel versus ticagrelor or prasugrel in patients aged 70 years or older with non-ST-elevation acute coronary syndrome (Popular age): the randomised, open-label, non-inferiority trial. Lancet. 2020;395(10233):1374-81.
15. Fox KAA, Clayton TC, Damman P, Pocock SJ, de Winter RJ, Tijssen JGP, et al. Long-term outcome of a routine versus selective invasive strategy in patients with non-ST-segment elevation acute coronary syndrome. J Am Coll Cardiol. 2010;55(22):2435-45.
16. Greenhalgh J, Gray A, Martin P, et al. SENIOR-RITA: randomized trial of invasive versus conservative management of elderly patients with myocardial infarction. N Engl J Med. 2024;391(10):837-47.
17. Richards SH, Anderson L, Jenkinson CE, Whalley B, Rees K, Davies P, et al. Psychological interventions for coronary heart disease: Cochrane systematic review and meta-analysis. Eur J Prev Cardiol. 2018;25(3):247-59.
18. Ambrosetti M, Abreu A, Corrà U, Davos CH, Hansen D, Frederix I, et al. Secondary prevention through comprehensive cardiovascular rehabilitation: From knowledge to implementation. 2020 update. A position paper from the Secondary Prevention and Rehabilitation Section of the European Association of Preventive Cardiology. Eur J Prev Cardiol. 2021;28(5):460-95.

19. Ferguson JJ. Clopidogrel plus aspirin in patients with acute myocardial infarction treated with fibrinolytic therapy – Clarity-Timi 28. Future Cardiol. 2005;1(5):605-10.
20. Kofoed KF, Kelbæk H, Hansen PR, Torp-Pedersen C, Høfsten D, Kløvgaard L, et al. Early versus standard care invasive examination and treatment of patients with non-ST-segment elevation acute coronary syndrome. Circulation. 2018;138(24):2741-50.
21. Lawton JS, Tamis-Holland JE, Bangalore S, Bates ER, Beckie TM, Bischoff JM, et al. 2021 ACC/AHA/SCAI guideline for coronary artery revascularization: a report of the American College of Cardiology / American Heart Association Joint Committee on Clinical Practice Guidelines. Circulation. 2022;145(3).
22. Sabatine MS, Cannon CP, Gibson CM, López-Sendón JL, Montalescot G, Theroux P, et al. Clopidogrel as adjunctive reperfusion therapy (Clarity) – Thrombolysis in Myocardial Infarction (TIMI) 28 Investigators. Effect of clopidogrel pretreatment before percutaneous coronary intervention in patients with ST-elevation myocardial infarction treated with fibrinolytics: the PCI-Clarity study. JAMA. 2005;294(10):1224-32.
23. Van de Werf F, Ristić AD, Averkov OV, Arias-Mendoza A, Lambert Y, Kerr Saraiva JF, et al. Stream-2: half-dose tenecteplase or primary percutaneous coronary intervention in older patients with ST-segment: elevation myocardial infarction: a randomized, open-label trial. Circulation. 2023;148(9):753-64.

18

Insuficiência cardíaca aguda

Raphaela Tereza Brigolin Garofo
Lívia da Mata Lara
Ana Gabriela Caldas Giovanini

INTRODUÇÃO

O número de casos de insuficiência cardíaca (IC) aguda em idosos cresce conforme a população envelhece, o que está diretamente ligado ao aumento da expectativa de vida e à maior incidência de pacientes vivendo com IC crônica. A IC aguda representa uma das principais causas de hospitalizações não planejadas entre os idosos, contribuindo para uma carga substancial de morbidade e mortalidade nessa faixa etária. A alta prevalência da IC aguda em idosos é influenciada por diversos fatores, incluindo a presença de comorbidades como hipertensão arterial sistêmica (HAS), diabetes *mellitus* (DM), doença arterial coronariana (DAC) e doença pulmonar obstrutiva crônica (DPOC), além de fatores como incapacidade funcional, fragilidade, polifarmácia e deterioração da função renal. As diretrizes internacionais para o tratamento da IC aguda carecem de evidências científicas específicas para pacientes idosos, e as opções terapêuticas podem ser limitadas pela inaplicabilidade de estratégias invasivas, suporte circulatório mecânico e transplante cardíaco.

O manejo hospitalar da IC aguda em idosos requer abordagem individualizada, levando em consideração a situação clínica específica de cada paciente, sua condição cardiopulmonar e uma avaliação abrangente da saúde geriátrica. A compreensão da epidemiologia da IC aguda em idosos é fundamental para informar estratégias de prevenção, manejo e planejamento de cuidados voltados para essa população vulnerável. A identificação precoce dos fatores de risco, a implementação de intervenções preventivas e a adaptação das abordagens terapêuticas são essenciais para melhorar os desfechos clínicos e a qualidade de vida dos idosos com IC aguda.

Em alguns casos severos de IC aguda em idosos, questões relacionadas às decisões de fim de vida podem surgir, exigindo uma abordagem sensível e uma comunicação eficaz com o paciente e a família. Além disso, a disponibilidade limitada de recursos em alguns contextos pode afetar o diagnóstico e tratamento adequados da IC aguda em idosos. Esses desafios ressaltam a importância de uma abordagem multidisciplinar e individualizada no manejo da IC aguda em idosos, com foco na compreensão das necessidades e preferências de cada paciente.

DEFINIÇÃO

A IC aguda é uma síndrome de disfunção de múltiplos órgãos, que envolve lesões cardíacas, renais, pulmonares, cerebrais e hepáticas. Caracteriza-se por alterações rápidas ou graduais de sinais e sintomas, resultando em necessidade de terapia de urgência. Quanto ao tempo de evolução, pode ser dividida em IC aguda nova e IC crônica agudizada.

Na maioria dos pacientes, especialmente em idosos, a IC aguda resulta da combinação de uma disfunção cardíaca preexistente ou recentemente diagnosticada e um ou mais fatores predisponentes, que podem afetar diretamente a função ventricular (isquemia miocárdica, arritmias) ou contribuir para o desenvolvimento de congestão (infecções, HAS mal controlada, baixa adesão ao tratamento).

EPIDEMIOLOGIA

A IC predomina em pacientes idosos, com sua incidência dobrando em homens e triplicando em mulheres, a cada década, após os 65 anos. É uma das principais causas de visita ao serviço de emergência e de internação hospitalar no Brasil e no mundo e está relacionada ao aumento da mortalidade e da necessidade de reinternação em curto e longo prazos. Indivíduos com mais de 80 anos têm maior probabilidade de serem hospitalizados por IC aguda e representam um quarto dessas internações, com quadro clínico mais severo e pior prognóstico.

Nos últimos 20 anos, a taxa de mortalidade por IC aumentou, principalmente em idosos (grupo no qual o risco de mortalidade encontra-se entre 8 e 10% em estatísticas internacionais). Os dados sobre óbito hospitalar por IC no Brasil também são alarmantes, apresentando taxas 4 vezes maiores em relação aos registros internacionais (Figura 1).

Além de taxas mais elevadas de mortalidade associada à hospitalização por IC aguda, a população idosa também apresenta maiores índices de re-hospitalização (risco de 15 a 30% de readmissão em 30 dias em estatísticas internacionais) e declínio funcional.

Já o risco de mortalidade por todas as causas em 1 ano é 3,5 vezes maior em pacientes com > 85 anos em comparação àqueles com < 65 anos e quase o dobro quando se comparados com aqueles entre 74 e 85 anos.

Desse modo, a decisão de hospitalizar um paciente idoso pode ser desafiadora, em razão de fatores não diretamente relacionados à IC aguda que podem dificultar a alta hospitalar futura: comorbidades, funcionalidade e fragilidade. O tempo de internação hospitalar deve ser o mais curto possível, para limitar o impacto negativo da hospitalização e suas complicações, como sarcopenia, desenvolvimento de úlceras de pressão, entre outros.

FISIOPATOLOGIA

Uma cascata de anormalidades acontece, afetando coração, vasos, sistema neuro-humoral, rins, fígado, e ativando vias inflamatórias que levam a injúria miocárdica. É comum ocorrer elevação de troponina e lesão renal aguda, levando a pior prognóstico. A presença de múltiplas comorbidades, frequentes no paciente idoso, adiciona ainda mais complexidade ao quadro. HAS, DPOC, DM tipo 2, doença renal crônica (DRC) e DAC, além de determinantes sociais (suporte familiar, nutrição adequada, falta de moradia), são situações comuns na IC aguda.

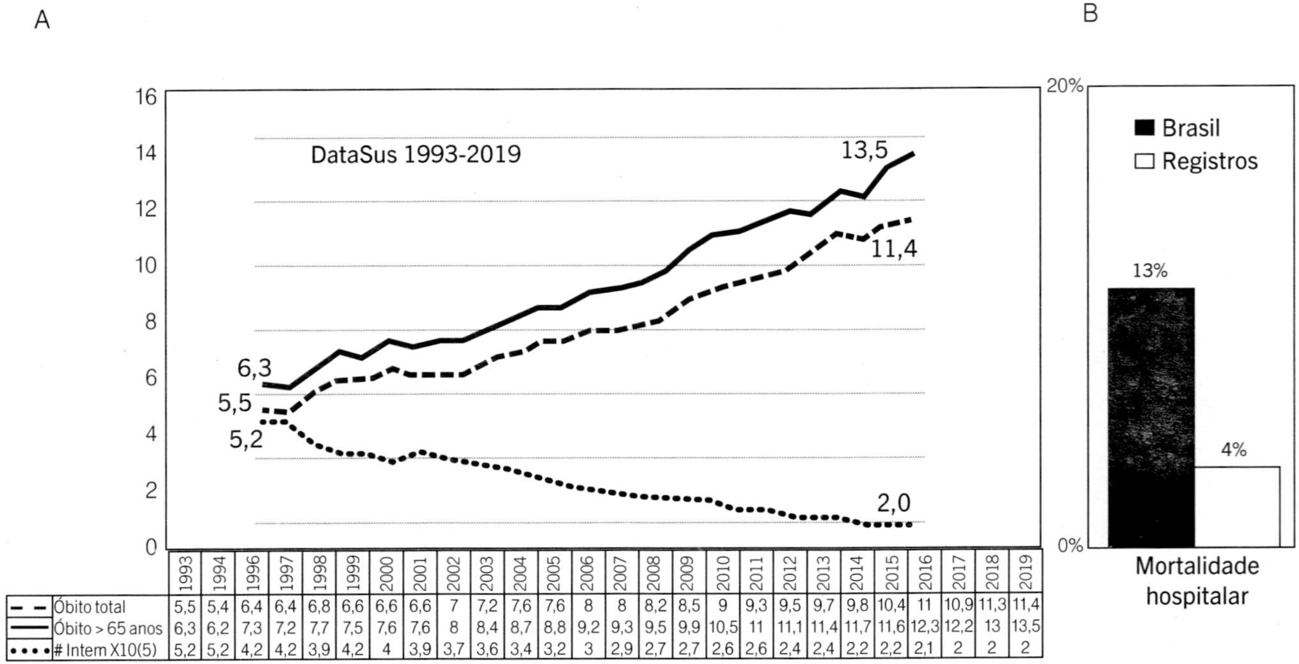

	1993	1994	1996	1997	1998	1999	2000	2001	2002	2003	2004	2005	2006	2007	2008	2009	2010	2011	2012	2013	2014	2015	2016	2017	2018	2019
Óbito total	5,5	5,4	6,4	6,4	6,8	6,6	6,6	6,6	7	7,2	7,6	7,6	8	8	8,2	8,5	9	9,3	9,5	9,7	9,8	10,4	11	10,9	11,3	11,4
Óbito > 65 anos	6,3	6,2	7,3	7,2	7,7	7,5	7,6	7,6	8	8,4	8,7	8,8	9,2	9,3	9,5	9,9	10,5	11	11,1	11,4	11,7	11,6	12,3	12,2	13	13,5
# Intem X10(5)	5,2	5,2	4,2	4,2	3,9	4,2	4	3,9	3,7	3,6	3,4	3,2	3	2,9	2,7	2,7	2,6	2,6	2,4	2,4	2,2	2,2	2,1	2	2	2

FIGURA 1 A: internações por insuficiência cardíaca – taxa de mortalidade global e taxa de mortalidade em idosos. B: mortalidade hospitalar por insuficiência cardíaca em registros do Brasil e internacional.
Fonte: Rossi Neto et al., 2020.[14]

HISTÓRIA NATURAL DA DOENÇA

Na trajetória da doença (Figura 2), o paciente portador de IC apresenta declínio gradual da funcionalidade, entremeado por episódios de deterioração aguda, com recuperação parcial. Cada episódio de descompensação aguda de IC representa uma fase crítica na evolução da doença, afetando significativamente sua progressão. Embora haja melhora a curto prazo, o paciente deixa o hospital com função cardíaca, capacidade funcional e qualidade de vida reduzidas. Cada descompensação é uma oportunidade para avaliar a fase atual da doença, ajustar as terapias medicamentosas, otimizar as doses do tratamento e elaborar estratégias para minimizar a evolução da sarcopenia, perda da funcionalidade e qualidade de vida. Intervenções invasivas para melhorar o controle dos sintomas, como ressincronização miocárdica, ablação de arritmias e correção de valvopatias, inclusive por via percutânea, podem ser consideradas em casos selecionados. A morte pode ocorrer ao longo de toda a história natural da doença, de forma súbita e muitas vezes inesperada.

Entre idosos, cerca de 50% dos casos de IC ocorre com fração de ejeção preservada (ICFEP), e, entre mulheres idosas, esse número sobe para 80%. A ICFEP é uma desordem multissistêmica envolvendo coração, musculatura esquelética, rins, sistema neuro-humoral e metabolismo. Sua gravidade de sintomas, hospitalizações e sobrevida são similares em relação à IC com fração de ejeção reduzida (ICFER).

O transplante cardíaco é uma opção terapêutica para pacientes com insuficiência cardíaca terminal ou doenças cardíacas severas que não respondem a tratamentos convencionais. No entanto, há critérios específicos para determinar a elegibilidade de um paciente para esse procedimento, incluindo idade e outras condições médicas. A idade, por si só, não é um fator absoluto para excluir um paciente de um transplante de coração, mas a maioria dos centros de transplante considera candidatos com menos de 70 anos. Alguns centros podem avaliar candidatos acima dessa idade, dependendo da condição geral de saúde e da ausência de outras contraindicações graves.

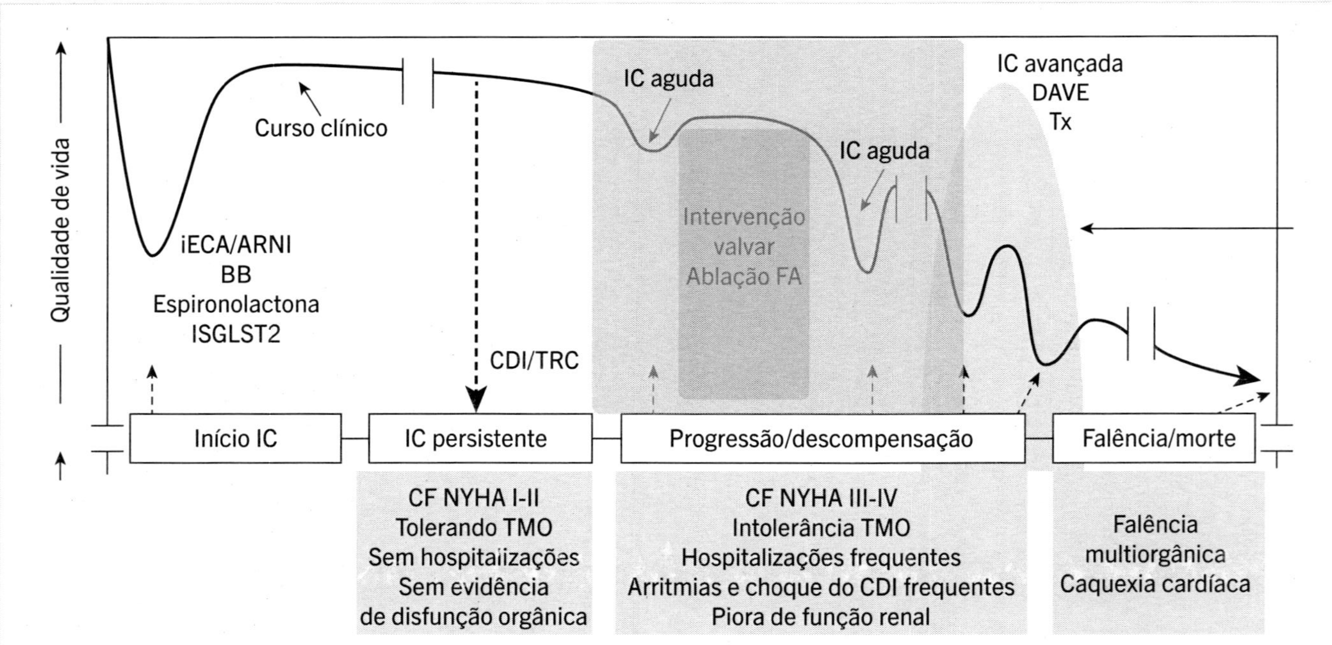

FIGURA 2 Curso clínico da insuficiência cardíaca.

ARNI: inibidor da neprilisina e do receptor de angiotensina; CDI: cardioversor desfibrilador implantável; DAVE: dispositivo de assistência ventricular esquerda; FA: fibrilação atrial; IC: insuficiência cardíaca; iECA: inibidores da enzima conversora de angiotensina; ISGLST2: inibidores de SGLT2; NYHA: New York Heart Association; Tx: transplante.

Fonte: adaptado de Allen et al. (2012).

AVALIAÇÃO DIAGNÓSTICA

História pregressa

Uma pergunta importante na anamnese de qualquer idoso é o número de internações no último ano. A história de internações prévias por IC, assim como a identificação do fator causal ou agravante, são relevantes para o diagnóstico e o planejamento terapêutico desde a admissão até a alta hospitalar.

Sinais e sintomas

A avaliação diagnóstica de pessoas idosas pode ser bastante complexa pelos desafios específicos dessa faixa etária. As principais dificuldades na avaliação de congestão pulmonar e sistêmica em idosos incluem a presença de edema, que pode ser subclínico e acumular líquidos em áreas não facilmente observáveis. Em idosos sarcopênicos, a perda de massa muscular pode dificultar a avaliação da extensão do edema. Além disso, idosos frequentemente têm edema crônico em razão da insuficiência venosa ou outras condições, tornando difícil diferenciar entre edema crônico estável e novo edema relacionado à congestão. A redistribuição de fluido pode ocorrer, especialmente em pacientes que permanecem deitados por longos períodos, dificultando a detecção de estertores pulmonares indicativos de congestão, e a elevação da pressão venosa jugular pode ser menos evidente. A ausculta cardíaca pode revelar alterações no ritmo e sopros sistólicos ou diastólicos, indicando valvopatias.

Os idosos podem manifestar insuficiência cardíaca aguda com sintomas atípicos, como fadiga, astenia, náusea, confusão mental e fraqueza, em vez dos sintomas clássicos como dispneia e edema. Esses sintomas inespecíficos muitas vezes são atribuídos à idade e podem ser mascarados pela redução da atividade física. Além disso, o diagnóstico pode ser complicado pelo surgimento gradual dos sintomas e pela presença de múltiplas comorbidades que se sobrepõem e interagem com a insuficiência cardíaca, tornando o quadro clínico mais difícil de avaliar e atrasando o início do tratamento.

Perfil hemodinâmico

A classificação clínico-hemodinâmica da IC aguda baseia-se no exame físico à beira do leito, a fim de detectar a presença de sintomas clínicos e sinais de congestão e/ou hipoperfusão periférica (baixo débito cardíaco). Divide-se em quatro categorias:

1. Perfil A: quente e seco (sem baixo débito e sem congestão).
2. Perfil B: quente e úmido (sem baixo débito e com congestão).
3. Perfil C: frio e úmido (com baixo débito e com congestão).
4. Perfil L: frio e seco (com baixo débito e sem congestão).

Exames complementares

Pelas dificuldades mencionadas, é frequentemente necessário complementar o exame físico com avaliações adicionais, incluindo exames laboratoriais e de imagem, para avaliar mais precisamente o estado volêmico e congestivo em pacientes idosos, bem como determinar o fator causal, diagnósticos diferenciais e detectar comorbidades que possam agravar a IC aguda.

Os principais métodos incluem o eletrocardiograma, que pode ajudar a identificar a causa subjacente da IC e a detectar o motivo da descompensação, como arritmias. A radiografia de tórax permite avaliar a área cardíaca e a congestão pulmonar.

A dosagem do peptídeo natriurético tipo B (BNP) ou do NT-pró-BNP é um recurso valioso para o diagnóstico, apesar do fato de esses marcadores terem limitações em idosos, pois seus níveis séricos aumentam com a idade. Os valores de corte para os níveis de BNP e NT-pró-BNP variam conforme a insuficiência cardíaca, seja crônica ou aguda. No cenário da IC aguda em idosos, níveis de NT-pró-BNP < 300 pg/mL são considerados baixos, enquanto níveis de NT-pró-BNP ≥ 1.800 pg/mL indicam sobrecarga volêmica. Espera-se redução dos níveis desse biomarcador após o início do tratamento.

Outros exames laboratoriais, como hemograma, função renal, eletrólitos (sódio, potássio, magnésio, cálcio), proteínas totais e frações, cinética do ferro, entre outros, também são úteis para auxiliar, tanto na causa da descompensação quanto no acompanhamento desse paciente.

O ecocardiograma transtorácico deve ser solicitado dentro das primeiras 48 horas da descompensação, porém é sabido que ele não está disponível em todo e qualquer serviço. O ultrassom de tórax *point of care*, apesar de não substituir a necessidade do ecocardiograma, pode ser utilizado por profissionais não especialistas em ecocardiografia e com boa acurácia para avaliar congestão pulmonar e o perfil hemodinâmico do paciente.

Perfil de risco prognóstico intra-hospitalar

A estimativa do perfil de risco prognóstico intra-hospitalar deve ser realizada por meio do perfil de risco clínico e de escores de risco padronizados (Quadro 1).

QUADRO 1 Indicadores do perfil clínico admissional da insuficiência cardíaca aguda

Baixo risco	Alto risco
• Ausência de fatores de risco imediato de morte. • Ausência de comorbidade descompensada. • IC aguda nova por crise hipertensiva. • IC crônica agudizada. • PAS > 110 mmHg. • FC < 130 bpm. • FR < 32 irpm. • $SatO_2$ > 90% sem suporte de oxigênio. • $SatO_2$ > 90% com suporte de oxigênio sem esforço respiratório. • $SatO_2$ > 90% após VNI de até 90 minutos. • Creatinina < 2 mg/dL. • Ureia < 92 mg/dL.	• Presença de fatores de risco imediato de morte. • Presença de comorbidade descompensada. • IC aguda nova. • Perfil frio-congesto. • PAS < 90 mmHg. • FC 130 ppm ou < 40 bpm. • FR 32 irpm com esforço respiratório. • $SatO_2$ < 90% com suporte de oxigênio. • $SatO_2$ < 90% com suporte de oxigênio após 90 minutos de VNI. • Necessidade de suporte inotrópico ou vasodilatador por via endovenosa contínuo. • Disfunção orgânica acometendo ≥ 2 órgãos. • Troponina I elevada. • Lactato ≥ 2 mmol/dL. • Infecção ou inflamação aguda. • Agitação ou alteração do nível de consciência.

FC: frequência cardíaca; FR: frequência respiratória; IC: insuficiência cardíaca; PAS: pressão arterial sistólica; $SatO_2$: saturação de oxigênio; VNI: ventilação não invasiva.
Fonte: Rossi Neto et al., 2020.[14]

Embora a maioria dos escores de risco não esteja validada para a população idosa, a idade é geralmente considerada uma variável de risco aumentado. Vale destacar que os pacientes idosos com IC diferem dos pacientes jovens em termos de comorbidades, funcionalidade e terapia medicamentosa, sendo frequentemente excluídos de intervenções mais invasivas e complexas. Deve-se guiar a abordagem desse grupo com base em seu *status* clínico e funcional, bem como sua expectativa de vida.

Dentre os escores de risco, o mais utilizado é a escala de risco do registro *Acute Decompensated Heart Failure National Registry* (ADHERE), que utiliza variáveis de pressão arterial sistólica, ureia e creatinina sérica. Quanto aos estudos que avaliaram a predição de risco em uma coorte geriátrica, os fatores de risco independentes mais importantes para mortalidade hospitalar incluem frequência cardíaca, hipertensão arterial, fração de ejeção de ventrículo esquerdo, classe funcional de NYHA, pH sérico, anemia, disfunção renal, níveis elevados de BNP, uso de inotrópicos e tempo de internação em UTI.

A Figura 3 resume os principais marcadores de pior desfecho em pacientes com IC aguda, com base nos escores de risco atualmente disponíveis na literatura.

Avaliação global de idosos portadores de insuficiência cardíaca aguda

A avaliação multidimensional, também chamada de avaliação geriátrica ampla (AGA), é um método abrangente para examinar a saúde dos idosos de maneira sistematizada, abordando a presença das principais síndromes geriátricas e seu acometimento aos mais diversos domínios.

No cenário de pacientes portadores de IC, sugere-se que quatro grandes domínios sejam avaliados: clínico, psicocognitivo, funcional e social, como mostrado no Quadro 2.

Estudos mostram que a avaliação multidimensional do paciente idoso promove diversos benefícios, por exemplo, maior precisão diagnóstica, melhora do estado funcional e mental, redução de mortalidade, diminuição de internações hospitalares e redução de institucionalização.

No cenário da IC aguda, entretanto, o emprego da AGA é limitado, uma vez que a execução e o resultado de alguns de seus testes tornam-se prejudicados pela condição atual do paciente. Após estabilização clínica

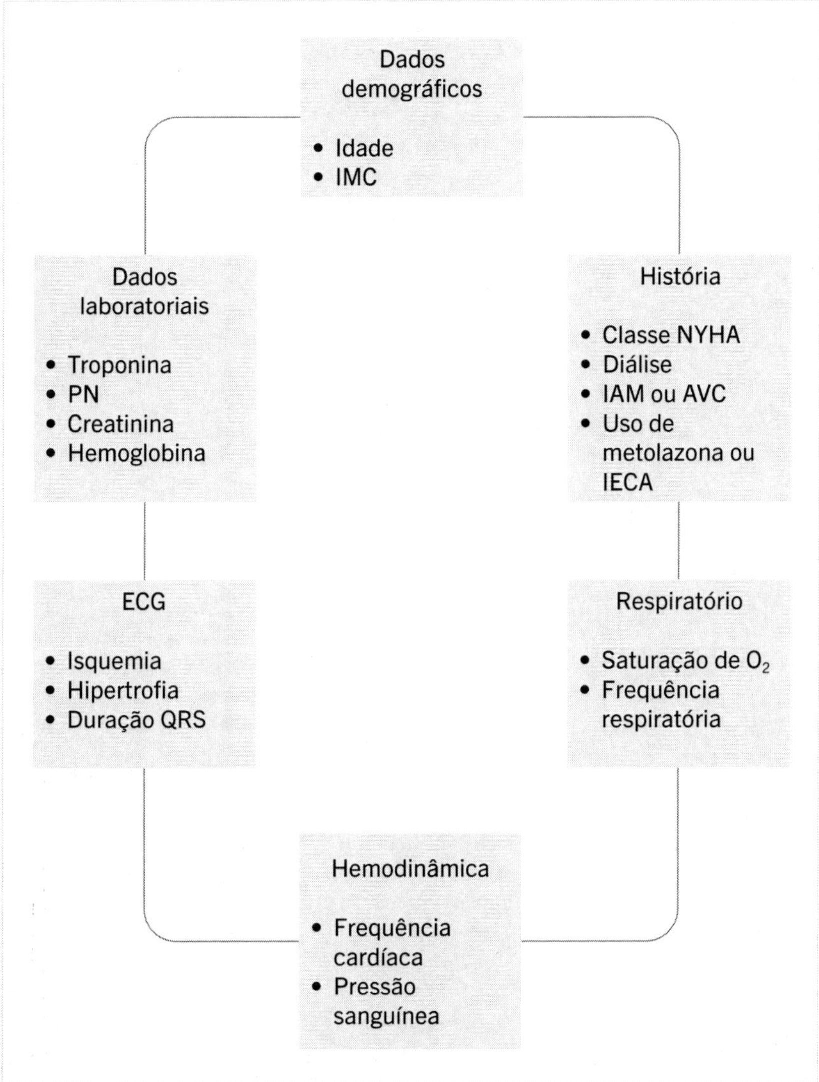

FIGURA 3 Variáveis de estratificação de risco em pacientes com insuficiência cardíaca aguda.

AVC: acidente vascular cerebral; ECG: eletrocardiograma; IAM: infarto agudo do miocárdio; IECA: inibidores da enzima conversora de angiotensina; IMC: índice de massa corporal; PN: peptídeos natriuréticos; NYHA: New York Heart Association.

Fonte: Tersalvi et al. (2021).

QUADRO 2 Os quatro grandes domínios para avaliação do paciente com insuficiência cardíaca

Clínico • Comorbidades. • Perda de peso. • Quedas.	**Psicocognitivo** • Declínio cognitivo. • Demência. • Depressão.
Funcional • Atividades básicas e instrumentais de vida diária. • Redução da mobilidade. • Equilíbrio.	**Social** • Morar sozinho. • Ausência de suporte social. • Institucionalização.

Fonte: adaptado de Gorodeski et al.

e durante a internação do paciente, se possível, a AGA deve ser realizada em sua totalidade e contribuirá para a tomada de decisões e considerações prognósticas.

Polifarmácia e inércia terapêutica

Idosos com IC frequentemente apresentam várias condições crônicas que resultam em um elevado consumo de medicamentos, além daqueles necessários para tratar a própria IC. A polifarmácia, que se caracteriza pelo uso diário de cinco ou mais medicamentos, é comum no manejo da IC. Sabe-se que a polifarmácia está associada a efeitos adversos, como quedas, incapacidades e hospitalizações. É importante prestar atenção especial a:

- Medicamentos que podem piorar a insuficiência cardíaca (p. ex., anti-inflamatórios não esteroidais, verapamil, diltiazem e pioglitazona).
- Uso prolongado de medicamentos desnecessários (como antibióticos).
- Medicamentos ou suplementos desnecessários naquele contexto.

A interrupção de medicações que agravam a IC pode melhorar o cuidado clínico e a qualidade de vida dos idosos. No entanto, é essencial evitar a inércia terapêutica ao tratar a IC, ajustando as doses dos medicamentos para alcançar a dose máxima tolerada.

Inércia terapêutica consiste em deixar de iniciar ou de progredir doses e otimizar tratamentos. Na IC pode ter consequências severas, incluindo a progressão da doença com piora contínua da função cardíaca, intensificação dos sintomas e redução da qualidade de vida do paciente. Além disso, a inércia terapêutica leva a um aumento das hospitalizações por descompensação da IC, pois o manejo inadequado pode resultar em episódios agudos que requerem internação, e eleva a mortalidade. Portanto, logo após a estabilização clínica, é crucial fazer ajustes apropriados no tratamento, conforme tolerados, para melhorar os resultados clínicos e a qualidade de vida desses pacientes. Uma premissa da geriatria que deve ser lembrada nesse contexto é *start slow, go slow, but go*, ou seja, comece devagar, observando a tolerabilidade do paciente, mas não deixe de otimizar o tratamento quando possível.

Dessa forma, apesar de um evento prejudicial, a hospitalização por IC aguda deve ser encarada como uma oportunidade de revisar todos os medicamentos do paciente, descontinuar aqueles que são perigosos ou desnecessários e otimizar os essenciais. A utilização de ferramentas específicas (p. ex., *Stopp/Start*) pode facilitar o processo.

Doenças psiquiátricas e *delirium*

Condições psiquiátricas como ansiedade, depressão, comprometimento cognitivo e demência são comuns em pacientes idosos com IC e estão relacionadas a piores desfechos clínicos.

O *delirium*, por sua vez, é a principal manifestação da fragilidade cognitiva e aparece frequentemente em pacientes idosos hospitalizados com comprometimento cognitivo prévio. Foi descrito em 17 a 35% dos pacientes internados por IC aguda e associado ao agravamento da IC durante a hospitalização, aumento do tempo de internação e das taxas de readmissão e maior mortalidade a curto e longo prazo. O método de avaliação de confusão (CAM) é uma boa ferramenta para a identificação de *delirium*. O CAM para unidade de terapia intensiva (CAM-UTI) demonstrou ter melhor capacidade para diagnosticar *delirium* em pacientes idosos no pronto-socorro (PS). Portanto, é importante instituir precocemente medidas preventivas. Em casos selecionados, o uso de agentes antipsicóticos pode ser considerado.

Funcionalidade

A funcionalidade é um dos principais marcadores utilizados para definição da trajetória da doença e fornece elementos para um prognóstico mais preciso. Diversas escalas podem ser utilizadas para essa avaliação. Informações sobre o estado funcional basal devem ser coletadas na admissão do paciente para estabelecer o grau de incapacidade.

As atividades instrumentais de vida diária (AIVD) englobam tarefas complexas, como preparar refeições, gerenciar medicações, fazer compras, usar o telefone e manter as finanças. Portanto, são as primeiras a serem perdidas, uma vez que requerem a preservação de diversos domínios da AGA. Para avaliação das AIVD utiliza-se a escala de Lawton.

Já as atividades básicas de vida diária (ABVD) referem-se às tarefas essenciais de autocuidado, como tomar banho, vestir-se, manter a higiene, movimentar-se da cama para a cadeira e vice-versa, controlar a continência, alimentar-se e caminhar. Os índices mais comuns para avaliação das ABVD são o índice de Katz e o índice de Barthel, baseados em informações fornecidas por pacientes e seus cuidadores.

O índice de Barthel mostrou maior sensibilidade à mudança e pode detectar o início da incapacidade mais cedo do que outros escores. Estudos demonstraram que a dependência funcional basal grave (índice de Barthel < 60 pontos) em pacientes idosos atendidos com IC aguda está associada ao aumento na mortalidade em 30 dias.

A incapacidade de realizar essas atividades sugere uma dependência significativa, acarretando aumento na complexidade de intervenções terapêuticas e indicando um prognóstico potencialmente mais restrito. Vale lembrar que, no contexto da IC aguda, o paciente pode demonstrar prejuízos em sua funcionalidade pela própria dispneia.

A escala do ECOG (Eastern Cooperative Oncology Group), importada da oncologia, é bastante utilizada, tendo como vantagem a fácil aplicação no cenário de PS (Quadro 2). Se o paciente habitualmente passa mais de 50% do tempo restrito ao leito (ECOG ≥ 3), sua sobrevida geral é inferior a 1 ano, estimada em meses.

QUADRO 2 Escala do ECOG

0	Completamente ativo, sem restrições
1	Restrição para atividades extenuantes; deambula e é capaz de executar trabalho leve
2	Capaz de realizar todo autocuidado e incapaz de realizar atividades de trabalho; em pé > 50% do tempo acordado
3	Capaz de realizar apenas parte do autocuidado; confinado à cama ou à cadeira > 50% do tempo acordado
4	Completamente incapaz, não executa nenhum autocuidado; totalmente confinado à cama ou à cadeira

ECOG: Eastern Cooperative Oncology Group.
Fonte: adaptado de Velasco e Ribeiro (2021).

Fragilidade

A fragilidade é uma síndrome geriátrica caracterizada por fraqueza, perda de peso, baixa atividade e baixa tolerância a intervenções clínicas e cirúrgicas. Esses eventos podem levar a um declínio no estado geral de saúde, limitação das atividades diárias, redução de mobilidade, aumento no risco de quedas, impactando de forma significativa a qualidade de vida dos idosos.

A relação entre fragilidade e IC é complexa e significativa, com uma condição exacerbando os efeitos da outra. A fragilidade pode acelerar a progressão da IC porque pacientes frágeis têm menor reserva fisiológica e são mais vulneráveis a estressores, resultando em descompensações frequentes e agravamento da condição cardíaca. Pacientes frágeis com IC tendem a ter um prognóstico pior, e seu tratamento é mais desafiador, já que a fragilidade pode limitar a tolerância a certos medicamentos e procedimentos, exigindo uma abordagem terapêutica individualizada e multidisciplinar. Pacientes com IC têm probabilidade até 6 vezes maior de serem frágeis, especialmente aqueles com ICFEP, pela maior carga de comorbidades associadas. A prevalência de fragilidade em idosos com IC chega a 45%, aumentando significativamente a progressão da doença, aumentando a frequência das hospitalizações e diminuindo a sobrevida em 10 anos.

O reconhecimento da fragilidade é o primeiro passo para uma estratificação de risco mais precisa, um planejamento terapêutico personalizado e um encaminhamento para reabilitação sem atrasos.

Existem inúmeras ferramentas diagnósticas que podem ser utilizadas para a detecção de pacientes frágeis. Porém, ainda não há nenhum método considerado padrão-ouro. Em ambientes como o setor de emergência, sugere-se que instrumentos mais simples e de aplicação mais fácil, como a escala FRAIL ou a escala clínica de fragilidade (ECF), sejam utilizadas para identificação dos idosos mais vulneráveis.

É importante enfatizar que os sintomas de IC e fragilidade coincidem: astenia, dispneia, perda de massa muscular, sarcopenia e declínio cognitivo. Por isso, sugere-se o uso de escalas e questionários que avaliem mais do que apenas a *performance* física do paciente; também devem ser contemplados cognição, humor, contexto social, nutrição e dependência.

Alguns instrumentos para avaliação do prognóstico do idoso atendido na emergência, como a escala ISAR (*Identification of Seniors At Risk*), não se destinam propriamente à avaliação de fragilidade, mas, na prática, consideram parâmetros como dependência para autocuidado e AVD, hospitalizações e número de medicamentos em uso, além de alterações visuais e cognitivas. A pontuação do ISAR varia de zero a 6 (0 = baixo risco, 6 = alto risco). Uma pontuação de 2 ou mais está associada a maior probabilidade de apresentar resultados adversos a curto e longo prazo (readmissão hospitalar, retorno ao PS e declínio funcional e mortalidade).

No Brasil, foi desenvolvido o instrumento Pro-Age, que mostra o poder de predição de hospitalização e internação prolongada em idosos.

Sarcopenia e caquexia

A sarcopenia tem sido reconhecida como uma condição comum em pacientes idosos com IC e está associada a desfechos ruins. Ela contribui para a fraqueza muscular e a redução da capacidade funcional, o que pode limitar a mobilidade e a tolerância ao esforço. Esses pacientes podem ter menor capacidade de compensar as descompensações cardíacas agudas, levando a episódios de reinternação hospitalar mais frequentes.

Em pacientes com IC aguda, isso resulta em aumento da dispneia, fadiga e dificuldade na realização de atividades diárias, afetando negativamente a qualidade de vida e a recuperação. A fraqueza muscular e a falta de reserva funcional dificultam a recuperação completa após um episódio de IC aguda, contribuindo para maior morbidade e mortalidade a longo prazo.

A sarcopenia também está associada a maior risco de complicações durante a hospitalização por IC aguda, como infecções, úlceras por pressão e quedas. Essas complicações podem prolongar o tempo de internação, aumentar a dependência funcional e elevar o risco de eventos adversos relacionados à IC.

Portanto, a identificação precoce da sarcopenia em pacientes com IC aguda é importante para estratificar o risco, adaptar as estratégias de manejo e implementar intervenções multidisciplinares voltadas para a preservação da função muscular e a melhoria dos desfechos clínicos. Isso pode incluir a otimização da nutrição, a prescrição de exercícios físicos supervisionados e a implementação de programas de reabilitação cardíaca precoce que visam melhorar a força muscular e a capacidade funcional.

Pacientes que evoluem com IC avançada apresentam uma interação de fatores levando a caquexia cardíaca que envolve perda de massa muscular e gordura, além de inflamação crônica e disfunção metabólica, mais severa que a sarcopenia, com impacto mais abrangente na saúde do paciente e prognóstico pior. Essas condições podem impactar na força muscular respiratória, contribuindo para dispneia persistente nesses pacientes, e na pressão osmótica plasmática, comprometendo a manutenção do estado euvolêmico. A fraqueza muscular e a falta de reserva funcional podem dificultar a recuperação completa do paciente idoso após um episódio de IC aguda, contribuindo para maior morbidade e mortalidade a longo prazo.

PARTICULARIDADES DO TRATAMENTO DA INSUFICIÊNCIA CARDÍACA AGUDA EM IDOSOS

Manejo intra-hospitalar

A escolha da melhor acomodação (enfermaria de cardiologia/geriatria ou unidade coronariana/UTI) depende da complexidade clínica do paciente, idade, comorbidades e expectativa de vida. Independentemente da acomodação, em pacientes idosos, uma trajetória intra-hospitalar caótica tem impacto significativo no aumento do risco de readmissão hospitalar por IC em 1 ano.

Para escolher a melhor estratégia antes do início do tratamento, é importante definir precocemente as metas de cuidado. Em geral, o objetivo do tratamento da IC aguda é restaurar o estado volêmico e melhorar o estado hemodinâmico a curto prazo, e melhorar a sobrevida livre de hospitalização a longo prazo. Em pacientes idosos, a ênfase deve ser colocada no controle de sintomas e na qualidade de vida, uma vez que a sobrevida dessa população é inerentemente prejudicada pela menor expectativa de vida.

Diuréticos

A congestão pulmonar e sistêmica está presente em 85% dos casos de IC aguda, tanto ICFER quanto ICFEP, e seu alívio é feito por meio dos diuréticos de alça pela via intravenosa, uma vez que nos pacientes em anasarca e edema de mucosa do trato gastrointestinal a absorção por via oral torna-se reduzida. Especialmente naqueles que já fazem uso crônico dessa medicação, pode haver um fenômeno de resistência pelo aumento da reabsorção causado pelo aumento da carga distal de sódio no túbulo renal, sendo, portanto, necessária maior dose da medicação ou mesmo sua administração em bomba de infusão contínua.

Os alvos clínicos do tratamento diurético de descongestão são:

- Diurese: 1 litro nas primeiras 6 horas; 1,5 a 2,5 mL/kg/hora depois.
- Ausência de ortopneia e esforço respiratório em 24 horas.
- Ausência de dispneia aos mínimos esforços em até 72 horas; $SatO_2$ > 90% em ar ambiente.
- Frequência cardíaca (FC) < 100 bpm; frequência respiratória (FR) < 22 irpm; pressão arterial sistólica (PAS) 110 a 130 mmHg. Entretanto, nos pacientes portadores de ICFER, especialmente idosos frágeis e sarcopênicos, muitas vezes a pressão arterial sistólica basal é mais reduzida e, portanto, esse alvo de PAS deve ser individualizado.

Nos pacientes idosos, é preciso lembrar de reavaliar diariamente a dose dos diuréticos, sempre monitorando volemia e função renal, uma vez que, em excesso, essas drogas podem levar a desidratação, alterações eletrolíticas e insuficiência renal aguda pré-renal. A insuficiência renal pode estar presente em até 40% dos casos de IC aguda, sendo esse quadro definido como síndrome cardiorrenal e relacionado a pior prognóstico intra-hospitalar. O edema intestinal e a diminuição do fluxo sanguíneo mesentérico relacionados ao difícil manejo de volemia em idosos pode interferir na absorção de nutrientes, incluindo proteínas, independentemente da presença ou não de sarcopenia.

Além disso, vale a ressalva de que a restrição hídrica, além de não ter demonstrado benefícios comprovados nas hospitalizações e mortalidade por IC, pode ser deletéria em idosos. O grande diferencial do manejo da congestão em pacientes idosos com IC aguda estará nesse equilíbrio entre utilizar doses adequadas de diurético intravenoso para aliviar a congestão nas primeiras horas, porém reavaliando-a frequentemente durante a internação, a fim de evitar suas complicações.

SUPORTE RESPIRATÓRIO

A presença de congestão pulmonar, associada ou não a redução do débito cardíaco, pode levar a hipoxemia e aumento do trabalho respiratório, com consequente acidose metabólica e disfunção orgânica. As opções para oxigenoterapia, com alvo de saturação de oxigênio ($SatO_2$) > 90%, são: cateter nasal, máscara, suporte ventilatório não invasivo com pressão positiva, cânula nasal de alto fluxo e suporte ventilatório invasivo com pressão positiva.

O suporte ventilatório não invasivo com pressão positiva está indicado em pacientes com $SatO_2$ < 90% com esforço respiratório, ou desconforto respiratório, que não apresentam melhora com oxigenoterapia. Também está indicado nos pacientes com edema agudo de pulmão, com benefícios na redução de evolução para suporte ventilatório invasivo.

A cânula nasal de alto fluxo pode ser usada como alternativa, mas não trata a hipercapnia, ao contrário da ventilação não invasiva.

Considerando sua natureza não invasiva e a necessidade, na maioria das vezes, de um período curto de utilização, a ventilação não invasiva e a cânula nasal de alto fluxo são boas opções para tratamento de insuficiência respiratória em idosos, evitando a ventilação invasiva.

O suporte ventilatório invasivo deve ser considerado nos pacientes que se mantêm sintomáticos e/ou hipoxêmicos mesmo com medidas não invasivas de suporte, quando há insuficiência respiratória aguda, com choque cardiogênico, na presença de desorientação, ou caso exista contraindicação ao suporte não invasivo.

A decisão de iniciar a ventilação mecânica invasiva deve ser avaliada cuidadosamente, de acordo com as condições e desejos do paciente. Um dos maiores estudos sobre o prognóstico de idosos na emergência avaliou os desfechos associados à intubação orotraqueal, e verificou mortalidade de 33% durante a internação, com apenas 24% dos pacientes submetidos à ventilação mecânica retornando para casa imediatamente após a alta, em vez de serem institucionalizados. O estudo demonstrou que a mortalidade e a necessidade de institucionalização aumentaram de modo diretamente proporcional à idade.

Vasodilatadores

Os vasodilatadores estão indicados nos pacientes com perfil hemodinâmico B (quente e úmido), na ausência de hipotensão arterial ou choque cardiogênico, hipovolêmico ou sepse.

O nitroprusseto de sódio é uma das primeiras drogas vasodilatadoras utilizadas na IC aguda. Seu efeito vasodilatador provavelmente é mediado pelo óxido nítrico. Ocorre aumento na circulação intestinal e redução da congestão hepática, efeitos muito desejados no paciente descompensado. Seu uso prolongado, porém, é limitado pela possibilidade de intoxicação por tiocianeto.

Em razão do envelhecimento e da diminuição da complacência vascular, os pacientes idosos podem ser mais sensíveis ao tratamento com nitratos, levando a quedas mais pronunciadas da pressão arterial e hipotensão ortostática. Quedas excessivas da pressão arterial podem levar a hipoperfusão renal e dificultar a resposta aos diuréticos. Desse modo, é importante o monitoramento periódico da creatinina sérica. Em particular, pacientes com disfunção renal preexistente, idade avançada ou estenose valvar aórtica apresentam maior risco de insuficiência renal aguda com o uso de nitrato.

Assim, o uso de nitratos em pacientes idosos deve ser limitado a pacientes hipertensos, com monitoramento rigoroso da pressão arterial e titulação cuidadosa.

Os vasodilatadores endovenosos devem ser empregados na fase inicial do tratamento da IC aguda. Após atingida a estabilidade hemodinâmica, essas drogas devem ser retiradas de forma gradual e substituídas por vasodilatadores orais. Desse modo, doses crescentes de nitrato ou da combinação de hidralazina com nitrato ou de inibidores da enzima conversora de angiotensina (iECA) devem ser introduzidas para o desmame do nitroprusseto de sódio.

Inotrópicos

A utilização de agentes inotrópicos está indicada em pacientes com baixo débito cardíaco e disfunção orgânica ou no choque cardiogênico. Seu objetivo é melhorar o débito cardíaco, manter a pressão de perfusão e o fluxo adequado para os órgãos. Particularmente, o esquema de vasodilatação ganha importância maior quando ocorre dificuldade para compensação, frequentemente tendo dependência de suporte inotrópico endovenoso.

A dobutamina é o agente inotrópico mais utilizado. Promove melhora hemodinâmica com aumento do débito cardíaco dose-dependente e não causa hipotensão arterial. Apresenta como fatores limitantes seu potencial arritmogênico e a redução de sua ação com o uso prolongado e em paciente em uso de betabloqueadores.

A milrinona apresenta propriedades inodilatadoras e promove aumento do débito cardíaco e queda da resistência vascular pulmonar e sistêmica, sem aumentar o consumo miocárdico de oxigênio. Tem a possibilidade de ser usado em pacientes em uso prévio de betabloqueadores, mas apresenta potencial arritmogênico, principalmente em pacientes isquêmicos.

A levosimendana é um agente inotrópico positivo que também promove vasodilatação arterial e pulmonar, podendo ser utilizado em pacientes que fazem uso de betabloqueadores. Contudo, seus efeitos adversos incluem hipotensão e arritmias, não mostrando superioridade em mortalidade comparado à dobutamina. Os efeitos colaterais comuns são hipotensão, dor de cabeça e náusea, em decorrência da vasodilatação. Sua administração é feita em infusão única de 24 horas, com efeitos hemodinâmicos que duram até 2 semanas. A levosimendana é geralmente bem tolerada em pacientes com IC, mas é contraindicada em casos de hipotensão sintomática severa, obstruções mecânicas significativas, insuficiência renal severa e insuficiência hepática severa. Pacientes com IC avançada frequentemente têm episódios recorrentes de IC aguda, com altas taxas de readmissão e mortalidade logo após a alta hospitalar.

Segundo a Sociedade Europeia de Cardiologia, a infusão periódica de levosimendana pode ser considerada em pacientes com ICFER e hipoperfusão de órgãos, como uma estratégia paliativa ou "ponte". Em contextos paliativos, a resposta é avaliada pela redução dos sintomas e melhoria da qualidade de vida, e o NT-pró-BNP pode ajudar na avaliação em casos duvidosos. O desmame de inotrópicos endovenosos também é realizado com o uso de vasodilatadores orais: doses crescentes de iECA ou hidralazina com nitrato.

Identificação de fatores precipitantes da insuficiência cardíaca aguda

Além do tratamento agudo, é importante procurar e tratar os fatores precipitantes. Os desencadeadores mais comuns de IC aguda, excluindo-se a baixa adesão terapêutica, são: arritmia cardíaca (40% – frequentemente subestimadas e mal diagnosticadas em idosos), isquemia (30%), infecções (20%), hipertensão (16%), anemia (15%) e inadequação terapêutica (5,8%). Esses fatores devem ser identificados e tratados para evitar recorrência de eventos de IC aguda.

CUIDADOS PALIATIVOS

Em pacientes idosos que se apresentam com quadro de IC com múltiplas descompensações agudas e características clínicas de mau prognóstico, os cuidados paliativos devem ser considerados precocemente, a fim de evitar tratamentos desnecessários e prejudiciais.

No entanto, o envolvimento de cuidados paliativos durante uma hospitalização não planejada é excepcional, sendo documentado em apenas 3 a 4% dos pacientes internados por IC aguda, aumentando para 7,3% após a readmissão.

A aplicação dos princípios dos cuidados paliativos na emergência envolve os seguintes pilares:

- Comunicação eficaz.
- Definição de objetivos de cuidado.
- Reavaliação constante e ajuste do plano terapêutico.
- Controle precoce e intensivo de sintomas.
- Inclusão dos familiares no cuidado.

Assim, para pacientes idosos com IC aguda, a necessidade de um plano de cuidados paliativos deve ser considerada já nas primeiras fases da internação, visando ao melhor controle de sintomas e à melhor qualidade de vida. Segundo atualização da última diretriz de IC, é recomendação da classe IIb o uso de inotrópicos endovenosos ambulatorialmente para pacientes com IC avançada que não são elegíveis para realizar transplante cardíaco e dispositivos de assistência circulatória mecânica para obter alívio sintomático e redução nas taxas de hospitalização. Em pacientes com cardiodesfibrilador implantável, a desativação do dispositivo deve ser considerada.

TRANSIÇÃO DE CUIDADOS E OTIMIZAÇÃO DE TRATAMENTO PARA A ALTA HOSPITALAR

O planejamento de alta e a transição de cuidados devem ser iniciados muito antes do momento da alta propriamente dito. É importante aproveitar o tempo em que o paciente está internado para realizar intervenções clínicas e multidisciplinares, garantindo, além da compensação do quadro, o melhor ajuste dos tratamentos modificadores de doença e aqueles para alívio dos sintomas, para a identificação e correção de fatores de risco para readmissão, e para a orientação sobre medidas a fim de evitar futuras descompensações após a alta hospitalar.

Nessas orientações estão incluídas: educação do paciente e família, orientações sobre atividade física/reabilitação, nutrição, autocuidado, aderência ao tratamento e vacinação.

Na ocasião da alta, deve-se agendar o retorno ambulatorial, preferencialmente entre 7 e 14 dias após a alta, e traçar o plano de acompanhamento ambulatorial.

O período vulnerável se refere ao período pós-alta imediato e foi relacionado a taxas de readmissão por IC de até 30%, associadas a mortalidade de 10%, principalmente em pacientes com baixo nível socioeconômico. O maior risco de readmissão gira em torno do terceiro dia pós-alta, com queda gradativa de até 50% após o 38º dia.

PONTOS IMPORTANTES NA ALTA HOSPITALAR PARA PREVENIR DESCOMPENSAÇÕES FUTURAS

A reabilitação cardiopulmonar é recomendada para pacientes com IC a fim de melhorar sua capacidade de exercício e reduzir a frequência de readmissão hospitalar. Além disso, o exercício físico também se mostra benéfico para melhora de qualidade de vida, depressão, sarcopenia e fragilidade em idosos. Porém, sua utilização na população idosa após a hospitalização por IC aguda continua baixa (< 10%).

A vacinação anual contra influenza consta na Atualização de Tópicos Emergentes da Diretriz Brasileira de Insuficiência Cardíaca de 2021 como parte essencial da prevenção de fatores agravantes e da redução da mortalidade na insuficiência cardíaca (classe de recomendação I e nível de evidência B). Embora a vacinação contra pneumococo ainda não tenha estudos comprovando a redução da mortalidade em casos de insuficiência cardíaca, sua recomendação permanece na Diretriz Brasileira de 2018 como prevenção de fatores agravantes (classe de recomendação I e nível de evidência C).

Outro ponto importante é a avaliação do perfil de ferro, uma vez que sua reposição nos pacientes com ICFER mostrou benefícios em reduzir hospitalizações, ainda que sem impacto direto na mortalidade. Quando a dosagem de ferritina sérica estiver inferior a 100 ng/mL ou entre 100 e 199 ng/mL associada a saturação de transferrina menor que 20%, é recomendada a reposição intravenosa de carboximaltose férrica, mesmo que na ausência de anemia.

PAPEL DA EQUIPE MULTIDISCIPLINAR

A avaliação do idoso admitido por IC aguda traz diversos desafios e ainda requer avaliações de outros domínios para o planejamento terapêutico mais eficiente. É nesse contexto que se torna imprescindível a avaliação multidisciplinar, incluindo nutricionistas, fisioterapeutas, psicólogos, farmacêuticos e assistentes sociais, além da equipe médica e de enfermagem. Avaliar e traçar estratégias quanto ao *status* nutricional, garantir a reabilitação cardiorrespiratória e motora, checar as doses corretas de medicações ajustadas pela função renal e hepática, avaliar potenciais interações medicamentosas e eventos adversos associados à medicação e atender às demandas dos cuidadores e familiares é essencial na condução do paciente, assim como planejar a desospitalização mais segura. Por isso, no caso de pacientes idosos internados por IC aguda, é importante uma avaliação multidisciplinar.

CONSIDERAÇÕES FINAIS

Pacientes idosos carregam, além de diversas comorbidades, outros desafios, como manifestações atípicas dos sintomas, fragilidade, polifarmácia e diversas demandas especiais. Embora as diretrizes gerais para tratamento de IC aguda também se apliquem a esses pacientes, uma abordagem personalizada deve ser adotada (Figura 4).

Na admissão no PS, uma avaliação de risco específica deve ser realizada e metas individualizadas de tratamento devem ser estabelecidas. Posteriormente, o manejo invasivo e não invasivo deve ser fornecido de acordo com as diretivas do paciente. Em pacientes selecionados com baixa funcionalidade e mau prognóstico, recomenda-se discussão precoce sobre cuidados paliativos e limitações terapêuticas. O objetivo final é reduzir ao máximo uma nova descompensação da doença e melhorar a qualidade de vida do paciente.

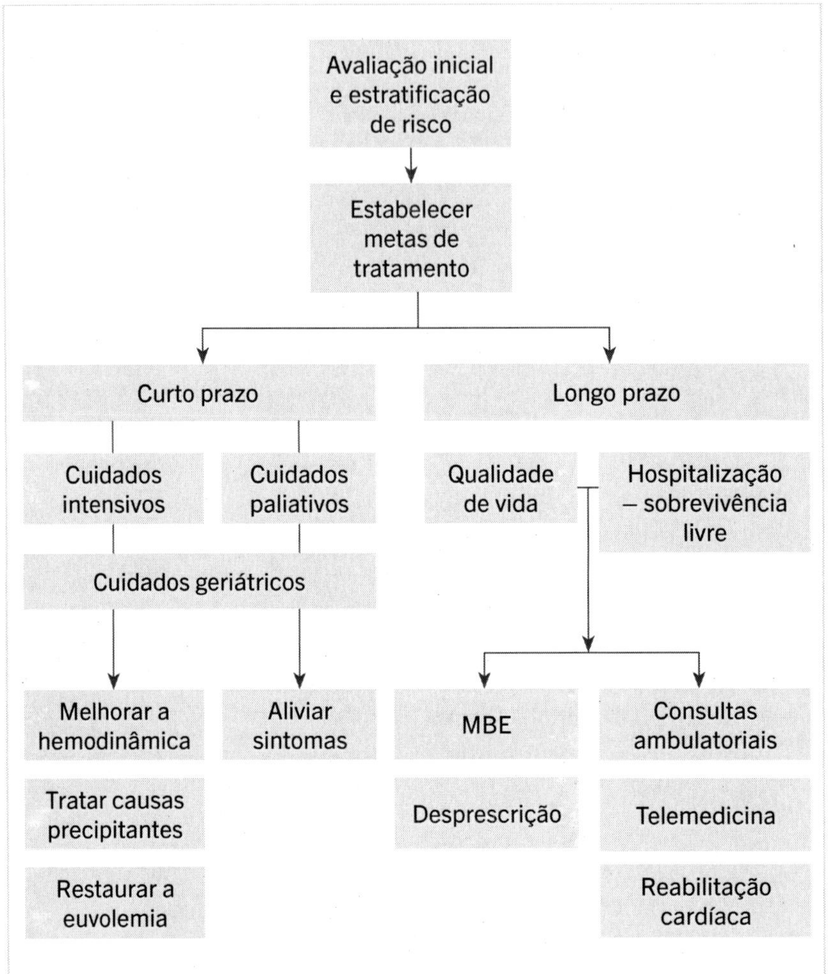

FIGURA 4 Tomada de decisão no manejo do paciente idoso com insuficiência cardíaca aguda.

MBE: medicina baseada em evidências.

Fonte: Tersalvi et al. (2021).

REFERÊNCIAS BIBLIOGRÁFICAS

1. Allen LA, Stevenson LW, Grady KL, Goldstein NE, Matlock DD, Arnold RM, et al. Decision making in advanced heart failure: a scientific statement from the American Heart Association endorsed by Heart Failure Society of America, American Association of Heart Failure Nurses, and Society for Medical Decision Making. Circulation. 2012;125:1928-52.
2. Amaral JRG, Duarte PO, Brandão Neto RA (eds.). Urgências no idoso. São Paulo: Manole; 2023.
3. Chaudhry SI, Mc Avay G, Chen S, Whitson H, Newman AB, Krumholz HM, et al. Risk factors for hospital admission among older persons with newly diagnosed heart failure: findings from the Cardiovascular health study. J Am Coll Cardiol. 2013;6:635-42.
4. Falco L, Martucci ML, Valente F, Verrengia M, Pacileo G, Masarone D. Pathophysiology-based management of acute heart failure. Heart Fail Rev. 2021;26(1):13-27.
5. Formiga F, Chivite D, Manito N, Ramon JM, Pujol R. Short-term prognostic factors in elderly patients with decompensated heart failure. Rev Esp Cardiol. 2007;60(3):248-52.
6. Forouzandeh F, Alexander K, Forman DE, Kirkpatrick JN, Rich MW, Zieman R, et al. Cardiovascular disease in the older adult: where are we 4 decades later? JACC Adv. 2024;3(2):100820.
7. Harjola V-P, Mullens W, Banaszewski M, Bauersachs J, Brunner-La Rocca H-P, Chioncel O, et al. Organ dysfunction, injury and failure in acute heart failure: from pathophysiology to diagnosis and management: a review on behalf of the Acute Heart Failure Committee of the Heart Failure Association (HFA) of the European Society of Cardiology (ESC). Eur J Heart Fail. 2017;19(7):821-36.
8. Komajda M, Hanon O, Hochadel M, Lopez-Sendon JL, Follath F, Ponikowski P, et al. Contemporary management of octogenarians hospitalized for heart failure in Europe: Euro Heart Failure Survey II. Eur Heart J. 2009;30(4):478-86.
9. Laveau F, Hammoudi N, Berthelot E, Belmin J, Assayag P, Cohen A, et al. Patient journey in decompensated heart failure: an analysis in departments of cardiology and geriatrics in the greater Paris University hospitals. Arch Cardiovasc Dis. 2017;110:42-50.
10. Liang C, et al. Impact of comorbidities on mortality in patients with heart failure: a systematic review and meta-analysis. J Clin Med. 2022;11(24):6408.
11. Marcondes-Braga FG, Moura LAZ, Issa VS, Vieira JL, Rohde LE, Simões MV, et al. Atualização de Tópicos Emergentes da Diretriz de Insuficiência Cardíaca – 2021. Arq Bras Cardiol. 2021; 116(6):1174-212.
12. Martín-Sánchez FJ, Christ M, Miró O, Peakcock WF, McMurray JJ, Bueno H, et al. Practical approach on frail older patients attended for acute heart failure. Int J Cardiol. 2016;222:62-71.

13. McDonagh TA, et al. Global burden of heart failure: epidemiology and trends. Eur J Heart Fail. 2023;25(1):4-12.
14. Rossi Neto JM, Cassadei C, Finger MA. Insuficiência cardíaca aguda: revisão. Rev Soc Cardiol Estado de São Paulo. 2020;30(2):147-57.
15. Redfield MM, Jacobsen SJ, Burnett JC Jr, Mahoney DW, Bailey KR, Rodeheffer RJ. Burden of systolic and diastolic ventricular dysfunction in the community: appreciating the scope of the heart failure epidemic. Mayo Clin Proc. 2003;78(6):601-6.
16. Rohde LEP, Montera MW, Bocchi EA, Clausell NO, Albuquerque DC, Rassi S, et al. Diretriz brasileira de insuficiência cardíaca crônica e aguda. Arq Bras Cardiol. 2018;111(3):436-59.
17. Shah RU, Tsai V, Klein L, Heidenreich PA. Characteristics and outcomes of very elderly patients after first hospitalization for heart failure. Circ Heart Fail. 2011;4:301-7.
18. Tersalvi G, Gasperetti A, Schiavone M, Dauw J, Gobbi C, Denora M, et al. Acute heart failure in elderly patients: a review of invasive and non-invasive management. J Geriatr Cardiol. 2021;18(7):560-76.
19. Velasco IT, Ribeiro SCC (eds.). Cuidados paliativos na emergência. São Paulo: Manole; 2021.
20. Gorodeski, E, Goyal, P, Hummel, S. et al. Domain management approach to heart failure in the geriatric patient: present and future. JACC. 2018;(17):1921-36.

19

Síncope

João Lage
Julia Nobrega de Brito
Lucíulo Melo

INTRODUÇÃO

Síncope pode ser definida como a perda súbita e transitória da consciência e tônus postural, com recuperação espontânea e completa. Resulta da redução do fluxo sanguíneo ao sistema ativador reticular no tronco cerebral, com perda da consciência ocorrendo aproximadamente 10 segundos após a interrupção do fluxo cerebral.[1] Nem toda perda de consciência é síncope, sendo comum o diagnóstico incorreto de condições como crises epilépticas, psicogênicas, acidente vascular cerebral (AVC), cataplexia, entre outros, nas quais ocorre perda transitória da consciência, porém sem preencher a definição de síncope.

As alterações cardiovasculares relacionadas ao envelhecimento predispõem a maior ocorrência em idosos, sendo elas menor sensibilidade dos barorreceptores com consequente redução da frequência cardíaca (FC) e da responsividade adrenérgica vascular diante de estímulos hipotensores, disfunção diastólica ventricular e redução do volume intravascular.[2] Além disso, associam-se multimorbidades, polifarmácia, alterações cognitivas e síndrome de fragilidade, que contribuem para maior suscetibilidade a eventos.

Kenny et al.[3] relataram mortalidade em 2 anos acima de 25%. Destaca-se forte associação com quedas inexplicadas em idosos, seja por amnésia retrógrada após perda de consciência ou por pré-síncope levando à queda, especialmente nos indivíduos com múltiplos fatores de risco para quedas. Ungar et al.[4] mostraram que 1 em cada 10 pacientes referenciados a unidades de síncope sofreram alguma fratura. Esses pacientes frequentemente têm lesões graves e alta taxa de hospitalizações.

EPIDEMIOLOGIA E PRINCIPAIS CAUSAS DE SÍNCOPE EM IDOSOS

A incidência anual de síncope em idosos está em torno de 2 a 6%, com taxas alarmantes de recorrência em torno de 20 a 30%,[5] levando a altos custos para o sistema de saúde, alta morbidade, perda funcional e piora da qualidade de vida.

Podem-se classificar as principais causas de síncope em três grandes categorias: reflexa (vasovagal, situacional, síndrome do seio carotídeo), intolerância ortostática (desidratação, medicamentosa, neurogênica, hipotensão ortostática) e cardíacas (arritmias, doenças estruturais, cardiopulmonar).[1] Diferente de pacientes mais jovens, nos quais pode ocorrer de forma isolada, nos idosos é comum apresentar-se de forma multifatorial.[2]

A etiologia reflexa predomina nos pacientes acima de 65 anos,[2] com especial atenção aos pacientes acima de 75 anos, seguida da hipotensão ortostática (HO). Essas duas são de longe as principais causas de síncope, chegando a quase dois terços dos episódios em idosos, enquanto representa cerca de um terço na população geral (Tabela 1).[6]

A síncope vasovagal (SVV) tem seu pico de prevalência bimodal, com predomínio nos pacientes entre 10 e 30 anos, seguido de novo pico após os 65 anos.[1] A síndrome do seio carotídeo (SSC) é considerada uma variante da síncope reflexa, tendo como gatilho o estiramento dos barorreceptores no seio carotídeo; em unidades de síncope europeias pode ser evidenciada em um quarto dos pacientes com síncope e em 1 em cada 6 pacientes com quedas.[7] A proporção de pacientes com síncope cardíaca é bem menor do que as relacionadas a alterações pressóricas, porém se destacam pela alta mortalidade e por boas opções terapêuticas.[4]

Apesar do cenário descrito, até um terço dos pacientes admitidos com síncope podem não ter uma causa identificada,[8] sendo importante o papel de protocolos de investigação bem estruturados no cenário das

TABELA 1 Etiologia e prevalência de síncope em diferentes populações de idosos

Etiologias	≥ 65 anos (n = 231)	65-74 anos (n = 71)	≥ 75 anos (n=160)	P-value
Cardíaca	14,7%	11,3%	16,3%	0,06
Neuromediada/ reflexa (vasovagal, situacional e síndrome do seio carotídeo)	44,1%	62%	36,3%	< 0,001
Ortostática	22,5%	4,2%	30,5%	< 0,001
Medicamentosa	4,8%	4,2%	5%	0,33
Multifatorial	3,5%	4,2%	3,1%	0,21
Inexplicada	10,4%	14,1%	8,8%	0,10

Fonte: adaptada de Ungar et al.[6]

emergências ou a criação de unidades de síncope para aumentar a precisão de diagnósticos e diminuir internações desnecessárias.

A Figura 1 resume as principais etiologias.

AVALIAÇÃO INICIAL NA EMERGÊNCIA

A avaliação inicial na emergência do paciente tem como objetivo diferenciar os casos potencialmente graves dos que poderão ser liberados e investigados ambulatorialmente. Uma história clínica minuciosa associada a exame físico e eletrocardiograma (ECG) de 12 derivações é crucial para o diagnóstico diferencial, além de determinar os próximos passos da investigação. Informações sobre o evento sincopal devem ser detalhadamente coletadas, com destaque para fator desencadeante, posição, presença de pródromos, tempo para recuperação da consciência, existência de trauma, relação com refeições e período do dia. Informações coletadas por testemunha que presenciou o evento devem ser especialmente levadas em consideração.

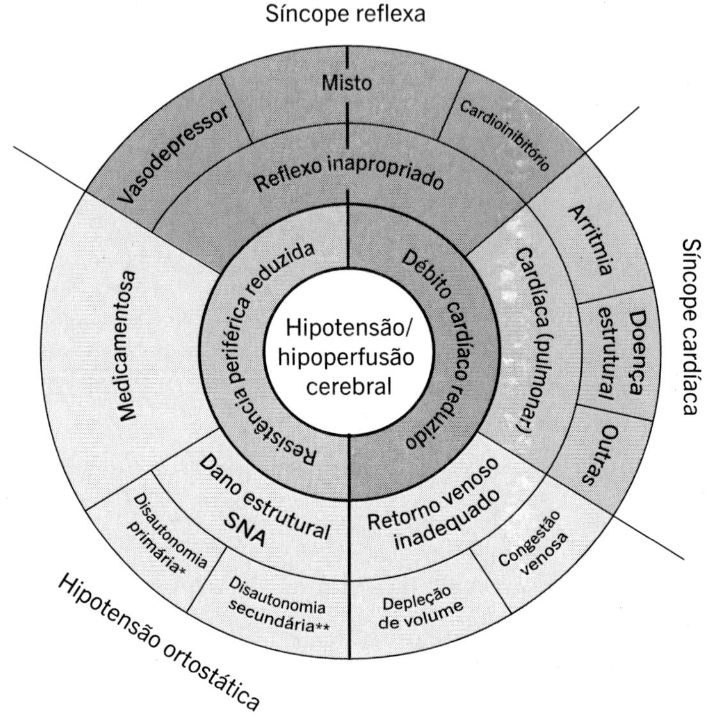

FIGURA 1 Principais etiologias na síncope conforme fisiopatologia.

* Disautonomias primárias: atrofia de múltiplos sistemas, doença de Parkinson, demência com corpúsculos de Lewy.

** Disautonomias secundárias: diabetes, amiloidose, neuropatias autoimunes e paraneoplásicas etc.

SNA: sistema nervoso autonômico.

Fonte: adaptada de Brignole et al.[1]

DICA PRÁTICA:
Revisar cuidadosamente a lista de medicamentos em uso para afastar alguma relacionada a HO.

Em idosos, destaca-se a importância de avaliação cognitiva e da identificação de comorbidades que podem influenciar o diagnóstico e resposta ao tratamento, como doença de Parkinson, polineuropatias e histórico de AVC.[1]

O exame físico busca alterações associadas a doenças cardíacas estruturais, além de sinais vitais em decúbito e ortostase, especialmente a aferição de pressão arterial supina e após 3 minutos na posição ortostática. Avaliação neurológica deve ser realizada para auxiliar evidências neurodegenerativas relacionadas à disfunção autonômica, além da marcha e equilíbrio, que podem contribuir para avaliação locomotora e risco de queda.[2] A massagem do seio carotídeo pode ser realizada de forma segura no serviço de emergência e deve fazer parte da avaliação inicial mesmo em idosos, afastando-se aqueles com lesão obstrutiva carotídea e/ou AVC nos últimos 3 meses.[9]

As principais diretrizes internacionais enfatizam que essa avaliação inicial detalhada pode elucidar a causa da síncope em mais da metade dos casos, chegando a quase 90% em algumas unidades e diminuindo, assim, custos e exames desnecessários ao paciente.

O ECG identifica alterações associadas à etiologia cardíaca como:

- Bradicardia sinusal persistente.
- Bloqueio atrioventricular de segundo grau tipo II.
- Bloqueio de ramo alternante.
- Taquicardia ventricular ou taquicardia supraventricular muito rápida.
- Taquicardia ventricular polimórfica não sustentada.
- Prolongamento ou encurtamento do intervalo QT.

Com ECG normal associado à história clínica e exame físico de baixo risco, a chance de síncope cardíaca é afastada em 90% dos casos. A necessidade de exames adicionais deverá ser guiada de acordo com a suspeita clínica e seguir as respectivas diretrizes.[1]

DICA PRÁTICA

Pacientes com síncope secundária a arritmias podem relatar que nos dias ou semanas anteriores ao evento apresentaram episódios de pré-síncope ou sensação de "cabeça vazia". Esses sintomas premonitórios são resultado de episódios curtos da arritmia que não foram suficientes para causar a síncope.

ESTRATIFICAÇÃO DE RISCO

O prognóstico varia de acordo com a etiologia do evento. De forma geral, a síncope vasovagal apresenta um prognóstico benigno em pacientes jovens, mas parece ter um prognóstico não tão favorável em idosos.[10] Assim como na SVV, a HO também apresenta maior mortalidade nessa população em reflexo às comorbidades apresentadas que geralmente os acompanham. Já a síncope cardíaca apresenta alta mortalidade na população geral, chegando a 50% em 5 anos.[5]

A estratégia atual na abordagem da síncope na emergência visa à diminuição das internações desnecessárias, hospitalização dos pacientes de alto risco e criação de ambulatórios especializados no atendimento de síncope.

Várias calculadoras foram desenvolvidas para auxiliar a tomada de decisão médica na emergência, sendo visto em vários estudos diferentes alguns preditores consistentes de pior prognóstico. Entretanto, por limitações metodológicas e por não terem se mostrado superiores ao julgamento clínico, não foram incorporadas de maneira definitiva na prática clínica, recebendo classe de recomendação IIb na maioria das diretrizes. Assim, em conformidade com as principais diretrizes sobre o assunto, o Quadro 1 apresenta a identificação dos principais marcadores de risco.[11]

QUADRO 1 Preditores de baixo e alto risco para estratificação de síncope

	Baixo risco	Alto risco	Descrição e exemplos
História	Pródromos e gatilhos típicos de síncope reflexa	Síncope no esforço ou supina	
	Síncope em pé ou ao se levantar	Dor torácica ou dispneia	
	Ausência de doença cardiovascular	Doença cardiovascular conhecida	
		HF de morte súbita	

(continua)

QUADRO 1 Preditores de baixo e alto risco para estratificação de síncope (*continuação*)

	Baixo risco	Alto risco	Descrição e exemplos
Exame físico	Normal	Alterações nos sinais vitais ou exame cardiovascular	
ECG	Normal	• Bradiarritmias • Taquiarritmias • Distúrbios de condução	• Bradicardia persistente < 50bpm ou FA 40-50 bpm, pausas > 3 segundos na ausência de medicações cronotrópicas negativas. • Pré-excitação ventricular. • TSV/FA/TVNS/TV. • Isquemia aguda ou infarto prévio. • QTc longo (> 460 ms) ou curto (340 ms). • Padrão Brugada/ padrão de cardiomiopatia arritmogênica. • Sinais de sobrecarga ventricular. • Bloqueios bifascicular; bloqueios de ramo. • BAV Mobitz I com PR alargado. • BAV Mobitz II. • BAV avançado.

(*continua*)

QUADRO 1 Preditores de baixo e alto risco para estratificação de síncope (*continuação*)

	Baixo risco	Alto risco	Descrição e exemplos
Laboratório	Normal	Troponinas, peptídeos natriuréticos e outros exames relevantes alterados com suspeita diagnóstica compatível	

BAV: bloqueio atrioventricular; ECG: eletrocardiograma; FA: fibrilação atrial; HF: história familiar; QTc: intervalo QT corrigido; TSV: taquicardia supraventricular; TV: taquicardia ventricular; TVNS: taquicardia não sustentada.
Fonte: adaptado de Sandhu et al.[11]

A Figura 2[12] resume o manejo da investigação de síncope de acordo com as diretrizes internacionais.

INVESTIGAÇÃO DIAGNÓSTICA

Exames complementares

Eletrocardiograma de 24 horas (Holter), monitores de eventos e exames de imagem

O Holter traz informações da influência autonômica durante o dia, o que pode evidenciar padrões não presentes no ECG de repouso, por exemplo, aumento do intervalo QT ou aparecimento de padrão Brugada tipo 1.

Monitor de eventos implantável e/ou os monitores vestíveis (p. ex., *smartwatches*) podem ser úteis quando os sintomas são mais esporádicos e ainda não foram detectados pelas ferramentas de monitorização usuais.

Ainda durante a investigação inicial, a realização de um exame de imagem é de fundamental importância. O ecodopplercardiograma transtorácico se torna o exame sumário na maioria dos casos, capaz de detectar causas potenciais de síncope, como estenose aórtica, disfunção ventricular

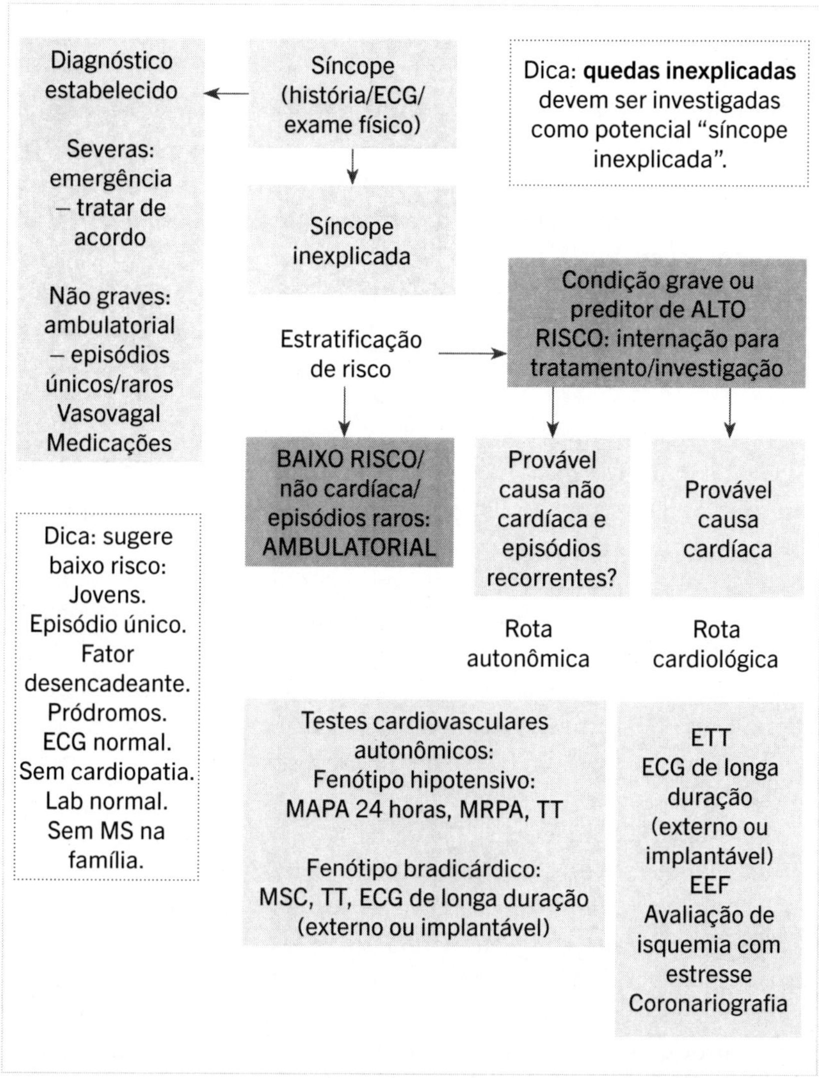

FIGURA 2 Fluxograma da investigação de síncope na emergência.

ECG: eletrocardiograma; EEF: estudo eletrofisiológico; MAPA: medição ambulatorial da pressão arterial; MRPA: medição residencial da pressão arterial; MS: morte súbita; MSC: massagem do seio carotídeo. TT: *tilt test.*

Fonte: adaptada de Fedorowski et al.[12]

esquerda (predispondo a arritmias ventriculares malignas), hipertensão pulmonar grave etc.

Eventualmente, outros exames podem ser necessários de acordo com a etiologia suspeitada, como angiotomografia de artérias pulmonares (se a suspeita é de embolia pulmonar) e ressonância magnética cardíaca com pesquisa de realce tardio (na avaliação das cardiomiopatias: hipertrófica, arritmogênica etc.).

Nos casos em que a etiologia não é clara e já se afastaram causas estruturais como a explicação dos sintomas, pode-se lançar mão do teste de inclinação, sobre o qual se discorre mais detalhadamente adiante.

Teste de inclinação (*tilt test*)

O *tilt test* (TT) é uma ferramenta diagnóstica muito útil em pacientes com disautonomia. Ao assumir a posição ortostática, há uma transferência de 500 a 800 mL de volume central para a periferia (pelve, abdome e membros inferiores), o que leva a uma queda no volume sistólico e, consequentemente, no débito cardíaco. Esse teste diagnóstico pode ser particularmente útil para detectar e confirmar a falência autonômica observada na HO, na taquicardia postural ortostática, na HO tardia e, obviamente, nas alterações reflexas da reação vasovagal. Durante o TT, a massagem do seio carotídeo é indicação classe I nas diretrizes internacionais para pacientes > 40 anos com síncope de origem desconhecida.

A prevalência da hipersensibilidade do seio carotídeo (HSC) varia com a idade, sendo extremamente incomum em indivíduos com menos de 50 anos e apresentando aumento exponencial com a idade. Em pacientes com síncope e idade acima de 60 anos, uma resposta anormal à massagem do seio carotídeo pode ser observada em até 22,3% dos casos. Por essa razão, há um consenso de que para o diagnóstico de síndrome do seio carotídeo haja a reprodução dos sintomas clínicos. A massagem positiva, mas sem história de síncope, define apenas a HSC e não a síndrome clínica. A HSC é definida conforme a resposta obtida:

- Cardioinibitória: pausa maior ou igual a 3 segundos (usualmente maior que 6 segundos).
- Vasodepressora: queda da pressão arterial sistólica ≥ 50 mmHg, sem bradicardia significativa.

- Mista: pausa ≥ 3 segundos com queda de pressão arterial sistólica ≥ 50 mmHg.

Algumas considerações importantes a respeito do teste de inclinação:

- Um *tilt test* negativo não exclui o diagnóstico de síncope reflexa.
- O teste de inclinação pode sugerir a presença de suscetibilidade hipotensiva, que pode existir não apenas na síncope reflexa, mas também em outras causas de síncope, incluindo algumas formas de síncope cardíaca.
- Uma resposta cardioinibitória prediz, com alta probabilidade, síncope espontânea assistólica; esse achado é relevante para implicações terapêuticas quando o marca-passo é considerado. Em contrapartida, a presença de uma resposta vasodepressora ou mista, ou mesmo de uma resposta negativa, não exclui a presença de assistolia durante a síncope espontânea.
- O teste de inclinação pode ser útil para separar a síncope "convulsiva" da epilepsia.
- O teste de inclinação pode ter valor para distinguir síncope de quedas.
- O teste de inclinação pode ser útil para separar a síncope da pseudossíncope psicogênica. Nesses casos, o teste deve ser preferencialmente realizado em conjunto com a monitorização do EEG; um EEG normal ajuda a confirmar o diagnóstico. Na ausência de um EEG, uma gravação de vídeo pode ser útil.
- O teste de inclinação não deve ser utilizado para avaliar a eficácia de um tratamento medicamentoso.

Estudo eletrofisiológico (EEF)

Tem papel importante em algumas situações em que se deseja estudar a condução atrioventricular com a medida do intervalo HV e o tempo de recuperação do nó sinusal, além de ter papel na estratificação de risco de morte súbita em alguns cenários, como em determinados pacientes com infarto do miocárdio prévio ou naqueles com síndrome de Brugada tipo 1 espontâneo, por exemplo.

Diagnósticos diferenciais

Em idosos, o diagnóstico diferencial de síncope é extenso e geralmente, como descrito previamente, pode ser feito por meio de história clínica. Ataques isquêmicos transitórios (que envolvam circulação vertebrobasilar), hipoxemia e hipoglicemia são exemplos de perda de consciência – porém, ao contrário da síncope, são associadas, respectivamente, a déficit neurológicos focais e não recobram sem intervenção (administração de oxigenoterapia ou glicose). No Quadro 2, adaptado do último *guideline* da ESC, outras condições são citadas.

Cabe destacar a relação de síncopes com quedas, que podem dividir as mesmas etiologias. A hipoperfusão cerebral pode levar a quedas, mesmo sem perda de consciência, como descrito no Quadro 2. Estima-se que até um quarto dos eventos sincopais podem se apresentar como quedas inexplicadas.[13] Além disso, até dois terços dos pacientes com história de síncope não lembram da perda de consciência.[4] Dessa forma, em pacientes idosos com quedas inexplicadas, alguns dados, como ausência de pródromos, presença conhecida de doença cardíaca estrutural e anormalidades em ECG, chamam a atenção para a necessidade de investigação para causas cardiovasculares.

MANEJO TERAPÊUTICO

O objetivo principal do tratamento é reduzir a recorrência dos episódios e lesões associadas, assim como redução de mortalidade.

Vasovagal/situacional

Os mecanismos do reflexo vasovagal ainda não estão totalmente esclarecidos, mas possivelmente ele decorre do aumento da suscetibilidade ao desencadeamento do reflexo caracterizado por vasodilatação, levando a hipotensão e incremento do tônus parassimpático e podendo apresentar ou não bradicardia.

Na SVV clássica identifica-se como gatilho o estresse ortostático e emocional, sendo incomum essa apresentação em idosos. Estes costumam não ter fator desencadeante claro nem sintomas premonitórios, sendo o

QUADRO 2 Diagnóstico diferencial de síncopes

Condição	Características que ajudam no diagnóstico diferencial
Crises convulsivas generalizadas	
Crises convulsivas parciais complexas Crises de ausência	Sem relato de quedas.
Pseudossíncope psicogênica	Duração da aparente perda de consciência pode demorar de minutos a horas; frequência elevada ao longo do dia.
Quedas (sem perda da consciência transitória)	Sem relato de falta de resposta ou amnésia.
Cataplexia	• Relato de queda com paralisia flácida e sem resposta, porém sem amnésia posterior. • Maioria dos episódios desencadeada por emoções fortes e geralmente positivas (p. ex., risos e piadas). • Associação frequente com narcolepsia.
Hemorragia subaracnóidea ou intracerebral	• Perda de consciência gradativa. • Presença de cefaleia e/ou sinais focais.
AIT vertebrobasilar	Déficits neurológicos focais.
AIT carotídeo	Déficits neurológicos focais.
Síndrome do roubo da artéria subclávia	• Déficits neurológicos focais – sintomas neurológicos relacionados à hipoperfusão vertebrobasilar. • Os sintomas acontecem em episódios transitórios e podem ser precipitados pelo exercício do braço isquêmico.
Intoxicação	Duração prolongada da perda de consciência.
Causas metabólicas	Duração prolongada da perda de consciência.

AIT: ataque isquêmico transitório.
Fonte: adaptado de Brignole et al.[1]

diagnóstico estabelecido após a exclusão de outras causas e *tilt test* compatível. Em mais da metade dos casos, o uso de medicações cardiovasculares pode estar por trás.[13] Na síncope situacional, micção e estimulação gastrointestinal (deglutição, defecação, dor visceral) são os principais fatores desencadeantes nos pacientes idosos.

Tratamento não medicamentoso

Apesar de evidência modesta, as seguintes medidas encontram-se nas principais diretrizes internacionais:

- Medidas comportamentais: manobras de contração muscular, apesar de aumentarem a pressão durante o reflexo, têm pouco valor em idosos pela frequente ausência de pródromos, dificuldade de realização e falta de evidência que justifique sua recomendação.
- Educação sobre etiologia e prognóstico, esclarecimento sobre gatilhos que possam existir e evitá-los.
- Ajuste de medicações predisponentes: diuréticos, nitratos, benzodiazepínicos e alfabloqueadores estão relacionados à hipotensão e a risco aumentado de quedas.
- Ioga: dois estudos recentes (Sharma et al., de 2022,[14] e Shenthar et al., de 2021[15]) mostraram melhora da qualidade de vida e de sintomas, especialmente pela plausibilidade de algumas posições melhorarem a fisiologia periférica como prevenção de síncope.

Tratamento medicamentoso

Pacientes com sintomas recorrentes podem se beneficiar de tratamento medicamentoso. No Brasil, apenas a fludrocortisona está disponível, um mineralocorticoide sintético que aumenta a reabsorção de sódio e água, devendo ser evitada em pacientes hipertensos, com insuficiência cardíaca ou sobrecarga volêmica (Sociedade Europeia de Cardiologia – ESC).

- Fludrocortisona (0,05 a 0,1 mg/dia, máximo 0,2 mg/dia) – atenção a distúrbios do sódio e potássio; tomar pela manhã.
- Midodrina (indisponível no Brasil): é um alfa-agonista, que também poderia ser utilizado.

Marca-passo definitivo

Pacientes idosos com síncope vasovagal recorrente e associada a traumas graves são mais predispostos a respostas cardioinibitórias espontâneas, com assistolias com duração acima de 3 segundos, e, em geral, necessitam implante de marca-passo definitivo.[1]

Hipotensão ortostática

Hipotensão ortostática, diagnosticada com a queda de 20 mmHg na pressão sistólica ou de 10 mmHg na pressão diastólica com a posição ortostática, tem várias etiologias, como uso de medicamentos, doenças neurodegenerativas, neuropatias, e é relacionada com alterações fisiológicas do envelhecimento (como a alteração de barorreceptores).

Tratamento não medicamentoso

Inicialmente devem ser priorizadas abordagem não farmacológicas:

- Educação do paciente e familiares sobre a condição, sintomas e possíveis fatores desencadeantes.
- Revisão de prescrição em busca de drogas que possam estar implicadas, como antidepressivos (tricíclicos, inibidores seletivos da recaptação de serotonina e trazodona), antagonistas dopaminérgicos (antipsicóticos), diuréticos e inibidores do SGLT2 (por depleção de volume) e anti-hipertensivos.
- Ajustes dietéticos, com o aumento de ingestão hídrica (1,5 a 3 litros/dia) e de sal (6 a 10 g/dia).
- Orientações comportamentais gerais: cuidado ao levantar-se, especialmente pela manhã; redobrar a atenção em ambientes quentes e úmidos; evitar situações que se assemelham a manobra de Valsalva, como constipação.

Tratamento medicamentoso

Deve ser restrito a pacientes com sintomas refratários às medidas iniciais:

- Fludrocortisona (0,05 a 0,1 mg/dia, máximo 0,2 mg/dia) – atenção a distúrbios do sódio e potássio, tomar pela manhã. Doses maiores não têm benefício clínico e estão relacionadas ao aumento da incidência de efeitos adversos usuais: hipertensão e lesão de órgão-alvo associada.

- Midodrina.

Síndrome do seio carotídeo

Na forma vasodepressora da HSC, estudos com midodrina e fludrocortisona demonstraram melhora dos sintomas de síncope e pré-síncope em comparação ao placebo. Contudo, para os pacientes com a forma cardioinibitória, o implante de marca-passo definitivo tem sido o tratamento de escolha. A cardioneuroablação já foi utilizada para tratar paciente com hipersensibilidade do seio carotídeo, podendo ser uma alternativa ao implante de marca-passo, especialmente em indivíduos mais jovens.

A decisão de implantar um marca-passo após um único episódio de síncope vai depender da consequência e da gravidade da injúria resultante desse episódio. Alguns pequenos estudos observacionais e randomizados mostraram melhora dos sintomas clínicos após o implante. A denervação do seio carotídeo por irradiação ou endarterectomia já foi considerada no passado também uma opção de tratamento.

Cardíaca

Nesses cenários, o tratamento dependerá da etiologia, que pode ser dividida conforme apresentado a seguir.

Síncope arrítmica

- Bradicardias:
  - Disfunção do nó sinusal (incluindo síndrome de bradicardia/taquicardia).
  - Doença do sistema de condução atrioventricular.
- Taquicardias:
  - Supraventricular: geralmente há disfunção ventricular associada e/ou frequências cardíacas muito elevadas.
  - Ventricular.

Doença cardíaca estrutural

Estenose aórtica, infarto agudo do miocárdio/isquemia, cardiomiopatia hipertrófica, massas cardíacas (mixoma atrial, trombos etc.), doença pericárdica/tamponamento, anomalias congênitas das artérias coronárias e disfunção de valva protética.

Cardiopulmonares e grandes vasos

Embolia pulmonar, síndromes aórticas agudas e hipertensão pulmonar grave. As duas últimas categorias representam capítulos à parte, com tratamentos específicos para cada caso, de modo que esta seção se restringirá a explorar o tratamento que cabe às causas arrítmicas.

Para as bradicardias sintomáticas em geral, a indicação de marca-passo se impõe. Ressalta-se que menos da metade dos pacientes com bloqueio de ramo bifascicular e síncope tem o diagnóstico final de síncope cardíaca, embora a probabilidade seja diferente entre os tipos de bloqueio de ramo. Recomenda-se a realização de investigação adicional (compressão de seio carotídeo, estudo eletrofisiológico ou monitor de eventos implantável) para provocar/documentar o mecanismo da síncope antes de decidir implantar um marca-passo.

Os principais fatores que predizem a eficácia do marca-passo na prevenção da recorrência da síncope são uma relação estabelecida entre sintomas e bradicardia e a ausência de suscetibilidade hipotensiva associada (por disautonomias, síncope reflexa vasodepressora etc.). Quando essa relação é menos estabelecida ou algum mecanismo hipotensivo está presente, a síncope pode recorrer em uma minoria de pacientes. É importante salientar que a estimulação não é indicada na síncope inexplicada sem evidência de qualquer distúrbio de condução.[1]

A ablação por cateter é indicada em pacientes com síncope por taquicardia supraventricular ou taquicardia ventricular (TV) para prevenir a recorrência da síncope.

No contexto da síncope, o cardiodesfibrilador implantável (CDI) é indicado nas seguintes situações:

- Síncope por TV e fração de ejeção < 35%.
- Síncope e infarto do miocárdio prévio, que apresentam TV induzida durante EEF.

- Pacientes com fração de ejeção > 35%, com síncope recorrente em razão de TV refratária à ablação e/ou abordagem farmacológica.

Quando indicado, o CDI previne morte súbita cardíaca, mas pode não ser capaz de prevenir a síncope pela recorrência de TV. Assim, quando a síncope é causada por TV, a ablação por cateter deve ser sempre tentada em adição ao implante de CDI.

REFERÊNCIAS BIBLIOGRÁFICAS

1. Brignole M, Moya A, De Lange FJ, Deharo J-C, Elliot PM, Fanciulli A, et al. 2018 ESC guidelines for the diagnosis and management of syncope. Eur Heart J. 2018;39:1883-948.
2. Ungar A, Marchionni N. Cardiac management in the frail elderly patient and the oldest old. Cardiac Management in the Frail Elderly Patient and the Oldest Old. 2017; p.1-177.
3. Kenny RA. Syncope in the elderly: diagnosis, evaluation, and treatment. J Cardiovasc Electrophysiol. 2003;14(9 Suppl):S74-7.
4. Ungar A, Galizia G, Morrione A, Mussi C, Noro G, Ghirelli L, et al. Two--year morbidity and mortality in elderly patients with syncope. Age Ageing. 2011;40:696-702.
5. Soteriades ES, Evans JC, Larson MG, Chen MH, Chen L, Benjamin EJ, et al. Incidence and prognosis of syncope. N Engl J Med. 2002;347:878-85.
6. Ungar A, Mussi C, Del Rosso A, Noro G, Abete P, Ghirelli L, et al. Diagnosis and characteristics of syncope in older patients referred to geriatric departments. J Am Geriatr Soc. 2006;54:1531-6.
7. Kumar NP, Thomas A, Mudd P, Morris RO, Masud T. The usefulness of carotid sinus massage in different patient groups. Age Ageing. 2003;32:666-9.
8. D'Ascenzo F, Biondi-Zoccai G, Reed MJ, Gabayan GZ, Suzuki M, Constantino G, et al. Incidence, etiology and predictors of adverse outcomes in 43,315 patients presenting to the Emergency Department with syncope: an international meta-analysis. Int J Cardiol. 2013;167:57-62.
9. Stokes S, Kalson NS, Earl M, et al. Experience of a rapid access blackout service for older people. Age Ageing. 2010;39:265-8.
10. Hogan TM, Constantine ST, Crain AD. Evaluation of syncope in older adults. Emerg Med Clin North Am. 2016;34:601-27.
11. Sandhu RK, Raj SR, Thiruganasambandamoorthy V, Kaul P, Morillo CA, Krahn AD, et al. Canadian Cardiovascular Society clinical practice update on the assessment and management of syncope. Can J Cardiol. 2020;36:1167-77.

12. Fedorowski A, Kulakowski P, Brignole M, de Lange FJ, Kenny RA, Moya A, et al. Twenty-five years of research on syncope. Europace. 2023;25(8):euad163.
13. Brignole M. Distinguishing syncopal from non-syncopal causes of fall in older people. Age Ageing. 2006;35 Suppl 2:ii46-ii50.
14. Sharma G, Ramakumar V, Sharique M, Bhatia R, Naik N, Mohanty S, et al. Effect of yoga on clinical outcomes and quality of life in patients with vasovagal syncope (Live-yoga). JACC Clin Electrophysiol. 2022;8:141-9.
15. Shenthar J, Gangwar RS, Banavalikar B, Benditt DG, Lakkireddy D, Padmanabhan D. A randomized study of yoga therapy for the prevention of recurrent reflex vasovagal syncope. Europace. 2021;23:1479-86.

Índice remissivo

A

B

C

D

E

F

M

N

O

P

Q

R

S